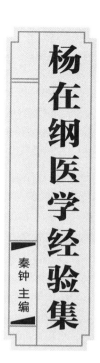

杨在纲医学经验集

秦钟 主编

清华大学出版社
北 京

内 容 简 介

杨在纲教授为贵州省名中医、贵州中医药大学第一附属医院知名老专家。秦钟副教授为杨在纲教授高徒，他对杨在纲的医学理论及其临床验案进行了整理。本书由两部分内容组成：第一部分为杨在纲教授公开发表的学术思想及其与门人故旧谈论医学的医话；第二部分为杨在纲教授近年临床工作的一些验案，涉及内科、儿科、妇科等多科疾病。杨在纲教授善用古方而不泥古，用药平和而不求怪异。本书可供广大中医专业、中西医结合专业研究生、本科生及中医医生参考。

图书在版编目（CIP）数据

杨在纲医学经验集 / 秦钟主编 . —北京：清华大学出版社，2020.12
ISBN 978-7-302-57003-5

Ⅰ．①杨… Ⅱ．①秦… Ⅲ．①中医临床 - 经验 - 中国 - 现代 Ⅳ．① R249.7

中国版本图书馆 CIP 数据核字（2020）第 238126 号

责任编辑：罗　健
封面设计：钟　达
责任校对：王淑云
责任印制：杨　艳

出版发行：清华大学出版社
　　　　网　　　址：http://www.tup.com.cn. http://www. wqbook. com
　　　　地　　　址：北京清华大学学研大厦A座　　邮　　编：100084
　　　　社 总 机：010-62770175　　　　邮　　购：010-62786544
　　　　投稿与读者服务：010-62776969，c-service@tup.tsinghua.edu.cn
　　　　质量反馈：010-62772015，zhiliang@tup.tsinghua.edu.cn
印 装 者：三河市中晟雅豪印务有限公司
经　　销：全国新华书店
开　　本：145mm×210mm　　　　**印　张：**11　　**字　数：**295千字
版　　次：2020年12月第1版　　　**印　次：**2020年12月第1次印刷
定　　价：99.80元

产品编号：073001-01

编委会名单

主　编

秦　钟

副主编

陈云志　李　文

编　委

陈　功　蒋志滨　柴艺汇
高　洁　管连城

序

　　杨在纲教授为贵州省名中医、贵州中医药大学第一附属医院知名专家，长期从事临床工作，疗效显著，深受患者好评。他敏于行而讷于言，其医疗经验未见总结。今秦钟、陈云志诸君将其医话、医案整理成册出版，请我为序。

　　杨在纲教授在贵州中医药大学从医、从教数十载，既是同事，更是老师。对于中医理论，杨在纲教授有自己独到的心得见解。对于气的理论，每一位学习中医的学生都有认识，然而读过本书后，我有了更加深刻的理解。书中所载之医案，均是杨在纲教授数十载积攒下来的验案，许多病例都有多次就诊的详细记录，使我们可以动态地了解杨在纲教授辨证的巧妙、用方的独到。

　　贵州中医药大学秦钟副教授，长期从事临床、教学工作，利用业余时间对其师之医话、医案进行整理、发掘，对贵州中医大家的学术思想的宣传和发扬价值极大，既能以飨同道，又能启发后学。

　　杨在纲教授从医几十载，学识渊博，吾辈所学浅陋，今请我作序，唯恐挂一漏万，敬请行家斧正。

杨　柱

丁酉九月作于黔之古筑

　　杨在纲是贵州省首批省级名中医、贵州中医药大学教授、主任医师。杨在纲教授是贵州绥阳人，自幼聪慧好学，20世纪60年代初以优异成绩考入贵阳医学院临床医学专业学习，毕业之际下放至贵州威宁县李子沟做乡镇医师。由于环境恶劣，缺医少药，所学之现代医学几无用武之地。在此条件下，杨在纲教授因地制宜，专研传统中医典籍，自行配制中草药制剂，为当地贫苦百姓解决病痛，深受广大百姓爱戴。他常常寻访当地民间中医，与其讨论中医治疗心得与体悟，经过十余年实践，逐渐积累了一定的中医临床经验。他时常思考中医如何取效。鉴于当时地处偏远，难以获得各种资料，心中常感疑惑，难以释怀。20世纪70年代末，恰逢改革开放，万象更新，遂考入贵阳中医学院首届研究生班学习，以解平素临床所遇之惑。

　　经过3年艰苦的学习，杨在纲教授以优异的成绩毕业并留校任教。自此他以极大的热情投入中医教育事业中，为中医人才的培养殚精竭虑。在贵阳中医学院工作期间，杨在纲教授主要从事中医诊断学的教学及科研工作。在工作中，他善于思考，勇于探索，授课深受学生欢迎。杨在纲教授以其现代医学眼光审视中医诊断学，以期对中医诊断有一个客观的认识。基于此，20世纪80年代初，杨在纲教授率先在全国开展计算机诊病系统的开发研究工作，开中医计量诊断学的先河。在中医"四诊"中，杨在纲教授认为，在问诊方面，中医与现代医学没什么差别，闻诊可取法现代医学，脉诊对于学生来说太过玄乎，难以把握，而望诊最为客观，特别是舌诊更具中医诊法特色，且学生易于掌握。杨在纲教授耗费心力收集望诊、舌诊图片并制作成中医望诊、舌诊课件供学生使用。

教学之余，杨在纲教授以极大的热情投入临床工作，他常说如果没有临床，所有理论都是空话。在临床工作中，他擅长运用经方，但不泥古，善治失眠、脾胃、妇科病、皮肤病。由于临床疗效显著，故深受患者好评。退休之后，他仍活跃于临床一线，不断探索中医治疗疾病的各种方法，以期不断提高治疗水平。这种好学不倦的精神，值得我辈学习。

本书缘起于与李文、陈云志诸君的一次闲聊，诸君皆谓你师杨君在纲，临床大家，贵州名医，深受患者好评，但其医疗经验不见著述，我等何不将其整理成册，以彰杨在纲教授之功？三人深以为然，遂告知杨在纲教授此意。杨在纲教授谓无甚经验可以成书，我辈苦劝，杨在纲教授方出其平素之医案及旧时之著述，我等稍加整理而成本书。

本书由两部分组成：

第一部分为杨在纲教授平素公开发表的学术观念及其与门人故旧谈论医学之医话。此节包含杨在纲教授的部分教学及临床经验及一些医学体悟。杨在纲教授常说，中医本质在于对现象的解释与对问题的解决，限于当时的条件，中医不可能从微观角度去把握人体生命的本质，因此中医不可避免地引入阴阳、五行等当时较为合理的理论来对现象进行解释，但不能就此认为阴阳、五行理论是真理，对其不能有所质疑。从临床角度来看，阴阳、五行无非是强调事物之间的条件与联系，并无其他高深的理论隐藏其中，无须将其提到至高无上的地位。传统中医对于中药药效的认识并不完善，不能全信古书，要站在现代科学的角度对传统中医进行审视。

第二部分为杨在纲教授近年临床工作的一些验案，内容涉及内科、儿科、妇科等多科疾病。由于杨在纲教授平素忙于诊务，许多病案并未记录在案，因而只能以管窥豹。从这些病案可以看出杨在纲教授善用古方而不泥古，用药平和而不求怪异，一切以疗效为重，而非追求经济效益。在目前如此浮躁的社会条件下，保持平常心，实属难能可贵。

本书由李文、陈云志、秦钟等人整理成册，由于作者水平有限，实难完全体现杨在纲教授的学术水平。若有亮点尽归杨在纲教授，若有瑕疵尽归我辈。

秦　钟

2020 年 10 月

目录

上篇　杨在纲医话

下篇　杨在纲医案

上 篇 杨在纲医话

在长期的临床、教学实践过程中，杨在纲教授形成了其独特的学术思想。在跟随其临床与教学实践过程中，我们发现杨教授在中医理论方面尤其重视气一元论思想，临床中善用经方，对张仲景与叶天士的六经及卫气营血辨证有独到研究。在长期临床实践中，杨在纲教授对脾胃病、皮肤病、失眠、妇科疾病的治疗尤为精到。临床工作之余，杨教授悉心教学工作，将临床与教学有机结合，不拘泥于书本，孟子所谓"尽信书不如无书"，杨教授深以为然。跟随杨教授日久，我们深感其理论之精深，临床经验之丰富，故尽己之所能将杨教授之经验汇集成册，其中难免挂一漏万，如有差错，责在于我。

平素临证之余，杨在纲教授常言，中医万般治法，就其实质不外调气而已。初时我们并未在意，但杨老师讲得久了，我们从中医经典及临床中确实体会到杨师重视调气的缘由。中国古代哲学认为，气是存在于宇宙中的不断运动且无形可见的极细微物质，是构成宇宙万物的共同本原，是构成世界的最基本物质。在医学与哲学的交融中，中医学将气的概念引入医学领域，用以说明人体的生理、病理现象，并形成中医学中气的概念。中医学认为，气是构成人体和维持人体生命活动的最基本物质。如《素问·宝命全形论》说："人以天地之气生，四时之法成。"又说："天地合气，命之曰人。"元气、宗气、营气、卫气及各脏腑经络之气，都是一身之气的分化。气运行不息，推动和调控着人体的新陈代谢，维系着人体的生命过程；气的运动停止，则意味着生命的终止。杨在纲教授认为，气学思想是中医学的本质所在，具体可体现在中医基础理论及中医治疗学之中。在长期的临床实践中，杨老师本着气一元论的思想，运用调气疗法对中医各科疾病进行治疗并取得较好疗效。

一、基础理论

1．如何辨证

　　杨老师在长期教学过程中，特别重视对学生临床能力的培养，常谓学习的目的就是为了解决患者的痛苦，解决患者痛苦的关键在于辨证的准确，因而如何辨证、如何收集资料是提升学生学习能力的重中之重。"症"是疾病过程中患者病理的客观表现或主观陈述。它是中医临证时明确辨证的基础和客观指标，能否从中"滤取"有用信息是衡量一个医生诊疗水平的关键。由于患者受神志、心理、环境等诸多因素的影响及医生问诊及其他诊疗手段不当或被干扰，必然会获得大量无用的"信息资料"，致使辨证不当，诊断不准，论治有误。由此看来"症"的获取是中医辨证过程中不可忽视的一个重要环节，对症状进行细化分类十分重要。根据多年的教学和临床经验，杨在纲教授将"症"按"三类五性"进行科学划分（见《中医辨证学》讲稿，中医辨证学是贵州中医药大学中医基础理论硕士研究生必修课），并根据其在辨证中的作用不同，对中医"症"进行了"意""性"归类。按"意"分类，症分为三类，包括一般意义的症、定性意义的症、定位意义的症。其中，定性意义的症又分为一般定性意义的症和特殊定性意义的症两个方面。按"性"分类，将症状归纳为必要性资料、特征性资料、偶见性资料、一般性资料和否定性资料五个方面，简称"五性"。

　　（1）"意"的三类归纳法

　　一般意义的症：疾病过程中出现的一些不能反映疾病本质的症，但多个症"叠加"可以反映病证特点的一般性症状。如发热、咳嗽、气短、乏力、出汗、便溏、头晕、口渴、痰多、面赤、目黄、脉浮、苔白等。

定性意义的症：个别症状是直接反映某些病证病理信息的特定"指标"性症状，是提供某些证候特点的本质材料。如日晡潮热是阳明病发热之特点；身热不扬是湿温发热之特点；五心烦热是阴虚发热之特点等。

一般定性意义的症：有些症状在单独出现时，因其有一定的选择性，所以还不能早下结论，只有将几个症状结合起来时，才能有明确的诊断意义。如见到脉浮、苔白、畏寒等症就不能轻易地认为这是表寒证，而应与其他相关信息的症状结合起来进行辨证。若脉浮而细濡、苔白而腻、腹胀、纳呆、倦怠、肢重、畏寒肢冷、便溏等症兼而出现，则为脾虚湿困之证；若脉浮而紧、苔薄白、发热恶寒、畏寒肢冷、腰酸腹胀、小便清长、阳痿、五更泻等症兼而出现，通过辨证则可诊断为阳虚外感风寒型感冒等。若脉浮散无根、苔白、畏寒肢冷、冷汗淋漓、神昏则为阳气欲脱之亡阳证等。

特殊定性意义的症：根据某些症状可以通过辨证确定病证的性质，而这些症状又是界定病性的关键信息。如五心烦热多为阴虚证表现，四肢不温多为阳虚证之共性；恶寒发热并见为表证，寒热往来为少阳证，但热不寒为热证，但寒不热为寒证等。

定位意义的症：依据患者的客观或主观病理信息，可以通过辨证确定或辨明病变之部位，为立法处方用药指明方向。

反映上下症状的症：临床反映上下的症状很多，譬如头晕目眩、咽干口渴、心烦胸闷等，多为上焦或上部症状；脘腹胀满、胃痛等反映的是中焦症状；腹泻、便秘、小便不利、遗精、白带清稀或色黄黏腻、气味腥臭带泡沫多为下焦或下部症状。而这些"症"并不说明所病脏腑的病位，二者有本质的区别，临证绝不能混淆。

反映表里的症：临床病理资料中有些症状可以直接提供表里证之信息。如恶寒发热多为表证；但热不寒或寒不热多为里证；寒热往来多为少阳病等。

反映经络部位的症：根据十二经脉的走向和分布规律可以判

定疾病中出现的病理信息——"症"，属于何经病变，这类症状多可说明病变经络部位。以头痛而言，头两侧痛为病在少阳，颠顶胀痛为病在厥阴，前额痛为病在阳明，头项痛为病在太阳等。

（2）"性"的五类归纳法

必要性资料：这类症状是病证过程中必要性、关键性的资料，它可以反映疾病的本质，这就是通常所说的"主症"，其特点是有排他性。如咳嗽为肺病；心烦、心悸、心痛为心病；腰痛、遗精为肾病；腹胀、便溏为脾病等。

特征性资料：个别症状只见于某些特定性病证，或是这些症状可以反映某些病证的特征，这样就有利于疾病的诊断，也为辨证提供了可靠的依据。如盗汗多为阴虚证的特征；吐蛔、便蛔多为蛔虫病；饥不欲食为胃阴虚证；消谷善饥为胃火炽盛证；中消"四大症"之大热、大渴、大汗、脉洪大为阳明病之经证或温病之气分证；恶寒发热为表证；寒热往来是少阳病等。

偶见性资料：此类症状在一些证候中可以出现，也可以不出现，虽然诊断价值不大，但有时也可提示病情的转化，临床应灵活对待而不可拘泥。如《伤寒论》第九十六条"伤寒五六日，中风，往来寒热，胸胁苦满，嘿嘿不欲饮食，心烦喜呕，或胸中烦而不呕，或渴，或腹中痛，或胁下痞硬，或心下悸、小便不利，或不渴、身有微热，或咳者，小柴胡汤主之。"其中的"或胸中烦而不呕""或渴""或腹中痛""或胁下痞硬""或心下悸""或不渴""或咳者"等症即属此类。还有如干咳若兼有咯血并有"恶病质"体征多为肺癌或肺痨，干咳若痰黏量少或有少许血丝兼燥象者多为肺燥证。

一般性资料：大多症状都为一般性资料，若单独出现多无临床意义，但此类症状组合在一起则有临床诊断价值，这说明一般性资料在辨证中是不容忽视的重要信息。以头晕而言，若与其他一般的症如乏力、气短懒言、失眠健忘、面色萎黄、肢麻、舌淡、脉细弱无力同时出现则为气血两虚证；若与面赤目眩、烦躁易怒、步履不稳等症相兼则可能是肝阳上亢所致等。

否定性资料：否定性资料是指在一些证候中不会出现的一些症状，如《金匮要略》第二十六条"浮者为风，无水虚胀者，为气。"第十条"病人胸满，唇痿舌青，口燥，但欲漱水不欲咽，无寒热，脉微大来迟，腹不满，其人言我满，为有瘀血。"其中之"无水""无寒热""腹不满"等症以及常见的症状如发热不恶寒、口不渴、无汗等均属否定性资料。这种"否定之否定"症状患者若有主诉，必是辨证过程中揭示病因的一个"亮点"，临证时一定要予以足够的重视。总之，将症状进行"三类五性"归纳，可以使疾病过程中出现的病理信息条理化、清晰化，起到"执简驭繁"的作用，便于辨证时抓住疾病中的"主要矛盾"及"矛盾的主要方面"，提高辨证论治的"质量"，更好地服务于临床。

2. 气与八法

"八法"即汗、吐、下、和、温、清、消、补，是中医治病疗疾、遣方用药的基本大法。而"气一元论"是人体生命观的基本内核，在临床应用过程中，彼此交错，相互印证。"八法"的实质是通过祛邪扶正的八种不同治疗原则畅通人体一身之气机，使元气得以周流，以实现人体内部的稳态平衡。气存在于人体内，极为精微，无形可见，运行不息，是生命的体现，是推动和调控人体生命活动的动力源泉。人之寿夭，与气密切相关，气的运动停止，则标志着人体生命活动的终止。人要长寿，则必须珍惜、保养运行于人体中的气。《管子·枢言》说："有气则生，无气则死，生者以其气。"气有真气、形气、血中之气、阴阳二气、宗气、脏气、经气或脉气、营气与卫气之分。人体中的气是感应传递信息的载体，机体各种生命信息，皆可通过在体内升降出入运行的气来感应和传递，从而构建了人体各脏腑、经络、组织、器官之间的密切联系。外在的信息感应可传递于内在的脏腑，内在脏腑的各种信息反映于体表，内在脏腑的各种信息的相互传递，皆以体内的无形之气为信息的载体来感应和传导。内在脏腑精气的功能正常与否，其信息可以气为载体，以经络为通道并反映于体表相应的部位。"心气通于舌""肝气通于目""脾气通于口""肺气通于鼻""肾气通于耳",气为精化,色随气华,脏腑所藏精气的盛衰及其功能的强弱常变,皆可通过气的介导而反映于面部、舌部等体表部位。脏腑之间的各种生命信息,还可以气为载体,以经络或三焦为通道而相互传递,以维护脏腑之间的功能协调。外部体表感受到的各种信息和刺激,也可由气来负载向内在的脏腑传导并发挥整体调节作用。中医学认为,脏腑功能活动的过程,实际就是通过气机升降出入调节和整合的内稳态系统。生理上,六腑以降为用,五脏以升为顺,而五脏中升降亦各有序,心阳主降,肾阴主升,水火互制,相互既济;肺右降而肝左升,共调气机;脾升胃降,燥湿相济而为升降之枢。脏腑气机顺畅,功能协调,则百病不生。病理上,脏腑气机紊乱则百病蜂起,《类经》曰:"百病皆生于气。"《医林绳墨·气论》引朱丹溪语:"是气也,常则安,顺则生,导引血脉,升降三焦,周流四体,而为生生之元气也。逆则祸,变则病,生痰动火,升降无穷,燔灼中外,血液稽留,为积为聚,为肿为毒,为疮疡脓溃之所生也,皆由气之为然。"张介宾更认为不管外感时病或是内伤杂病,皆因气机逆乱,而致脏腑功能失调所致,故有"盖气有不调之处,即病本所在之处"之叹。由此而言,治病调气乃为医者之首务,正如《景岳全书·传忠录》所说:"行医不识气,治病从何据?所以病之生也,不离乎气,而医之治病也,亦不离乎气。"《医学入门·诸气门》亦云:"善医者,调其气而已,有余者泻之,不足者补之,又岂有虚虚实实之患乎!"纵观"八法"所统之方,多"发散""涌泄"并施,寒热温凉齐用,其意俱在通调人身之气,气机通达,血气自调,脏腑乃和,邪气必会渐除。《医学心悟·医门八法》说:"论病之原,以内伤外感四字括之,论病之情,则以寒热虚实表里阴阳八字统之。而论治病之方,则又以汗和下消吐清温补八法尽之。盖一法之中,八法备焉,八法之中,百法备焉。病变虽多,而法归于一。"这就是说,万变不离其宗,"法归于一"即言法多药众,其最终目的是借药之"四气五味"调整人体内部气机紊乱状态，使机体回归"内稳态"状态。《增补万病回春·诸气》曰："人身之气，一身之主也，要在周流顺行而无病矣。"《丹溪治法心要》亦云："气血冲机，万病不生。"所谓"大气一转，其结乃散"。

（1）汗法

《黄帝内经》曰："其有形者，渍形以为汗；其在皮者，汗而发之。"汪昂云："发者，升之、散之、汗之也。"发汗专方麻黄汤，用药精专，方中"麻黄中空，辛温气薄；桂枝辛温，能引营分之邪，达之肌表；杏仁苦甘，散寒而降气。"麻桂辛散气薄，升散以复肺之宣发之气而调营卫之气以祛邪，杏仁苦降而复肺之肃降之性以利气机，中医脏象学说中的"肺"，主要是控制全身气化功能，并通过气化作用对人体其他脏腑进行调整和治疗，通过"肺朝百脉"把营卫之气运送至全身所需之处，以达到祛邪御病之目的。当肺之宣肃之令得行，气机自调，营卫通达，则表证自除。

（2）吐法

《景岳全书·杂证谟》云："人之百病，无非治节不行。吐能达气，气从则无所不从，而何有于病！故凡有奇怪难治之病，医家竭尽其技而不能取效者，用吐法，方见神效。"可见引吐之法，可使壅塞气机升伸，产生特殊作用而达祛疾医病之效。"干霍乱吐方治干霍乱欲吐不得吐，欲泻不得泻，腹中大痛者。""童便本人身下降之气，引火下行，乃归旧路，味又咸寒，故降火甚速；盐涌于上，溺泄于下，则中通矣。"方中烧盐、童便相合使中焦顽痰、宿食、郁火上下分消，气机得行而收奇效。中医认为"胶固之痰，泻不能去，必涌出之，才能使上下交通，气机复常。""适宜的吐法，具有振奋正气，醒脾悦胃，荡涤浊气的作用"。吐时，诸窍尽开，邪有去路。而在机体内，胃肠上下振荡，胸腔、腹腔内压剧烈变化，机体在这种激荡状态下，便有机会达到腑气通、脏气和之目的，这就是通过吐法调整气机的过程，气和血调则病自愈。

（3）下法

《医方集解》云："邪入里宜下，人之一身，元气周流，不能容纤芥之邪，稍有滞碍，则壅塞经络，隔遏阴阳而为病矣。"说明邪盛于里，壅滞不散，必然导致机体气机不利，经络壅塞，气血不能周流全身而使脏腑功能失调，腑气不通，脏气逆乱，变生痞、满、燥、实、昏、狂诸疾。故须用大承气汤通腑利气以收全功，方中"芒硝之咸寒，以润燥软坚；大黄之苦寒，以泻热祛瘀，下燥结，泄胃强；枳实、厚朴之苦降，泻痞满实满，经所谓土郁夺之也。"《十剂》曰："通可去滞，泄可去闭。使塞者利而闭者通，正气得舒，故曰承气。"清·汪昂认为"大黄治大实，芒硝治大燥大坚，二味治有形血药；厚朴治大满，枳实治痞，二味治无形气药。"腑通气顺而血自和，所谓"腑气通则脏气和也"。古人认为攻下之剂可"通达气机"，特别对于腑气不通导致的下实上闭之喘证，攻下可利腑气而肃肺以平喘，从而使"气机通达"，喘息得平。武汉医学院用巴豆为主治疗胆道蛔虫病55例，有效率92.7%。平均0.95天即可缓解剧痛，并观察到用下法缓解胆绞痛时，不少患者反映，腹泻一次痛减一分，如能畅泻，则绞痛大减。中医认为"不通则痛"是痛证的病机之一，这里的"不通"即为"脏腑气机"或"腑气"的不通，上述之攻下药可缓解疼痛，说明其有疏通气机之作用，"腑气通降""通则不痛"。因此说，下法也是通过使用泻下剂或泻下药疏利人体气机而达到治疗目的。

（4）和法

《景岳全书·新方八略》云："和方之制，和其不和者也。凡病兼虚者，补而和之；兼滞者，行而和之；兼寒者，温而和之；兼热者，凉而和之。和之为义广矣。亦犹土兼四气，其于补、泻、温、凉之用，无所不及。务在调平元气，不失中和之为贵也。"四逆散为调和肝脾之名方，名老中医陈源生善于运用四逆散，他认为"人身之疾莫外乎升降开阖失调，若气机升降正常，开阖有度，则阴阳气血畅达，何病之有？四逆散中柴胡、枳实能升能降能开泄，芍药、甘草能收能敛能舒解，四药并用寓升降开阖之妙，共为和解表里、调和肝脾、疏解郁滞的主要方剂。"细研调和之剂如小柴胡汤、半夏泻心汤、痛泻要方等，均为疏解少阳、脾胃、肝脾气机而设，药施气舒，少阳经气得利，脾胃之气升降有序，寒热之气自平，肝疏脾运，痛泻得减，和法用药立法之理，皆以疏利气机为先。

（5）温法

《素问·至真要大论》曰："寒者热之""劳者温之"。《景岳全书·新方八略》亦云："丹溪曰：气为余，便是火。余续之曰：气不足，但是寒。"这些论述说明，温法适用于实寒证和虚寒证之治疗。《医方集解》说："寒中于表宜汗，寒中于里宜温，盖人之一身，以阳气为主。"《伤寒论》指出"温里宜四逆汤""当温之，宜四逆辈"。《绛雪园古方选注》曰："四逆者，四肢逆冷，因证以名方也。凡三阴一阳证中有厥者皆用之。故少阴用以救元海之阳，太阴用以温脏中之寒，厥阴薄厥，阳欲立亡，非此不救。至于太阳误汗亡阳，亦用之者，以太少为水火之主，非交通中土之气，不能内复真阳，故以生附子生干姜，彻上彻下，开辟群阴，迎阳归舍，交接于十二经，反复以炙甘草监之者，亡阳不至于大汗，则阳未必尽亡，故可缓制留中而为外召阳气之良法。"方中炙甘草、附子可通行十二经脉，干姜辛热温中阳散寒而复升降，使中焦枢机得利，诸药合用，共奏散寒复阳通脉之功而利气机。正如《医宗金鉴》所说，"君以甘草之甘温，温养阳气；臣以姜附之辛温助阳胜寒，甘草得姜、附鼓肾阳，温中寒，有水中暖土之功；姜、附得甘草，通关节，走四肢，有逐阴回阳之力；肾阳鼓，寒阴消，则阳气外达，而脉自升，手足自温矣。"《中医治法学》总结了四逆汤的三个特点：①性味甘辛温，辛甘发散为阳，温里散寒。②归经范围广，可以通行全身经脉，有通经脉、行血气的作用。③功效的重点是补（以治虚）、温（以散寒）、通（以行滞）。

（6）清法

《医学心悟》指出："清者，清其热也，脏腑有热，则清之。

经云：热者寒之是也。"《素问病机气宜保命集·泻痢论》云：
"芍药汤下血调气。经曰：泻而便脓血，气行而血止。行血则便
脓自愈，调气则后重自除。"《古今名医方论》分析"方以芍药为
君，用甲已化土法，先调脾即于土中升木；顾湿热必伤大肠，黄
连燥湿清热，厚脾胃，黄芩清大肠火为臣；久积必中气逆滞，疏
滞以木香，下逆以槟榔，当归利气血为佐；桂补命门，实土母反
佐温而行之。恐芩连之胜令也。斯少阳达，太阴运矣。若大实痛
者，加大黄，用张仲景芍药汤加大黄法，以荡腐秽，无留行矣。"
综合方义可知芩连清肠胃之湿热使枢机通利，木香、槟榔疏滞下
逆，合大黄荡涤以通腑气。气利腑通，热清湿化，清升浊降，则
泻痢自除。

（7）消法

《医学心悟·医门八法》说："消者，去其壅也。脏腑、经
络、肌肉之间，本无此物而忽有之，必为消散，乃得其平。"《医
方集解》认为："消者，散其积也；导者，行其气也。脾虚不运，
则气不流行；气不流行，则停滞而为积；或作泻痢，或成痞，以
致饮食减少，五脏无所资禀，血气日以虚衰，因致危困者多矣，
故消而必导之。"汪昂指出："盖浊阴不降，则清阳不升，客垢不
除，则真元不复。"故特别推崇李东垣之枳实消痞丸，他说："此
足太阴、阳明药也。枳实苦酸，行气破血；黄连苦寒，泻热开
郁，并消痞之君药；厚朴苦降，散湿满而化食厚肠；麦芽咸温，
助胃气而软坚破结；半夏燥湿而和胃，干姜去恶血而通关；皆所
以散而泻之也。参、术、苓、草，甘温补脾，使气足脾运而痞自
化，既以助散泻之力，又以固本使不伤真气也。"丁学屏认为：
"胃主受纳，脾主消磨，一脏一腑，一升一降，相互为用。湿郁
气滞，痰食交阻脾胃，升降失常，故以四君子汤健脾益胃，黄
连、干姜辛开苦降；厚朴、枳实辛苦泄降，以复其升降之用焉。"

（8）补法

《素问·三部九候论》曰："虚则补之"。《圣济经》亦云：
"治病之法，必以治气为先。"《景岳全书·新方八阵》说："补方

之制，补其虚也"，"其有气因精而虚者，自当补精以化气，精因气而虚者，自当补气以生精。又有阳失阴而离者，不补阴何以收散亡之气，水失火而败者，不补火何以苏垂寂之阴，此又阴阳相济之妙用也。故善补阳者，必于阴中求阳，则阳得阴助而生化无穷；善补阴者，必于阳中求阴，则阴得阳助而泉源不竭。"《知医必辨·杂论》云："善调理者，不过用药得宜，能助人生生之气。""善用补者，补中有开。"清代徐大椿认为六君子汤乃治气虚寒湿内聚之专方，其在《医略六书·杂病证治》中说："脾气有亏不能健运，故寒湿内聚，食少吞酸焉。人参补气扶元，白术健脾燥湿，半夏燥湿气以化痰，陈皮利中气以和胃，茯苓渗湿气，炙甘草益胃气也。脾健气强则胃气自化，而痰湿无不消，何食少吞酸之足患哉。此补气化痰之剂，为气虚痰湿内聚之专方"，清代汪昂进一步指出："治脾胃者，补其虚，除其湿，行其滞，调其气而已。"诸药合用，可补元气、健脾气、和中气、益胃气，渗水气、燥湿气以化痰气，使湿化痰消气旺而正复，共奏健脾和胃之效。李东垣名方补中益气汤益气疏利气机更胜一筹，《绛雪园古方选注》云："气者，专言后天之气，出于胃，即所谓清气、卫气、谷气、营气、运气、生气、阳气、春升之气、后天三焦之气也。分而言之则异，其实一也。东垣以后天立论，从《内经》劳者温之，损者益之。故以辛甘温之剂，温足太阴、厥阴，升足少阳、阳明。黄芪、当归和营气以畅阳，佐柴胡引少阳清气从左出阴之阳，人参、白术实卫气以填中，佐升麻引春升之气从下而上达阳明，陈皮运卫气，甘草和营气。其方不特重参、芪、归、术温补肝脾，义在升麻、柴胡升举清阳之气，转运中州，故不仅名补中，而复申之曰益气。"说明本方虽以益气扶正补养为主，但亦暗寓调气利气之意。综观诸法，选方用药无不在祛邪扶正之时，暗合疏利气机之法，使机体气机畅达，脏腑协调，气血和顺，而真元之气可以输五脏、注六腑、布筋骨、养皮毛。总而言之，法虽众而治则一也，即治病皆以调气为原则，所谓"大气一转，其结乃散"是也，"善医者，调其气而已"。

3．阳气与六经变动

在长期的临床实践中，杨在纲教授对伤寒六经颇有研究，常谓阳气变动是伤寒六经证治的着眼点，是机体抵抗力在三个层次上的减弱，表现为阳气不足；其次是由此而致的相应层次气血精津等物质的代谢失常，因此其治疗以"扶阳气、存阴液"立论，二者又以阳气的变化为主导方面。邪入太阴，伤及脾阳，是为太阴病，脾主运化水谷，阳气不足，运化失常，水谷不化，证见寒湿，法当温补，以温中阳而散寒湿，其立论，扶阳之意甚为明确。正如清代程应旄曰："阳之动始于温，温气得而谷精运，谷气升而中气赡，故名曰理中，实以燮理之功，予中焦之阳也。"（《伤寒后条辨》）病至厥阴，已接近最后防线，机体必激发生命之全部活力与邪气抗衡，于是出现厥热胜复、寒热错杂的复杂局面。较之于少阳，此邪正双方大起大落，更反映出该生命系统的不稳定性。厥阴阴阳交争，肝木失调，心包受邪，相火上炎而心火不能下达，或阴胜阳衰，或阴衰阳胜，或脏腑失调、气血混乱致阴阳不相顺接，如此等等，无一不是人体阳气剧烈变动，治当理顺其混乱之阳气。少阴病，为疾病的最后阶段，机体抗病力极弱，功能、物质明显受损，少阴病时时影响作为生命核心之心、肾，表现出阴阳受损的两大类变化，其严重性在于正气虚损而又无后继之力，扶偏以恢复阴阳平衡则为治疗之大法。少阴心肾虚衰、水火不济，则气血失调；阳气不足则阴寒内盛；阴血不足则阴虚阳亢，形成寒化、热化的少阴病机中心环节。少阴病以阳气虚衰为纲，概述了阴阳两方面的病理变化。其本证之治疗以四逆汤为代表。若为阴虚阳亢、水亏火盛者，则育阴以清热、补阴而配阳，均在于增强机体适应调节能力。由此可见，病至三阴，虽皆以扶正为主，但太、厥、少各层次又偏重不同。同是阳气不足之太阴、少阴，由于所处病理空间不一样，其治疗难易即病情轻重预后均大有区别。理中汤之暖脾、四逆汤之温肾浅深厚重有别，而乌梅丸等剂则又重在理顺阴阳，使之调和。总之，六经病证治概之为阳气阴津两方面，而以阳气为变化的主导。其病变趋势是：邪气侵袭，使机体平衡被打破，阳气从奋起抗邪到抗邪高潮、到受损再到虚衰，出现各个阶段的证候。治疗上与之相应，从外到内，从始至终依次是振奋（太阳病）、顺势（阳明病）、调和（少阴病）、补益（太阴病）、理顺（厥阴病）、扶偏（少阴病）；阴津的变化由阳气所左右，开始或仅有运行障碍，或出现受损趋势，此病在三阳，以后是其受损、不足，则病已入三阴，治则与此相应，始为调节运行、防止受损，因而有通经脉、和营卫、清热生津、急下存阴等法，以后是补其不足，故有养血、滋阴等法，禁汗禁下等戒。阴阳双方病变各有偏重，形成了六经病证的总体趋势和治疗的总体布局。

杨在纲教授认为中医之"证"体现了机体在疾病状态下各组织、器官的功能变化和整体抗病能力，即阳气的功能状态，是对机体整体功能状态的阶段性概括。因此，六经病证是机体在感邪后所表现的各种功能状态，该状态受机体脏腑、经络、气血功能和部位的影响而具有明显的层次性和倾向性；而个体因素的千差万别、环境因素的诸多变化，又使这种总体变化形成种种差异，于是产生了六经病证的各种变证。太阳病病理反映了体表血管情况、汗腺分泌状态、机体产热代谢和心血管功能，以及大脑皮质的兴奋性等反应状态。据研究，治太阳病之解表剂具有抗病原微生物、抗炎解热、调节免疫功能、镇静、镇痛、抗惊厥、改善心血管功能、解除血管痉挛，以及祛痰、止咳、平喘、利尿和改善消化道功能等诸多作用。很明显，其功能并非单是抗感冒或抗菌、抗病毒，而是从整体上调节机体的反应状态，这正是振奋阳气的药理基础。阳明病以全身机能亢进、组织充血、对病邪应激能力增强，或以胃肠功能障碍为特点。清热解毒剂不但能抑杀病原体、中和毒素、增强免疫功能，还因其镇痛、镇静、抗惊厥而加强中枢神经系统保护性抑制过程，调整自主神经功能紊乱，此外，还具有扩张血管、改善微循环、降低心率、保护垂体 - 肾上腺皮质系统功能，减轻应激所致的机体内环境紊乱，从而提高机体防御、代偿、适应调节能力，在多方面、多环节上发挥作用，产生协同效果。这正是此类方剂具有广泛适应证的药理基础。少阳病是病情相对稳定、内脏无严重损害、以自主神经功能失调为主的一种机体反应状态。和解表里之剂不但能抑制外来病原微生物，且能增强机体的生理机能，调动抗病能力，抑制应激过当引起的损伤反应，调整自主神经功能紊乱，改善组织器官反应性，达到扶弱抑强、调和偏胜、缓和急迫、稳定内环境、促进损伤修复的治疗作用。严用和曰："一阴一阳之谓道，偏阴偏阳之谓疾，如阴阳得其平则疾不生，阴阳偏胜，则为痛冷、积热之患矣。"又指出，医之疗疾，无非"使阴阳各得其平，则二者无偏胜之患矣。"治疗又以保护阳气为要，《扁鹊心书》曰："……为医者，要知保护阳气为本……人有一息气在则不死，气者，阳所生也，故阳气尽必死。"张仲景论伤寒，亦以阴阳为纲，凡患者正气盛、抗病力强、病情呈亢奋状态者属三阳病，而病人正气衰、抗病力弱、病情呈虚衰状态者属三阴病。由此可见，在其发病过程中，正气强弱起着至关重要的主导作用，而伤寒六经分证即表现了以机体阳气为主要方面的邪正斗争态势。六经是人体生命系统中六个不同层次抗病能力的反映，它表现了人体阳气的层次性分布，六经病证是人体之气在天地之气的影响下运行失调的结果。六经病证概之为阴阳两大类，如上所述，它是以人体阳气的变动为主导的，它反映了人体阳气在病邪作用下的功能状态，因此阳气变动是《伤寒论》的着眼点。

天地六气太过不及而成六淫，人身脏腑经脉各有偏胜偏衰，人体感之六淫则发诸端变化。太阳病，疾病初发，邪在肌表，邪正相争则肌表之营卫失其调和。此阶段为人体系统之最外层发病，是机体由正常转入疾病状态的开始。对于机体本身来说，其首要任务是动员全身力量以抗御病邪侵袭，因此，"振奋阳气"是其治疗立法原则。由于病邪性质及机体反应状态不同，或营卫不调、卫失开阖，或卫阳被遏、营血凝滞，都仅为体表经脉之气运行受到干扰所致，没有气血亏损之虞。故而在治疗上，无论是桂枝汤之解肌发表，还是麻黄汤之发汗散寒，其着眼点均在助卫阳、和营气、通经络、疏腠理，以桂麻为君。此振奋阳气又不在助阳、温阳，关键在于一个"调"字，调阴阳表里，宣壅滞之阳气，况麻黄汤有"温服，服后盖被取微汗"，桂枝汤有"服已须臾，啜热稀粥以助药力"的作用，更说明旨在振奋阳气以抗邪。有悖于此，非张仲景之本意也。阳明病，病邪入里，正盛邪实，邪正相争，阳亢而邪热炽盛。时邪气入里，病热已极，热燥相合，消烁津液。由于邪正俱盛，其转机即在于某一方之衰减，因此顺其势而直折其邪为治疗大法，祛邪即是扶正。白虎汤之辛凉清气、承气汤之泻下热结，用意均在于此。正因为着眼点仍在正气，所以告诫阳气不足、里无邪热者不宜用白虎汤，正气不足、胃肠无热结者不宜用承气。少阳病，邪入半表半里，邪气未除而正气已损，此为该证之关键，邪气不盛而无须用攻，攻必伤正，正气未虚至极又不宜用补，纯补必致留邪，于是采用祛邪扶正同时进行的方法，且均不宜用峻剂，针对正邪各无进退而立和解一法。治用小柴胡汤，"取柴胡之轻清微苦微寒者，以解其表，即以人参之微甘微温者予补其正气，使里气和而外邪勿得入也。"（柯琴）章虚谷曰："小柴胡汤升清降浊、通调脏腑，时和其表里以转枢机。"强调该方以转枢机、驱动阳气正常运行为目的。观三阳病所用之方，虽曰以祛邪为主，但无不以人身阳气为着眼点，其目的均在于迅速恢复正常的人体机能状态，而所有碍阳气之恢复或损伤阳气之举均为不宜，诚如伤寒治禁甚多，莫不虑于此。

病至三阴，病变累及功能和物质两个方面是对机体神经系统及膈肌毗邻脏器功能状态、物质代谢水平和机体免疫应答能力等的综合评估，此为和解少阳的根本目标所在。太阴病脾胃阳气不足，表现为消化系统功能降低，机体摄入减少，导致热量代谢降低，从而影响全身功能和抗病能力的一种机体反应状态。温中散寒方剂不仅有健胃祛风、调整胃肠功能及自主神经，改善胃肠血循环作用，还能提高中枢神经系统兴奋性和垂体 - 肾上腺皮质系统功能，提高能量代谢，改善心血管功能，对机体免疫功能具有双向调节作用，从而增强了全身功能及抗病能力。厥阴病，阴尽阳生，邪至其经，从阴化寒，从阳化热，故其为病，阴阳错杂，寒热并见。由于病邪的强烈刺激使机体中毒，中枢神经系统功能陷入衰竭状态，从而表现出调节紊乱、寒热错杂胜复等所谓阴阳气不相顺接的疾病状态。少阴病主要为大脑皮质功能抑制、副交感偏亢、能量代谢低下、产热效应减弱、肾上腺皮质及甲状腺功能偏低的病理反应状态。温阳方药起到增强心血管功能、改善微循环、增加心肌血流灌注的作用，同时还有抗休克、升压稳压作用，实为针对少阴阴盛阳衰、亡阳脏厥而设。少阴循环衰竭不仅表现在生理功能上，也可表现为代谢失调、体液消耗，这部分患者则表现为中枢抑制过程减弱，兴奋过程加强，交感神经兴奋性增高，神经内分泌调节不稳定的机体反应状态，见于少阴热化证。所用方药通过调整中枢兴奋性，减少能量消耗，补充营养物质，增强机体同化过程，作用于多个脏器组织以恢复内环境的稳定。人体疾病的主要矛盾是邪正斗争，阴阳平衡失调是其最根本的病机变化，而人体正气则是这一主要矛盾斗争的主导方面。因此可以说疾病是在邪气作用下的人体阳气之变动，"伤寒论证治体系"深刻揭示了这一符合事物客观变化规律的疾病的本质。

二、临证浅谈

1. 对妇科疾病的认识

（1）肝气

目前临床上所言狭义肝气是指一种病理状态，即肝气郁结。依据中医对气最本质的界定，杨老师认为肝气应是组成肝和维持肝生理功能的最基本物质，即肝气既是构成肝的最基本物质，同时肝气又是对肝生理功能的总称。有关肝生理功能的认识来源于《黄帝内经》的描述。《素问·五常政大论》曰："发生之纪，是谓启陈，土疏泄，苍气达。"这是关于肝主疏泄的概念最早的文字记载。后朱丹溪首先提出"司疏泄者，肝也"的观点，自此肝主疏泄的概念基本形成。

肝主疏泄，指肝气具有疏通、畅达全身气机，进而促进精血津液的运行输布、脾胃之气机升降、胆汁的分泌排泄、情志的调畅以及男子排精、女子排卵行经等作用，尤其对血液的作用更为突出，因而强调肝主藏血的生理功能，其意义是多方面的：一方面，充足的血液能化生和涵养肝气，使之冲和畅达，发挥正常的疏泄功能；另一方面，又能根据生理所需调节人身各部分血量的分配，既可以濡养肝脏本身及筋目爪甲，又能使血液运行有序而防止出血，更为女子经血之源，是月经来潮的重要保证。中医学认为，肝为冲脉之本，肝藏血而冲为血海，肝血注于冲脉，下达胞宫，为产生月经的主要来源。柯琴曰"血室者，肝也。肝为藏血之脏，故称血室。女子以血用事，故下血之病最多"。唐宗海认为："肝主藏血，血生于心，下行胞中，是为血海""肝为藏血之脏，血所以运行周身者，赖冲、任、带三脉以管领之。而血海、胞中，又血所转输归宿之所，肝则司主血海。血室者，肝之所司也，冲脉起于血室，故又属肝。"从这一角度看，可以发现月经病变与肝关系最为密切。临床上月经病患者，往往由肝郁所致，故欲求调经，必当行气，而欲求行气，必以疏肝为先，肝为气血调节之枢。江笔花云："妇人之症，审无内伤别症，唯有养血疏肝。"清代李冠仙云："五脏之病，肝气居多，而妇人尤甚，治病能思肝气，思过半矣。"据此可见，肝气变动是产生妇科疾患的重要因素。

（2）肝与妇女生理、病理之间的关系

杨在纲教授认为，女性在生理上有经、孕、产、乳等不同于男子的特点，且与气血冲任关系密切。肝藏血，主疏泄，与冲任二脉息息相关，在女性的生理功能和病理变化过程中较之男性有更为重要的作用。清代著名医家叶天士于《临证指南医案》中提出"女子以肝为先天"，强调了肝在女子生理、病理中的独特地位。

第一，肝藏血与女性生理、病理。《素问·五脏生成》曰：

"故人卧血归于肝，肝受血而能视，足受血而能步，掌受血而能握，指受血而能摄。"血为人体一切生理活动的物质基础，而对于女性而言，其经、孕、产、乳无不以血为本，如月经为血所化，妊娠需精血养胎，分娩靠血濡气推，产后血化为乳汁方可营养婴儿。血的生成及功用涉及心、肝、脾、肾诸脏，而以肝之藏血最为重要。肝血充盈，则冲任二脉及胞宫得其濡养，女性之经、孕、产、乳活动方可正常。故《医学入门》曰："人知百病生于气，而不知血为百病之始也。"若肝失所藏，肝血不足，则可致血海空虚，胞宫失养，临证可见女子月经后期、量少、闭经、痛经、妊娠腹痛、缺乳、胎萎不长、胎动不安等。另一方面，肝藏血，脾主生血、统血，肝藏血功能正常，有助于脾统摄血液之功能的正常发挥，二脏相因为用。肝的藏血功能正常，血循常道，则经、孕、产、乳方可正常；若肝不藏血，则可导致月经过多、崩漏等的发生，诚如《丹溪心法·头眩》所说："吐衄漏崩，肝家不能收摄荣气，使诸血失道妄行。"再者，肝藏血，肾藏精，精能生血，血能化精，精血互生，肝肾同源，盛则同盛，损则俱损。肝血充盈，则肾精旺盛，经孕正常；若肝血不足，则肾精亦虚，从而导致月经不调、不孕等的发生。

第二，肝主疏泄与女性生理、病理。朱丹溪云："司疏泄者，肝也。"主疏泄是肝的主要生理功能之一，主要指肝有疏通宣畅全身气机的作用，反映了肝为刚脏，主升、主动的生理特点。人体一身之脏腑气血均有赖于气机的升降出入和相互联系，并维持各自正常的生理功能，包括女性的特殊生理。肝之疏泄功能正常，肝气条达，则气血调和，女性之经、孕、产、乳功能正常。《临证指南医案》曰："女子肝脏，阴性凝结，易于怫郁，郁则气滞，血亦滞。"若素性抑郁，或暴怒伤肝，使肝的疏泄功能失常，可致肝郁气滞，胞脉不畅，冲任失调，临床可见月经先后无定期、痛经、经行乳胀、闭经、经期延长、妊娠腹痛、不孕等。肝郁则气盛，"气有余便是火"，火热扰动冲任血海，可致月经先期、月经过多、崩漏、经行吐衄、胎漏、产后恶露不绝等表现；

火热上炎则可发生经行头痛、经行眩晕等症。情志活动亦与肝的疏泄功能密切相关。肝疏泄功能正常，气机调畅，人体方能气血和平，心情舒畅。如果肝失疏泄，气机不调，即可引起情志异常变化，如郁郁不欢、情志压抑、急躁易怒等，在妇科可表现为经行情志异常、脏躁等；反之，情志活动异常，导致气机失调，也会影响肝的疏泄功能。《灵枢·五音五味》曰："妇女之生，有余于气，不足于血，以其数脱血也。"女性由于经、孕、产、乳数伤于血，常致肝血不足，肝失所养，加之妇人易为情所伤，故容易发生肝失疏泄类病变，因此，中医学亦有妇女"中年治肝"之说。肝主疏泄，肾司闭藏，肝疏肾藏，相互协调，女性的经、孕、产、乳功能才能正常。肝疏肾藏相互协调，才能任通冲盛，血海蓄溢有常，经血依时而下；若藏泄失衡，封藏太过或疏泄不及，则易致月经后期、月经过少甚至闭经；封藏不及或疏泄太过，则易出现月经过多、经期延长、崩漏等病证。同理，女子的孕、产、乳也有赖于藏泄机制的共同调控，如妊娠胎儿寄居胞宫之中，十月怀胎，一朝分娩，育胎是藏，分娩生产以及泌乳则属疏泄，藏由肾司，泄由肝主，封藏不及易致胎漏、胎动不安；疏泄不及又会致分娩不畅或产后恶露不尽、产后缺乳等症。

第三，肝与冲任的关系。徐大椿所著《医学源流论》说："冲任二脉皆起于胞中……为经脉之海，此皆血之所从生，而胎之所由系，明于冲任之故，则本源洞悉，而候所生之病，千条万绪，以可知其所从起。"肝与冲任二脉在经络上及功能上均有密切的联系。从经络循行来看，足厥阴经脉与任脉交会于曲骨穴。"冲脉其下者，并少阴之经"，足少阴肾经过三阴交，冲脉亦过三阴交，足厥阴肝经与冲脉交会于三阴交；且足厥阴肝经起于大趾丛毛之际，冲脉下行支至内踝后分为两支，一支直入足底，一支斜入足大趾与足厥阴肝经相通。由此可见，肝与冲任二脉在循行方面紧密相连，关系十分密切。在功能方面，冲为血海，肝司血海；任脉总司一身之精血津液，而肝藏血，肾藏精，肝肾同源，故冲任两脉之"通"与"盛"均有赖于肝气条达、肝血旺盛。肝的功能失常则会损及冲任而影响血海的盈亏与安宁，经、带、胎、产诸疾亦可随之而生。又冲脉附于肝，肝肾为冲任之本，故临床上往往通过调补肝肾来实现调补冲任之目的。

第四，肝经循行与妇科疾病的关系。肝经起于大趾丛毛之际，循阴股，入毛中，绕阴器，抵小腹，属肝络胆，散布胁肋，经乳头上连于目系，与督脉会合于巅顶，所以，肝与前阴、少腹、乳部、目系等在生理、病理方面存在密切的联系。肝气的疏泄、条达和肝血的畅旺直接调节着乳汁的分泌与排出以及少腹气血的调匀及阴部肌肤毛际的充养。若肝之功能失调，则肝经循行所统之处即可见多种妇科疾病的不同病理性表现，导致妇科疾病发生，如经行乳房胀痛、腹痛、阴痒、阴痛、癥瘕等。

（3）肝气的调治

综上所述，可知肝在女性的生理、病理过程中具有极其重要的作用和特殊的地位，且由于生理特点的关系，女性更易发生肝脏功能失调所致之病变。女子以肝为先天，故于中医妇科临床诊疗过程中，应时时注重辨肝之疾与调肝之用的结合，方可使治有所则，不出大端。那么，临床中又如何从肝的角度对妇科疾病进行调治呢？首先必须注意调养肝气，肝为阴中之阳脏，所藏之血，赖肝气以枢转，因此，肝气条达则血畅行，按时溢泻于冲任胞中。正如唐容川所说："故肝主藏血焉，至于其所以藏血之故，则以肝属木，木气冲和条达，不致遏郁，则血脉通畅。"故当肝气郁滞而致血海之血不调时，自当阴阳相配，疏而养之，以疏为主，从而畅达肝气，以顺其性，佐以润养，以柔其用。其次，在养肝气的同时，注意疏理肝气。肝气性刚劲，从阴以长养，喜条达而恶燥热，内寄之相火，喜舒敷而忌亢烈。因此，肝气非得肝阴的滋养与湛露，则不能生肝气、柔肝用、平肝逆、息燥热、宁相火。故当肝阴不足而致肝郁，或肝郁日久，郁而生热化火，导致肝阴亏虚，相火不宁之时，应以补养肝阴为主，庶几中的。而阴从阳化，肝阴得肝气的疏泄，才能发挥其濡养作用，故要辅以疏达之法。这正如何梦瑶所述的那样，要使肝气常处于"静藏不至于枯寂，动而不至于耗散，升而不至于浮越，降而不至于沉陷"的阴阳调和、生机活泼的状态，通过对肝气的调养达到对妇科疾病的治疗目的。

2．带下病的治疗

前人论治带下，多以湿立论，认为与肝、脾、肾三脏有关，在治疗上，以除湿为主，或健脾，或温肾，或疏肝，偏热者辅以清热泻火，偏寒者辅以温阳祛寒。杨在纲教授在临床治疗中发现带下瘀血征象，究其病机，辨证用之于临床，收到较为明显的疗效。分述如下：

有关带下病病因、病机，前人论述颇多，归纳起来，大致有以下两个方面。

首先关于发病原因，可分为两大类：其一伤于五脏。脾失健运，不能升清，精微下注，肾气不足，带脉失约，任脉不固，阴精下滑；肝气郁结，木不疏土，湿土下陷，且脾之不运、肾之不化、肝失疏泄，亦可导致水湿停聚，生成痰浊而为患。其二，痰湿、寒热、邪毒为患。湿为主因，或由外入，或从内生，侵入带脉，或郁而化热，或酿成痰浊，进而阻滞气机，影响相关脏腑，亦有感染邪毒、虫蚀阴中所致者。

其次关于带下病机，前人多以带色分论。白带者，脾虚、肾虚，属虚、属寒；而湿热或痰湿者属实或虚中夹实。黄带者，多为湿热，或为脾湿过盛，郁久化热，或为肝经湿热下注；亦有气虚生湿、湿郁蕴热者，标本虚实各异。赤白带下，仍以湿热、实火为主，亦有虚热者，皆因火热伤及阴络所致，但虚实有别。至于五色带下，非但见症各异，且病情亦较重，有因气郁湿聚、积久化热、损伤任带所致者，有因任带脉虚、久积湿热所致者，有因湿热日久、阴液耗损者，亦有因久病阴损及阳而见虚寒者。沈金鳌所著《女科玉尺》说："带下之因有四：一因气虚，脾精不能上升而下陷也；一因胃中湿热及痰，流注于带脉，……，一因伤于五脏，一因风寒入于胞门……""朴产多之妇，伤血伤液，皆能成带下之疾……大抵属痰与热者居多，以湿热下注而化痰也。"《女科经纶·带下门》引缪仲淳语又分析了带下伤于五脏的病机，认为"白带多是脾虚，肝气郁则脾受伤，脾伤则湿土之气下陷，是脾精不守，不能输为荣血，而下白滑之物，皆由肝木郁于地中使然"。又引赵养葵语曰："人身带脉，统摄一身无形之水，下焦肾气虚损，带脉漏下。"武之望在《济阴纲目·赤白带下门》中则论及了外来之原因，曰"妇人带下，其名有五，因经行产后风邪入于胞门，传于脏腑而致之。"综观前人所述，带下病机不外虚实两端。虚者多为脾肾不足，进而导致阴阳之亏损；实者以湿邪为主，或夹火热，或偏阴寒。虚实标本各有所属。

如上所述，杨氏认为带下之因，无论是五脏之伤，还是寒热痰湿为患，究其病机，皆有血瘀寓于其中。

（1）脏腑失调致瘀

脏腑功能失调对血的影响主要表现在气机失调与功能减退两方面。"运血者气也"，气机失调必然会影响血液的运行，使血行障碍；脏腑功能减退即气之不足，气不足则运血无力，亦致血行障碍。脾不健运，肾气不化，固然导致水湿停聚，然气血生成亦有减少；而肝之失于疏泄，非独不能疏土，更表现在不能疏气血。《临证指南医案》曰："女子属阴；以血为主……景岳云，冲为五脏六腑之海，脏腑之血，皆归冲脉。而血气之化，由于水谷，水谷盛，则血气亦盛，水谷衰则血气亦衰。"又曰"奇经八脉，固属扼要，其次最重调肝。因女子以肝为先天，阴性凝结，易于拂郁，郁则气滞血亦滞。"此虽论月经，然其脏腑则一，肝气郁结木不疏土，则脾湿内盛，而气血失疏，则气滞、血滞，瘀血当由此而生。

（2）邪气阻滞致瘀

痰湿为患，最易阻滞气机，变生他疾。气滞则血液不行，而血滞气塞，又易生成痰湿。其间的关系，正如张景岳所云："痰即人之津液，无非水谷之所化，此痰亦既化之物，而非不化之属也。但化得其正，一则形体强，荣卫充，而痰涎本皆血气；若化失其正，则脏腑病，津液败，而血气即成痰涎。"故而，周学海认为，治痰"所以必用破瘀者，痰为血类，停痰与瘀血同治也。"至于寒热为患，正如《医述》引罗赤诚论曰："凡瘀血之证，今人但知闪挫则有瘀血，不知有因火载血上行或吐或衄，病者自忍，而蓄滞于中；或因医药寒凉，而冰凝于内。"可见，火热煎熬或阴寒内盛，一般会致血液凝滞而成瘀。实则瘀血广为存在，无论外感内伤，为寒为热，均可导致。正如《杂病广要》所言："《准绳》《六要》并曰：夫人饮食起居一失其宜，皆能使血瘀滞不行，故百病由污血者多。"

带下一病终以脏腑受损、痰湿寒热为患较多，虽有瘀血之可能，可宗治未病而防患于未然，但若以瘀血立论，亦应以辨证为原则。杨在纲教授认为，以下几点可作为辨瘀血之依据。

① 带下久治不愈者从瘀。中医认为久病不但多虚，也多瘀血。久病不愈者，或脏腑受损。或邪气留恋，均会导致血行障碍。故凡带下久治不愈者，除辨其不足有余外，均要虑及血瘀。"瘀血去则新血已生，新血生则瘀血自去。"（《血证论》）如是，瘀血一去，整个病理状态即有了转机。故唐宗海又曰："一切不治之证，总由不善去瘀之故。"否则，因其虚而"骤用补法，则实以留邪为患，而正气反不受益"，缘"恐瘀邪未清"也（《血证论》），进而强调："实证断不可用补虚之方，而虚证则不废实证诸方，恐其留邪为患也。或虚中实证，则攻补兼用，或十补一攻，在医者之善治焉。"（《血证论》）

② 兼有腰骶小腹坠胀疼痛者从瘀。腰骶小腹与冲任带脉相关，带下为病，以自觉酸胀为多，或时有小腹胀痛，则时痛时止。若有腰骶小腹坠胀疼痛难消、固定不移者，当以瘀血论治。虽谓"通则不痛，痛则不通"，但该证病机复杂、虚实交错，往往没有剧烈刺痛、拒按等典型瘀血痛的特点，临证不可拘泥于此。

③ 有癥积包块者从瘀。《血证论》曰："瘀血在经络脏腑之间，则结为癥瘕。瘦者，或聚或散，气为血滞，则聚而成形。"带下病若有小腹或少腹包块，则瘀血可立。妇女癥瘕多由肝脾不

和、冲任失调、气血凝聚而成，坚硬不移，或夹痰浊结聚则较软不坚。而肝脾冲任失调亦正是妇人带下的主要机理之一。

④ 舌见紫暗灰滞或有瘀斑点者从瘀。带下而见舌有瘀斑者，必有血瘀，瘀斑点多位于舌体两侧。舌紫见于临床，原因不一，紫绛而干者，血分热毒炽盛，青紫而润者，寒邪直中而凝滞，舌紫肿大者，酒毒攻心，若舌紫而灰、晦暗不泽者则多为瘀血内积。临证详辨，当不致有误。

杨在纲教授认为带下血瘀的治疗应把握以下原则及用药特点：

（1）辨清标本，以主病机立论

带下之病因、病机，如前所述，有因五脏受损、功能失调所致者，有因痰湿停聚致寒热失调或邪毒内侵而引起者，若患病日久，或见疼痛癥积，或见舌紫瘀斑，则又有瘀血之虞。临证首当辨清标本虚实、抓住中心病机，充分运用中医"辨证论治"理论以指导治疗，方能收效。该病究其脏腑，首推肝、脾、肾，究其经脉，尤以冲任带脉为要，而病邪则以湿为主。瘀血则常在上述病变的基础之上发生。辨明标本者，着眼于本，明辨其标，以标测本，所谓"治病必求其本。"正如周子干在《慎斋遗书》中所说"惟见一证，而能求其证之所以然，则本可识矣。"所谓治病求本，实本于病因、病机。既明标本，治标即治其本。如是，带下用活血化瘀亦着眼于该证之本。

（2）审证求因，活血并求其源

如上所述，活血化瘀法之于带下，乃治标之法，若考虑其原发之因素，则又有治本之功。血瘀若因脏腑虚损所致者，当以补肾健脾为主；由肝郁而起者，则以疏郁理气为法；及致阴阳失调，则或温阳祛寒，或滋阴除热，各有准则。若由痰湿寒热或邪毒所致者，则各有定规。瘀血之于其中，在病机上并非主要，但其影响却甚为关键。非但"女子属阴，以血为主，"而且"去瘀即为生新之法"（《血证论》），瘀血一去，气血畅通，但利于脏腑功能恢复，肾气充足，脾气健旺，肝气调和，邪气何以留恋？故而临床常常发现日久痛疾，百药不效，偶加活血化瘀之品，便见有所转机，实有牵一发而动全身之妙用。

（3）病机复杂，用药更宜精当

带下为病，脏腑有别，寒热不同，痰湿毒瘀、虚实各异。时日既久，则变化多端。处方用药若巨细不分、主从不明，难免药味庞杂难以收效。面对此类证候，更应求因求本，针对病变中心环节用药，已为历代医家所强调。关于活血化瘀用药，查常用活血之方，以《太平惠民和剂局方》记载的失笑散最为精要，药虽仅两味，但活血祛瘀、散结止痛之功具备，且二药皆入肝经，对肝经血瘀尤为适用。《本草纲目》载，五灵脂"止妇人经水过多，赤带不绝，胎前产后血气诸痛合蒲黄"。凉血活血，止心腹诸痛，而且二药为散，另包冲服，于药量灵活增减极为方便。杨在纲教授临床常以此为主，再根据瘀血特点灵活选用，偏热者，选加丹参、益母草之属；偏寒者选加红花、桃仁之类；痰湿盛者，选加牛膝、山甲、虎杖、益母草等；有癥积包块者，选加三棱、莪术；疼痛甚者，选加乳香、没药、玄胡或金铃子散。切忌堆砌活血化瘀药，喧宾夺主，非但不能见效，反会损伤正气。

（4）占其先机，用药于未病之前

根据临床所见，带下病具有明显瘀血症者较少，而如前述之不典型的有关表现则为数较多。例如，久病者、腰腹坠胀酸痛者等。杨在纲教授认为，凡是带下日久未愈者都有瘀血之机，治疗时均可加用活血化瘀之品，确能提高临床疗效。"既病防变"是中医学"治未病"的重要原则之一，与辨证施治是相辅相成的。中医诊治疾病，既须据症而辨，有是证用是药，又须立足于病机演变规律，施治于未病之前，防治终将发生之病。带下日久，已有瘀血之机，虽未见明显瘀血症，但中医病机对治疗的指导作用正在于此：虽言防止血瘀，实有促进气血运行，调节相关脏腑之功能。从另一个角度看，既有瘀血病机，必有瘀血表现，惟不能用传统的诊察方法发现而已，相比之下，此时病情当然轻浅易治。正因为如此，《素问·四气调神大论》谓："是故圣人不治已病治未病，不治已乱治未乱。夫病已成而后药之，乱已成而后治之，譬犹渴而穿井，斗而铸锥，不亦晚乎！"这种防重于治的思想，才能成为千古不易的准则，至今仍有效地指导着人们的养生和临床治疗。

3. 崩漏论治

气在中国古代是人们对于自然现象的一种认识。中国古代哲学家认为气是构成世界最基本的物质。在医学与哲学的交融中，中医学将气的概念引入医学领域中用以说明人体的生理、病理现象，于是就形成了中医学关于气的概念。中医学认为气是构成人体和维持人体生命活动的最基本物质，《素问·宝命全形论》说："人以天地之气生，四时之法成""天地合气，命之曰人"。气本一气，人体内的各种气，包括元气、宗气、营气、卫气及各脏腑经络之气，都是一身之气的分化，而且气充斥于人体各脏腑、组织、器官之间，是沟通人体内外的中介物质，并成为感应传导信息的载体。由此可见，中医学认为气是人体内活力很强的运行不息的精微物质。气运行不息，推运和调控着人体新陈代谢，维系着人体的生命过程。气的运动停止，则意味着生命的终止。

（1）肝气概述

"肝气"之说最早见于《黄帝内经》，历代中医学家反复阐发，将其广泛运用于脏腑经络学说、病因病机学说及诊断、治疗学说等方面，并引申出"肝主疏泄"，"肝体阴用阳"，肝病以"肝气、肝风、肝火"为纲等一系列命题，逐步形成了以肝气概念为中心、广泛涉及基础理论和临床各科的一整套理论。1982年版《中医大辞典》称"肝气"有3种意思：①指肝脏的精气。②指肝的功能活动。③病证名，即肝气郁结的简称。章真如认为，"肝气"属于生理与病理名称，有时亦作证名。生理的肝气，指肝经功能而言。功能亢奋，则可产生肝气失调的证候。杨教授认为，肝气一词含义多种，在使用中存在混乱现象。前人对肝气的认识有三层含义：一是作为生理名词，指肝的功能；二是泛指肝气为病的多种病证，包括肝气逆、肝气郁及其演化而来的各种病证；三是单指肝气病中的肝气逆一种病证。《素问·五常政大论》在论及肝木之平气时说：“敷和之纪，木德周行，阳舒阴布，五化宣平，其气端，其性随，其用曲直，其化生荣，其类草木，其政发散，其候温和，其令风，其脏肝，肝其畏清，其主目。”简述了肝气理论形成的渊源，并论述了肝气的生理功能。肝气的理论是基于“木德周行”的比类思想形成的，肝气的基本生理功能为“阳舒阴布，五化宣平”，而“其气端，其性随，其用曲直，其化生荣”及“其政发散，其候温和”等说明了肝气的生理功能具有“柔而不急，温而不燥”的特点。正因为肝木之气具有宣发疏化的生理功能，所以肝气能调畅全身气血，故《素问·灵兰秘典论》称“肝者将军之官，谋虑出焉”；又因肝主筋、藏血，故《素问·六节脏象论》说“肝者罢极之本，魂之居也”；《素问·平人气象论》说“脏真散于肝，肝藏筋膜之气也”。这些论述进一步阐发了肝气的生理功能。此后，历代医家对肝气理论不断完善，认为肝气具有下列几个方面的生理功能：①调畅全身气机，使气血津液的运行畅达，脏腑功能和调。②助脾胃之运化，如《血证论·脏腑病机》所说“木之性，主于疏泄，食气入胃，全赖肝木之气以疏泄之，而水谷乃化”。③调畅情志。情志由心所主，而赖气血的健运，肝气健旺则气血和调，情志疏畅。④调节胆汁的分泌。胆汁为肝之余气所化，排泌由肝气之疏泻而调控，肝气健旺则胆汁的泌化有度。⑤调节男子排精及女子月经。精与月经的正常排泄都赖于肝气之疏达。肝“体阴而用阳”，阴即肝的“藏血”功能，阳即肝气的“疏化温运”功能。二者相辅相成，互根互用，共同维系着肝脏的正常生理功能。肝不藏血则肝气无所依，而肝气虚衰则肝血不能温运，从而在临床上表现为一系列依赖于肝气疏化温运的生理机能的衰退和不足。《灵枢·本神》中说：“肝藏血，血舍魂，肝气虚则恐，实则怒。”

　　（2）肝气与崩漏产生的关系

　　妇女不在行经期间，阴道突然大量出血或淋漓不断者，称为崩漏。前者习惯上称为崩中，后者称为漏下，目前临床上一概统称崩漏。

中医对崩最早的记载来源于《素问·阴阳别论》。（"阴虚阳搏谓之崩。"）王冰对此的注释为"阴脉不足，阳脉盛搏，则内崩而血流下"。汉·张仲景在《金匮要略》中率先提出漏的概念，在"妇人杂病脉证并治第二十二"中曰："妇人陷经，漏下黑不解，胶姜汤主之。"至此中医崩漏的概念基本形成。隋唐以前的文献对崩漏的记载并不完善，自巢元方《诸病源候论》始，方才对崩漏有一个明晰的认识。巢氏在其著作中分列漏下候、崩中候、崩中漏下候，指出崩中漏下属非时之经血，首次明确了崩漏的概念。非时而下，淋漓不断，谓之漏下，忽然暴下，谓之崩中，并指出崩中与漏下可以互见，概括其病机为劳伤气血，认为是脏腑损伤导致冲任受损不能制约经血所致。以后历代医家对崩漏都多有论述与发挥，但究其实质均未超越巢元方的论述。中医对崩漏的认识，从古至今基本无甚变化，对其病因、病机的认识基本一致，而在治疗上则各有偏重，有的重视化瘀，有的重视补肾，但无论注重何种因素，治疗效果差别较大，这就容易产生疑虑，崩漏证治该如何把握？杨在纲教授认为，对崩漏的治疗，无论侧重于哪一方面，其治疗重点还是在于对气的调理。把握这一关键，有助于掌握崩漏的辨治规律。同时以"气"为纲有助于规范崩漏的不同证型，并将各种治法有机地联系起来。从前面对崩漏的论述中可以发现，崩漏的本质是不正常的失血，而失血又必然导致气的运行失常。因而无论何种原因所致之崩漏，其最终结果都是气血失常，气血失常不仅是崩漏产生的结果，同样也是其发病的原因。肝为气机运行调节之枢，气血病变必归于肝，因此肝气变动即是产生崩漏的根本原因。所谓肝气变动即是肝的生理功能发生了病理变化，也就是其疏泄和藏血功能发生病理变化，而这种病理变化即是气血病变的根本原因，所以肝气变动是崩漏产生的根本原因。

总的来说，在肝疏泄功能发生障碍时，全身气机及人的情志、气血运行及脾胃运化功能都将发生障碍，而这些病理因素都将引发崩漏。在肝藏血功能失常的状态下，将导致肝血不足，久则阴血不足，引发肝阳过亢，阳热血动，而出现崩漏。同样，崩漏日久，由于失血过多，阴血不足，亦可引发肝阳过亢，进一步损伤肝藏血功能。其实疏泄与藏血功能是相辅相成的，疏泄功能失常时，其藏血功能不可能正常，反之亦然。由此可见，肝气变动与崩漏互为因果。

综上所述，可以认为肝气变动是产生崩漏的根本原因。既然如此，针对肝气变动的治疗即是治疗崩漏的根本方法。这里所说的理肝气法不同于临床常用的疏肝理气之法，疏肝理气只是理肝气法中一种具体治法。由于肝气代表着肝整体的生理功能，因而理肝气法即是对肝病理变化的治疗原则。具体到崩漏证治，理肝气法则包含了理气疏肝、养血理肝、温阳理肝、益气理肝、祛瘀理肝、清热理肝等止崩治漏之法。目前中医对崩漏的治疗基本上是从肾虚、脾虚、血热、血瘀四方面着手，究其病变本质而言，这几种因素所致之崩漏，同样可以归于肝气之变动。因为无论何种原因引发的崩漏，其本质均在于气血病变，肝为气血运行之枢，气血病变必责之于肝。故传统对崩漏的治疗方法，都可用理肝气法一以概之。

4. 痛经从气论治

杨在纲教授在临床中尤其擅长治疗痛经，他时常说对于痛经一定要分清其寒热虚实，在此基础上，痛经的治疗一定要把握调气。痛经是妇科常见病，在经期或行经前后，出现周期性小腹疼痛，或痛引腰骶，甚至剧痛晕厥。本病有明显的规律性、周期性，有经行腹痛、经净则缓等特点。《金匮要略》中就有"经水不利，少腹满痛"的记载。隋代巢元方在《诸病源候论》中列有月水来腹痛候，并指出腹痛是由于劳伤血气或风冷客于胞络而损冲任之脉所引起。宋代陈自明注重了情志致病因素，他认为忧思气郁而滞，或血结成块，因而形成了气滞血瘀，经行不畅，滞而作痛。金朝朱丹溪在《格致余论》中从腹痛的时间上划分虚实，他认为经将行而痛为气滞；行经时腰腹痛为瘀血；经后而痛为气血俱虚。这种区分虚实的方法对后世影响很大。明·王肯堂的《胎产证治》中指出：经止腰腹痛为血海空虚而气不收引起。对血虚腹痛的时间、病机做了进一步论述。明·张景岳《景岳全书·妇人规》将痛经分为虚实两类。实者有寒滞、血滞、气滞、热滞；虚者有血虚、气虚。总结临床中痛经，挟虚者多，全实者少。清代吴谦等所著《医宗金鉴·妇科心法要诀》明确腹痛在经前为气滞血瘀，而且气滞血者，则多胀痛；血滞气者，则多疼痛，为临床的用药侧重提供了理论基础。

对于痛经的认识，杨在纲教授同样以气一元论立论。气一元论是中医学的哲学基础，是中医学认识世界和生命活动的世界观和方法论。《素问·宝命全形论》："人生于地，悬命于天，天地合气，命之曰人。"人是一个不断发生着升降出入气化作用的机体，人的生长壮老已，健康与疾病，皆因于气。气一元论认为气是万物之始，非此气则万物不足以长养，非此气则人不足以生存。气之为用，无所不至，古人曰："一息不运则机缄穷，一毫不续则霄壤判。"气有不调之处，即病本所在之处，故曰："百病皆生于气。"张景岳说："行医不识气，治病从何据。"治病贵在调气。调气之法甚多，如结者散之，郁者达之，闭者开之，陷者举之，高者抑之，浮越者镇坠之，脱者固之，散者收之，虚者补之，热者寒之，寒者热之等，可以说八法皆调气。正如张景岳所说："夫所谓调者，调其不调之谓也。"总结历代医家对痛经病因、病机的认识，皆突出了虚、实二因。实，气血运行不畅，气滞血瘀，多由情志抑郁，肝气不舒，肝郁气滞，血行不畅，冲任胞络瘀阻，不通则痛。正如张山雷在《沈氏女科辑要笺正》所说："经前腹痛，无非厥阴气滞，络脉不疏。"虚，气血不荣，气虚不能生血，或气虚运血无力，滞而作痛。然一虚一实皆由气所引，因此，在痛经的治疗中，调气为主要的指导思想和重要环节。

根据痛经的病因、病机不同，杨在纲教授的治法也不同，但都突出调气在治疗中的重要性。从下面临床分型论治可见一斑：

寒凝血瘀型，经期过食生冷，冒雨受寒，或涉水游泳，寒邪客于胞宫，血为寒凝，瘀滞作痛。《傅青主女科》所说："妇人冲任之脉，居于下焦，最恶寒湿。"其治法为温经理气，散寒除湿，化瘀止痛，气行则血行。方用温经汤加减。方中当归、白芍、川芎调血，吴茱萸、桂枝温其血分之气而行其瘀；人参、甘草益气健脾，以资生化之源，阳生阴长，气旺血充；半夏、生姜辛开散结，通降胃气，同时生姜又能温胃气以助生化。诸药合用，共奏温经散寒、养血祛瘀之功。

阳虚寒凝型，机体阳气不足，其功能减退，失于温煦，阳不制阴，阴邪相对亢盛，则有阳虚则寒，寒则气血运行缓慢甚至不畅，瘀滞不通则痛。其治法为温阳理气，温补阳气以驱除体内之寒邪，推动血液运行。方用当归四逆汤等。方中当归补血活血，芍药辅之而养营气；桂枝、细辛辛温，散寒温通阳气；大枣、甘草性甘，益气和中，补其不足；通草性淡，通经脉，畅血行。诸药合用，共奏温阳散寒、养血通脉之功。

气滞肝瘀型，情志郁结，肝气不舒则肝失疏泄，导致气机郁滞，气血互结，血运不畅而冲任胞脉瘀阻而发生痛经。其治法为理气舒肝法，活血化瘀，肝为刚脏，易升易动，善郁善滞，而肝又为气血升降之枢，肝主疏泄功能正常，气血才能调畅。方用少腹逐瘀汤加减。方中当归、赤芍、川芎活血祛瘀止痛；小茴香、干姜、肉桂温里祛寒止痛；蒲黄、五灵脂、没药活血散瘀止痛；延胡索行气活血。诸药合用，共奏养血疏肝、理气祛瘀之功。

气滞血凝型，血之凝滞为瘀，必先由于气滞。气机郁滞不畅，导致机体局部或全身气机不畅或阻滞，而气与血在病理上相互影响，气滞则血行不利，血行迟缓，进而引起血瘀。其治法为理气活血，化瘀止痛。《血证论·阴阳水火气血论》说："运血者，即是气。"因此，气机调畅，气行则血行，通过推动气的运行来行血活血以去瘀。方用膈下逐瘀汤。方中当归、川芎、芍药养血活血理气；桃仁、红花、牡丹皮活血化瘀；五灵脂化瘀止痛；香附疏肝解郁行气；枳壳行气导滞；延胡索、乌药行气止痛；甘草和中缓急。诸药合用，共奏行气活血、祛瘀止痛之功。

气血两虚型，素体虚弱而气血不足，或大病久病之后，气血俱虚，经后血海空虚，胞脉失于濡养，或气虚运血无力，滞而作痛。其治法为益气养血，调经止痛。气得充盛则化生血液的功能增强，血海充足，经血有源。方用黄芪建中汤加减。方中黄芪、党参、桂枝补气温中，通经止痛；当归、白芍、饴糖养血和中，缓急止痛；炙甘草、生姜、大枣健脾胃以生气血。诸药合用，共奏补气养血、和中止痛之功。

上述痛经的几种证型，病情虽有不同，但治法唯一，皆为调气。痛经的本质在于血，而关键则是气。气为血之帅，血为气之母，血病调气，在痛经的治疗中具有重要的作用。《质疑录》云："血虚亦须补气，以气有生血之功。"《人身通考》云："调经尤须养气，气得其养则能运。"气与血在生理上互根互用，在病理上相互影响的关系，最终决定了调气法在痛经的治疗中有着不可替代的作用。

5．对胃脘痛的认识

杨在纲教授临床工作中所诊治的胃病患者，基本按胃脘痛立论，其实无论消化性溃疡、胃肠恶性病变还是消化道炎症，其主证就是胃脘痛。而对于胃脘痛的治疗，其根本方法就是调理中气。脾胃之气又称中气，是对脾胃生理功能的高度概括。脾与胃纳运结合、升降相因、燥湿相济，共同完成食物的消化、吸收和输布，为机体的生命活动提供精微物质，因而被称为后天之本、气血生化之源。若脾胃亏虚，或实邪结聚于脾胃，或寒热错杂于中焦，均可导致中气变动，而致胃脘疼痛。中气变动所致胃脘痛，如《冯氏锦囊秘录》云："夫中者，上下四旁之枢机。若中脘之气健旺有余，则驱下脘之气于大小肠，从前后二阴而出。惟其不足，则无力运之下行，反受下脘之浊气，以致胃中清浊混乱，为痛为胀之所由也。中气实则空，空则上通下达；中气虚则实，实则痰凝气滞。"脾升胃降是中焦气机运动的基本形式，中气实是维持中焦气机调畅的根本保证。中气一虚，则升降即因之失调，清气不升，浊气不降，气机为之郁滞不畅，若复因六淫、饮食、情志、劳逸过度重伤脾胃，中气升降更为不利，气滞、痰湿、食积、瘀血阻滞中焦，不通则痛，导致胃脘痛发生；若虚损日久，损及阴血，不荣亦痛。清代张必禄《医方辨难大成》谓："中气宜温不宜寒，中气宜盈不宜亏。盖中气既温，则妙其熔铸之能，而饮食无停蓄不化之为患；中气既盈，则神其赞化之盛，而津液无枯燥为殃之足虑。否则中气致馁于平昔，外邪客乘于一旦，势必变证卒生，痛苦立见。"如人病外感，证见心痛。外邪屈抑其中气，使气无由宣发于肢体，外感阻滞其中气，使气无由舒布于脏腑，且外邪遏闭其中气，使气无由交通于肌肤，是以腹见为痛，合值心际。《吴医汇讲》谓："治脾胃之法，莫精于升降"，《周氏医学丛书》指出："升降出入者，天地之体用，万物之橐龠，百病之纲领，生死之枢机。"在人体脏腑生理中，中焦为升降之枢，肝木为升降发始之根，脾为湿土，其性黏滞，易于板结，其升发依赖于肝木春升之气。如东垣所说："胆者少阳春升之气，春气升则万化安，故胆气春升，则余脏从之。"肝主疏泄，调畅气机，有助于脾胃之气的升降，促进脾胃的运化功能；一旦肝失疏泄，则常常克犯脾胃，引起相应病证。肺主一身之气，可治理、协调全身气机，故肺气不利亦多兼他脏病变，而他脏之病，也可通过调肺而治之。如《温热论》谓："其有外邪不解，里先结者，或邪郁未伸，或素属中冷者，虽有脘中痞闷，宜从开泄，宣通气滞以达归于肺。如近俗之杏、蔻、橘、桔等，是轻苦微辛，具流动之品可耳。"对此，陈光淞注曰："脘中痞痛，系湿阻气分、中焦失运所致，故宜从事开泄。以杏、蔻、橘、桔轻苦微辛之品，宣通气滞必达归于肺者，以肺主一身之气，气化则湿亦化也。"从调理肺气入手治疗中焦病证，也是在天人相应、五脏一体的基础上对整体气机的调节。

故而杨在纲教授认为胃脘痛原因虽众，总不外乎虚、实两端，皆因气之变动。虚者，不荣则痛，其治勿论益气、养血、滋阴、温阳，都为气之荣；实者，不通则痛，其治勿论祛寒、清热、消导、化痰、活血化瘀、理气行滞，总为气之通。治病贵在调气，正如张景岳所说："夫所谓调者，调其不调之谓也，如邪气在表，散即调也；邪气在里，行即调也；实邪壅滞，泻即调也；虚赢困惫，补即调也。"

据此杨在纲教授提出，从天人相应的整体观念出发，从气一元论角度把握胃脘痛辨证论治，可以在更大范围内鸟瞰全局。胃脘痛病位在胃脘，多缘中气变动，故对其调治当首重中气，以扶偏救逆、通调气机为主，同时兼顾其他脏腑。具体包括以下诸法：

① **益气温阳调中法**：或因素体虚弱，禀赋不足，复加后天失调，或饥饱失常，或劳倦太过，使中气亏虚，影响脾胃受纳、运化功能；或过食寒凉生冷，或过用、久用寒凉药物，或吐泻太过，损伤脾胃阳气，以致中阳不振，气虚失运，寒自内生。临床症见胃脘隐隐作痛，喜暖喜按，纳差，神疲乏力，手足欠温，大便溏薄，舌质淡，脉细弱。此外，胃脘痛之大痛、久痛因于命门火衰、火不温土所致者，当补火益土，以辛热散之，复其阳气助脾胃纳运，使中气温和、气机调畅。益气温阳调中可使中气和煦、恢复正常的气机。本法的主要代表方为黄芪建中汤、附子理中丸。

② **养阴益胃调中法**：胃阴亏虚而致胃脘痛者，以中老年之瘦弱体型者较为多见。盖由胃阴亏虚，中气之阴阳失去平衡，不荣则痛。临床症见胃痛隐隐，灼热心烦，口燥咽干，消瘦乏力，纳少便干，舌红少苔，脉弦细数。治宜养阴益胃。具体用药，如叶天士认为的那样，宜用甘药以养胃之阴，当以甘凉柔润为主。方用加减益胃汤化裁。

③ **辛开苦降调中法**：寒热之邪错杂于中，中气失却斡旋之力，枢纽废弛，以致脾胃升降失常，中气为之变动，亦常见胃脘痛。临床症见心下痞塞不适或伴有恶心欲吐，胃脘部有灼热感，肠鸣作泄，舌苔黄腻，脉弦数。治以寒热之药配伍调和阴阳，用

辛开苦降之法调其升降。方用半夏泻心汤，以奏辛开苦降、温补之能，和解中焦寒热之弊，通利升降之气往来之道，寒热并施，补泻兼顾，以使中气调和。

④ **运脾导滞调中法**：《素问·痹论》曰："饮食自倍，肠胃乃伤。"胃脘痛可因饮食失宜所致，多为素体脾胃虚弱，复因暴饮暴食或过食油腻、生冷之物遏伤中气，导致水谷不化，滞留胃府，气机阻滞，而致胃脘当心而痛。临床多表现为胸脘胀满疼痛，不可近按，嗳腐吞酸，不欲饮食，或呕吐不消化食物，吐后痛减，大便不畅，矢气恶臭，舌苔厚腻，脉弦而滑。治疗当运脾导滞以疏通气机，消食导滞治其标，健脾益气顾其本。方用保和丸化裁。

⑤ **祛痰理气调中法**：胃为水谷之海，多气多血，多津多液，在致病因素作用下，易停留凝聚而致阻滞。久病之胃脘痛患者，常因聚集之痰浊、瘀血阻塞气道，妨碍升降，中气为之阻遏难展，气机不畅，不通则痛。根据痰之寒热及兼杂，常以二陈汤、小陷胸汤合温胆汤等燥湿化痰、宽中理气，或清热化痰、理气止痛；兼杂以瘀血者，常合用活血化瘀之法，以气行痰消瘀散、中气升降正常为目的。

⑥ **健脾除湿调中法**：湿为重浊之邪，其侵袭人体为病多易致中气抑屈、滞而不行，发为疼痛。治疗以健脾除湿、理气和胃调中为法。其代表方为平胃散。因外感风寒而内伤湿滞者，用藿香正气散加减，以芳香化湿、泄浊辟秽、理气和中，兼以祛邪解表、发散风寒，使中气无所抑屈，宣发畅达，舒布内外，胃脘痛自愈。

⑦ **温胃散寒调中法**：寒邪犯胃或过食生冷之物，易致寒积于中。寒性凝滞而收引，中气为之涩滞不展，而致胃脘痛。临床多见其痛暴作，痛势较剧，喜暖畏寒，得温痛减，口不渴，喜热饮，泛吐涎沫，苔白，脉弦紧。治宜散寒温胃，方用良附丸合香苏饮化裁。

⑧ **清热和胃调中法**：胃脘痛之属于火热所致者，多因热邪犯

胃，或长期饮酒、过食辛热、情志郁怒，以致中气被火热之邪壅遏，升降失其所宜导致。临床多表现为胃脘热痛急迫，进食则疼痛加剧，烧心、泛酸，或口苦，喜冷饮，心烦，小便黄，大便秘结，舌红苔黄，脉弦数或滑数。治当通腑泄热和胃为主，方用三黄泻心汤合芍药甘草汤。若湿邪与热邪互结蕴积于中焦，而症见胃脘部灼热闷痛，口苦，口臭，恶心呕吐，吐酸，口干不欲饮，小便黄，大便不爽，舌质红，苔白腻或黄腻，脉滑数或弦滑者，宜清化湿热，理气和中，方用连朴饮化裁。上述二证均见热证，而用药皆以苦寒之品参以灵动气机之药，以使中气流行，火热之邪易于消散。

⑨ **疏肝和胃调中法**：主要是由于精神紧张、情志不遂等原因，而致肝木春升之气不足，而致肝气郁结难散，木不疏土，而致中气郁滞于内，不得宣展。临床常见上腹胀痛，或疼痛窜及两胁，嗳气频作，胸脘满闷，排便不畅，舌淡红，苔薄白，脉弦。治宜疏肝和胃调中，方用柴胡疏肝散化裁。

⑩ **清肝泄热调中法**：多由肝火犯胃，肝胃郁热所致。临床常见脘胀胁痛，嘈杂似饥，时有烧灼感，口干苦，面赤，烦躁易怒，嗳气吞酸，大便偏干，溲黄，苔黄质红，脉弦数。以丹栀逍遥散合佐金丸化裁。

⑪ **宣达肺气调中法**：肺居上焦，主一身之气，主宣发肃降。宣降正常，治节有力，则中气升降有序，因此宣降肺气也是调升降、运枢机的重要方面。临床多见肺气不得宣降而致脾胃气机郁滞，中焦气滞又可产生影响肺气宣降的肺、脾、胃共病之证。其治疗用药，叶天士在《温热论》中说："其有外邪不解，里先结者，或邪郁未伸，或素属中冷者，虽有脘中痞闷，宜从开泄，宣通气滞以达归于肺。如近俗之杏、蔻、橘、桔等，是轻苦微辛，具流动之品可耳。"对文献进行分析，胃脘痛之从肺调治者，以杏仁、桔梗、百合、贝母、炙紫菀、枇杷叶、紫苏为常用。

⑫ **调和气血以助中气法**：《灵枢·决气》篇记载："黄帝曰：余闻人有精、气、津、液、血、脉，余以为一气耳，今乃

辨为六名。"可知人本源于气，精、气、津、液、血、脉均为气之所化。鉴于气血的密切关系及对人体的重要作用，《素问·调经论》又指出："人之所有者，血与气耳。"气血平正和畅是维持正常生理的基本条件。胃脘痛患者虽以气机悖逆、失其所常为主，但多兼有血分为病，故活血化瘀法亦为之常用。《临证指南医案》指出："初病在气，久必入血。"《类证治裁》亦提出："久痛则血络亦痹，必辛通以和营。"胃脘痛由瘀血为患，其形成亦多与中气有关。如中气虚，无力推动血行，血必因之而发生瘀阻；若气虚及阳，内寒中生，寒凝脉络，脉络拘急，易致寒凝血瘀，故素体阳虚者多于寒冷季节为病；若脾胃阴虚，则易生内热，煎熬津液，以致血热、血瘀。此外，痰浊、水饮等实邪为病，亦可影响中气，使气机失宣，阻于血络，血滞成瘀。亦有因于他脏病变影响中气，导致血瘀者，多与肝气有关，如常见之气滞血瘀等。瘀血原因众多，治法各异，而调其气是为根本。气虚血瘀者，以补中益气汤化裁；阳虚血瘀者，常以黄芪建中汤化裁；阴虚血瘀者，常以益胃汤加味；气滞血瘀者，常以柴胡疏肝散化裁。而活血化瘀药物的选择，亦应分清病情轻重、病程长短。初病病较轻者，常用乌药、郁金等辛散理气活血之品治之，或用当归、丹参、三七以辛润活血祛瘀；痛久病重者，则可用九香虫、炮山甲等虫类搜络。常用方药，亦多用失笑散、金铃子散、活络效灵丹等。此外，由于中气变动而致血瘀为病，因中气之阴阳有所偏盛，故活血化瘀药物的性味亦当有所斟酌。从病机而论，胃脘痛以中虚、气滞为其根本。因于虚者，可因中土虚弱、升降失常，而产生气滞、痰湿、停饮、血瘀、火热、阳虚、阴虚诸证；因于滞者，又可变化而产生痰、湿、瘀、热、虚诸证，可以用中气变动以概之。其脏腑功能失常者，多为肝肺之气逆乱，而病及中气。故调理中气当分中气之内与中气之外。中气之内，即调理脾胃之气，使之阴阳平衡、气机趋于正常；中气之外，即疏肝达肺，以使肝肺气机宣通、气化舒展，而中气畅达。从天人相应、脏腑相关的观点来看，疏肝达肺调中法亦为中气之充沛通达而设，以使中气调和。气与血关系密切，活血化瘀法的应用，亦并非独立于调和中气、疏肝理肺诸法之外，而是与上述诸法相联系，交叉应用的。杨在纲教授时常告诫我们，气是世界的本原，是构成人体和维持人体生命活动的基本物质。在胃脘痛的证治中，基于天人相应、五脏一体来认识脏腑功能，并从气一元论的观点对疾病进行调理，正体现了祖国医学整体观念、辨证论治的基本思想，有利于我们从本质上认识中医治疗疾病的机理。

6. 肺脾同治

杨在纲教授历来重视调气，认为气一元论是中医的核心所在。古人认为宇宙万物都来源于物质性本原，万物都是由气构成的，气充塞于宇宙。气一元论是中国传统文化的思想核心，它体现了整体和谐的思想、有机论的思想、演化发展的思想、相反相成的思想，对于中国各类传统学科都有着深刻的指导意义，是中国古代基本的自然观。在中医药学里，气的理论占有十分重要的地位，它普遍存在于中医药学各个领域，阐释着医学世界的基本规律，中医治疗疾病立足于天人一体的整体观，视精、气、神为一体，以调气为大法，张景岳曰："盖气有不调之处，即病本所在之处也。"临床中杨在纲教授注重肺脾同治，现就气一元论的观点来探讨肺脾同治的精髓所在。

在结构上：肺主皮毛，脾主肌肉，皮肉相连，合为肌腠，以护人体。在经络上：肺脾同属太阴，同气相求。表现在生理上：肺脾相生，脾胃属土，肺属金，土能生金。如《血证论》所说："土之生金，全在津液以滋之。"肺的主要功能是主气，气乃人身赖以维持生命活动的重要物质。肺所主之气，来源有二：一是由口鼻所吸入的大自然之气，一是饮食水谷的精气。水谷之精气，全赖脾胃所化生，转输上注于肺。正如《医碥》所云："饮食入胃，脾为运行其精英之气，虽曰周布诸脏，实先上输于肺，肺先受其益，是为脾土生肺金，肺受脾之益，则气愈旺，化水下降，泽及百体。"脾乃元气之本，赖谷气以生，肺为气化之源，实寄养于脾就是此意，即所谓"肺为摄气之篱，脾为元气之母"。故肺脾共为后天之本。脾为肺之母，肺为脾之子，而脾胃之纳运，也赖肺之宣发肃降。《素问·经脉别论》所云："饮入于胃，游溢精气，上输于脾，脾气散精，上归于肺，通调水道，下输膀胱。"即说明了脾肺在生理上的这种内在联系。饮食入胃以后，水谷精微游溢于脾，脾又将其上输于肺，肺脏行宣降之能、气化之职，清者上行，浊者下行，散布全身，营养脏腑，此皆为肺脾的升降之功，以肺气布散，脾气渗利，胃气蒸化，发挥治理调节全身的功能并使水道通调，而使水湿不至于停滞潴留。也就是说，脾的运化功能，是与肺气的宣降分不开的。正因为有上述生理联系，故在病理上亦相互影响。肺病可以传脾，表现为："子盗母气，肺气虚损则母来相救，终致脾气虚弱而不守。"肺气壅滞，闭而不通，可致脾气受阻。肺气在上不降，则脾气在下难升，上下失于交通，可使土气壅实。肺失治节，水道失调，水湿滞留，因而脾土受困于中。总之，肺病及脾，其病机重在气的生化与运行，以及水液代谢失常两方面，故当病变表现在气化方面时，即便是子盗母气，治疗上也当以补脾为主，旨在资其生化之源；当病变表现在气之运行与水液代谢方面时，治疗上或以宣肺，或以运脾，或两脏同治，上焦得以宣发，中焦得以温运，气行津布，水饮自消，痰湿自化。另一方面，脾病亦可及肺，此乃母病及子，表现为：若脾气受损，常可导致肺气不足。脾失健运，津液代谢障碍，水液停滞，则聚而生痰成饮，多影响肺的宣发和肃降，出现喘咳痰多等症。

现代研究表明，慢性支气管哮喘患者有较高的食管形态学病变的检出率（63.16%）和食管反流率（65.15%），同时伴有食管括约肌静止压降低的倾向。从而提示对一些原因不明的顽固性哮喘患者进行食管检查，可能为探明哮喘的发病病因、寻求新的治疗方法提供途径。另有研究表明，慢性阻塞性肺病（简称慢阻肺），是一种重要的慢性呼吸系统常见病，患病人数多，病死率高，是目前世界上第 4 位主要死亡原因。患者有明显的胃肠道功能异常。而在对胃溃疡患者的研究中也发现，胃病患者的肺活量、1 分钟呼吸量，无论吸烟与否均较无胃病者低，说明胃病日久可导致肺功能受损，故在治疗上可以补益肺气，充实卫气，以增加机体免疫球蛋白含量，增强网状内皮系统的吞噬功能，提高淋巴细胞的转化率和机体的免疫防御功能。故不少医家在临床中明确提出肺系疾病可从脾论治的观点，并取得了良好的疗效。《医方集解·补养之剂第一》所云"脾者，万物之母也，肺者，气之母也，脾胃一虚，肺气先绝。脾不健运，故饮食少思；饮食减少，则营卫无所资养。脾主肌肉，故体瘦面黄，肺主皮毛，故皮聚毛落；脾肺皆虚，故脉来细软也。"即脾胃虚的时候，首先影响到肺。在治疗上，李东垣用升阳益胃汤，方中柴胡、防风、羌活、独活及二陈汤升阳燥湿和胃，同时又用人参、黄芪、白术、甘草健脾补肺，为土湿内盛而脾肺两虚者，独辟一治疗方法。肺气不足也大多与脾有关，如较易发生感冒者，认为较易感冒是由于肺和脾气不足，脾不能益气则肺气虚，肺气虚则卫气不足，常用玉屏风散加味治疗。玉屏风散是固补卫气、预防感冒的方剂，其义即是补脾肺。正如《杂病源流犀烛·卷十二》所说："肺主气，脾生气，故伤风虽肺病，而亦有关于脾。脾虚则肌肉不充，肺虚则六府不闭，皆风邪之所由以入也。"此即"虚羸困惫，补即调也。"培土生金法即通过健脾补气以补益肺气的方法，主要用于肺气虚弱之证，若肺气虚，同时兼见脾运不健者，亦可应用。有学者运用培土生金综合疗法对慢阻肺稳定期患者生存质量进行了研究，发现培土生金综合治疗可以有效地改善慢阻肺稳定期患者的消化吸收功能，促进物质和能量代谢，改善营养状态；同时还可减轻咳、痰、喘等临床症状，从而提高患者的生存质量。痰饮虽不独伤于肺，而肺之变却常不离乎痰饮，如咳嗽、哮病、喘证及肺胀等肺脏疾病，不除痰饮则终无宁日。痰饮的生成与脾肺有密切的关系，故有"脾为生痰之源、肺为贮痰之器"之说，在某些情况下，肺也可为生痰之源。在临床上以健脾和胃、宣肺去痰为主，而根据气一元论的观点，肺为气之本，所以要使痰消，理气十分重要，正如杨仁斋《仁斋直指方》所说："疗痰之法，理气为上，和胃次之，"而理气又重在宣降肺气，使肺降脾升，气顺则津液宣散，而痰消饮化，即所谓"调不调之处"。

又如情志致病，通常所云悲忧伤肺，思虑伤脾。然思虑与忧郁相近，均有脏腑精气不足的内在因素及情绪低落的特征。临床上发现由于肺叶不举、宣肃失调导致全身气机升降失常，往往首先影响脾气升清而出现脾失健运的症状，如纳呆、大便失调等症状，故忧伤肺又伤脾。正如《杂病源流犀烛·卷六》所云："忧者，肺与脾病也。……肺与脾同称太阴，同行气以给众脏，肺既成忧病，则闭结不解，气固于内而气不通，气不通，则大小便闭而伤脾，故忧又为脾病。"所以在治疗上肺脾同治，调理气机。以上从生理上、病理上探讨了肺和脾的关系，两者在生理上密不可分，在病理上互相影响，肺病可传脾，同样，脾病也可及肺，故治疗中应两者互为考虑，肺脾同治，以调理气机为主。

7. 阴虚夹痰的治疗

前人有云："痰饮之作，必由元气亏乏，及阴盛阳衰而起，以致津液凝滞，不能输布，留于胸中，水之清者悉变为浊，水积阴则为饮，饮凝阳则为痰。"（《临证指南医案》）痰饮病范围广泛，然其病机，多责之正气不足、脏腑失调，尤与肺、脾、肾功能失调有关，肺主通调水道下输膀胱，脾为胃行其津液以灌溉于全身内外，肾为水脏，主蒸腾气化，司开合行水。其中又以脾为中心，脾运失常，则肺不得濡，肺气不降，三焦决渎失常，气不得下交于肾，气化不行则水液停聚，久而成痰为饮。由于痰湿内盛泛溢，阻滞于舌，故除可见苔水滑厚腻之外，其舌质亦多淡白胖大而边有齿痕。舌色淡白，为虚为寒，舌体胖大则多因水湿痰饮阻滞，压迫日久则边见齿痕。舌质的这种典型变化，为临床诊治痰饮病重要依据之一，再结合舌苔特点，累验不差。然而疾病并非千篇一律，人体亦有差异。在痰饮内盛者中，临床亦见舌体不胖而反显瘦薄者，常令医者心存疑虑，甚至不得要领，延误病情者有之，辨证错误、病情恶化者亦有之，不可不辨。综合临床所见，杨在纲教授认为此类病机大致有以下两方面。

（1）阴血不足，兼有痰湿者

此类患者或为素体阴血不足，又患痰饮；或因久病痰饮、阴血受损而成。痰饮病机虽为前述，多因阳气不足所致，但另一方面，痰饮本来就是人体水液代谢失调，主要由气虚气滞、寒热失调引起，这必然直接影响人体正常津液的化生。而痰饮形成之后，停留体内，阻滞气机，反过来又会导致津液生化不足。更何况在痰饮病治疗中，多用辛散温燥之品，稍有不慎即会伤津耗液。因此，痰饮病患者（特别是久病者）常出现阴液不足之症也就不足为怪。古人曰"观舌本可验其阴阳虚实；审苔垢，即知其邪之寒热浅深。"（《医门棒喝》）此阴血之不足验于舌，则为舌体失养之瘦薄舌，色淡白者属气血不足，色红绛者多为阴液亏损；而其痰湿邪气内盛则验之于苔，当厚重水滑腻腐，各有特征。结合四诊见症不难确诊。比如杨在纲教授诊治的患者段某，女，63岁。1993年2月1日就诊。患者久咳，常因感冒而发。此次发病后经过治疗，感冒症状消失，见喘息干咳，痰少或无，咳痰不爽，咳引胸痛，鼻咽干燥，舌红瘦少津、苔黄腻，脉弦虚弱，或见结代。分析上述症候，其病机有两个方面：一为阴虚燥热，病在肺肾，同时又有痰浊内盛，痰气上逆。先以七味都气丸加减，药用生、熟地黄各9g，山茱萸9g，怀山药9g，丹皮9g，泽泻9g，五味子6g，麦门冬9g，沙参9g，橘红9g，甘草6g，秦艽10g，降香10g，3剂。用后上症减轻，又见鼻衄、心悸、脉浮弦，此温燥犯肺，用清燥救肺汤加减，药用桑叶9g，生石膏18g，党参9g，麻仁12g，麦门冬12g，杏仁9g，枇杷叶9g，全瓜蒌9g，川贝9g，阿胶9g，甘草6g，白茅根10g，朱茯神10g，3剂。2月8日来诊，燥热症减。但出现咳痰量多色白、泡沫状，痰鸣，咳痰不爽，咳引胸痛，呕恶食少，渴喜热饮，头昏耳鸣，口鼻咽干，鼻塞流涕，心悸，烦躁不宁，气短声低，大便溏泄，舌红少津、苔黄，脉濡滑。此以脾阳虚、痰湿内停为主，治以温阳健脾、化痰止咳，苓桂术甘汤合二陈汤加减，药用茯苓 12g，桂枝 9g，白术 9g，法半夏 9g，陈皮 9g，甘草 6g，党参 12g，厚朴 9g，怀山药 9g，杏仁 9g，冬瓜仁 9g，用 12 剂后诸证大减，痰量减少，苔由黄变白，脉细缓。

【按语】 患者年高体弱，久病咳喘，必致阳气亏虚，阴阳互根，日久必损阴液。加之痰饮本身乃津液代谢失常，其正常津液之生化必然受到影响。既病痰饮日久，每用温燥，又最易再耗阴液。另一方面，肺为娇脏，邪气易袭，肺气、肺津易损，因此出现肺肾阴虚，一感外邪则易成肺燥之证。但阳气不足终是痰饮之根本原因，正如《临证指南医案》所曰："若果真元育足，胃强脾健，则饮食不失其度，运行不停其机。何痰饮之有。"因此，阴津一旦有恢复之机，即显出脾虚痰湿之本象，张仲景所谓"病痰饮者当以温药和之"诚乃千古至理。该例继进 12 剂苓桂术甘汤合二陈汤加减方，温脾阳，化痰浊，病情大有起色，阴津亏少所致症候亦因阳气的恢复而逐渐消失，此乃水液代谢恢复正常，津液生化有源之故，所谓"阳生阴长"者也。此例病情较为复杂，阴阳同病寒热并见，临床切不可局限于一症之得失，而应从大处着眼，抓住左右疾病变化的中心病机，集中方药之力，以收全功。

（2）痰湿雍盛，阻滞舌窍者

此类患者痰湿内盛，亦因阳气不足而起，在一般情况下，痰湿水饮停滞舌体致舌质胖大，但若痰浊阻滞舌窍，舌体为之不充，则可见瘦薄。后者在总体上是阳气不足之痰饮为病，而舌体局部则为气血阴津不荣舌体所致，其原因非机体气血阴液之不足，乃痰湿水饮之阻滞。既然病机相同，其治法也一样，温化痰饮是其基本治法，若误补气血而滋阴液，无异助纣为虐，不可不慎。正如杨在纲教授所诊患者宋某，男，72 岁。1990 年 3 月

1日初诊。久咳不愈，症见咳嗽喘息，胸闷，痰多色黄黏稠，或为泡沫，咳痰不爽，形寒喜暖，自汗耳鸣，口咽干燥，渴喜热饮，鼻塞流涕，面色㿠白，心悸不宁，神疲乏力，便干，舌淡白瘦薄、苔白，脉浮数虚弱。患者年高，久病咳喘，易损肾阳，故见形寒喜暖、面色㿠白、自汗脉弱等症。由于阳虚不能化水，水饮上逆，凌心犯肺，则见心悸咳喘，痰多胸闷，虽见口燥、咽干、喜饮，但根据主症，仍用温肾纳气、化痰止咳之法，用痰饮丸加减治疗。方用附子6g，肉桂6g，干姜6g，莱菔子9g，白芥子6g，苏子9g，白术9g，菟丝子9g，五味子6g，首乌9g，沉香6g，甘草6g。服用10余剂之后，不只咳痰大减，气憋消失，形寒喜暖明显好转，而且痰色由黄变白，舌淡转佳，口干、咽燥及渴喜热饮、便干等症亦逐渐减轻。由此看来，这些症状亦是阳虚痰阻所致。正如章楠云："干燥者，阳气虚，不能化津上润也。"（《医门棒喝》）阳气亏虚，痰浊阻滞气机，津液输布失常，不得上承，加之虚阳上浮，从而出现口干喜饮、便干质黄、脉浮数虚弱等症。至于舌质瘦薄，舌色淡白，当为气血不足，但患者并无气血不足之候。若为阴液亏损，色当红绛，而且用温阳化痰之痰饮丸加减方后，不但使诸多症状得以改善，亦使舌色转佳，干燥症状减轻，由此可以推论，此瘦薄之舌象实因痰浊阻滞、气血运行不周所致，这更说明了临证四诊合参的重要性。所用方中，干姜、肉桂、附子温补脾肾、助阳化水；白术健脾燥湿；"三子"① 温化寒饮、下气平喘；用五味子敛阴滋阴，兼制上述药物辛散温燥之性；用首乌滋肝肾之阴；菟丝子补肾益精；再加沉香降气纳肾，加强平喘之力，使全方温而不燥，补而不滞，阴中求阳，阳生阴长，标本兼顾，收到较好效果。类似之证，前人不乏论述。我浏览医籍，见怀远所著《古今医彻》所载一案，曰："尝治二人，入水发热，湿气大胜，舌干无津，与平胃散加葛根

---

① 苏子、白芥子、莱服子。

饮之，舌遂生津。乃知脾胃受湿，则气不化，津无以生，用苍术以燥其湿，则气化而津生耳。"合卷长思，意犹未穷，对其所强调之"其尤要者，在兼脉与症，而察其虚实，施其补泻"之论，感触颇深，特录于此以告后学。

8．对失眠的认识

失眠是最常见的睡眠障碍。有关失眠的发病率，世界各国的统计结果不尽相同，美国约有 33%，日本为 7%，巴西为 40%，中国尚缺乏大样本的统计资料，有人估计为 15%～30%。依据最新的流行病学研究显示，美国有三分之一的成年人存在睡眠障碍，日本为 21%，加拿大为 17.8%，芬兰为 11.9%，法国为 19%。随着社会发展和疾病谱的变化，失眠已不再是单纯意义上的神经衰弱所致。它不仅与心理因素有关，而且与躯体、精神疾患和药物等因素有一定相关性。随着我国社会的巨大变革和发展，近年来其发病率日趋增高，已严重影响人们的生活、工作和身心健康。失眠的治疗也日益受到人们的关注和重视。

中医学对睡眠及失眠早有论述，历代医家多认为睡眠是心、肝、脾、肾等脏腑阴阳气血协调的结果，由于各种原因导致其平衡关系破坏而引起失眠。由于该病病因、病机复杂，因此有关中医药治疗失眠的内容非常丰富，临证论治涉及广泛。其理论更是涉及阴阳学说、营卫学说、神主学说、脑髓学说、魂魄学说等。诸家所言皆有理有据，其临床疗效也确切，然而由于各执一端，理法方药又多交叉繁杂，给理论学习以及临床应用带来了诸多不便。因此对于失眠产生的原因必须正本清源，使之更加便于学习和运用。杨在纲教授认为气血是人体生命活动的物质基础和功能概括，任何疾病的产生都是气血失常的结果，失眠概莫能外。

（1）失眠与气的关系

气对睡眠主要有两个作用：①气的充盛为心神活动提供物质基础及动力，保证睡眠活动的正常进行。气是活动性很强的精微物质，是构成人体和维持生命活动的最基本物质。气以升降出入的方式不断运动，激发和推动人体的各种生理活动。人身之有神，赖于气的充盛活力。睡眠由心神所主，故气盛之人，心神充沛，能很好地主司人体寤寐，使人白天精力充沛，夜晚睡眠深沉。而且中医认为魄与睡眠有关，魄属精神活动范畴，魄的活动反映神的生机。魄要有气血的滋养，主要是肺气的充养，魄藏于肺气中，肺气充沛，魄亦强健，睡眠活动正常。②气机的通畅是神气正常输布流行的保证。神气流行周身，表现在机体各脏腑、经络、组织功能活动中，而这些功能全赖气的升降出入运动的正常，如肝脾之气上升，肺胃之气下降，使肝、肺、脾、胃功能协调。气机通畅，各脏腑组织间功能才能协调，才能维持正常的生理活动，保证睡眠的正常。

　　人体的气，按气的组成、分布及功能来分，人体的气可分为多种，其中与睡眠最密切的莫过于营卫之气。营气源于水谷中精专柔和的部分，是脏腑、经络活动所必需的营养物质。卫气亦由水谷精气所化生，卫气循行与人体睡眠密切相关。当卫气行于体内时，人卧而眠；当卫气出于体表时，人便觉醒。故卫气循行有序，人体寤寐规律就正常。而卫气循行必须和营气协调，营阴行脉中以充养心神，卫阳行脉外以温养脏腑，内外相资，阴阳相贯，周流不息，才能保证人体睡眠的正常节律与质量。

　　百病生于气。气的衰少或气的运行不畅都会导致神的活动障碍，使脏腑组织功能失调而发生病变。气的病变主要从以下三方面影响睡眠：①阳气衰少，动力不足。若人之阳气衰少，推动、激发功能减弱，脏腑组织活动衰退，心神不能很好地调控睡眠，就会产生睡眠障碍，如明·戴思恭提出的"年高人阳衰不寐"（《证治要诀·不寐》）。②气虚失养，神衰失用。这主要是针对营卫之气而言，若营卫气少，五脏失养，神失所养则出现睡眠障碍，此即明·张景岳所说"无邪而不寐者，必营气之不足也。"其次，肺气若不足，魄神失养，魄无所附，不仅有鼻塞、少气、自汗等肺气虚的表现，还会出现失眠、噩梦等魂不守舍的症状。③气机不调，神运失常。若情志不遂，如过悲、过怒、过思、过惊恐等使气消、气上、气结、气下、气乱等气机不畅，或痰饮、瘀血、食积等实邪阻碍，使气滞不通、神气活动阻滞。一方面表现为脏腑经络功能失调，睡眠节律紊乱，人则睡眠失常；另一方面，表现为营卫不和，卫气循行失度，或行于阳分时间过长产生失眠。因此，临床对营卫之气不和、心神失用的睡眠疾病，有"调其营卫"之治法，即是例证。

（2）失眠与血的关系

血是人体活动的主要物质基础，具有濡养脏腑组织的作用。血对睡眠活动主要有两方面作用：①寓神、养神。神寓于血，并养于血，血盛则神旺，血虚则神怯，血尽则神亡。且血属阴，具宁静之性，可安养魂魄，以助睡眠之安宁。心主血而藏神，肝藏血而舍魂，故血与心、肝两脏关系尤为密切。心血、肝血为神魂活动之基。②血气和睦，神气乃安。神寓于血，血行畅达，神亦随之周流全身，每一脏腑经络、筋肉皮毛皆得血养而各尽其职，则人得神而安。因此，血行顺畅，血气和利，是神气安和的保证。综上所述，血液以其丰富的营养成分为神的活动提供物质基础，并能寓神于内，神随血液畅流全身，以保证机体生理活动的正常进行。

血之为病，对人的睡眠而言，主要有两方面影响：①血液亏乏，神失濡养。若血气衰少，则形体不健，脉道不充，神怯不安，可出现心悸、失眠、多梦等神志不宁的病症。其中若肝血不足亦可使魂不得涵养，魂无所依而不守其舍，使人卧寐不宁，梦境纷纭。②血气失和，神气不宁。血热、血寒、气滞、血瘀等因素皆可使血气失和，血行不畅，阻滞神气流行，扰乱神气的宁静。若血分有热，失去静谧之性，不仅扰乱心神，还使魂魄不宁，应静而不静，动荡不安，使人精神活动处于亢奋状态，睡眠的正常周期被打破，出现起卧不安、烦躁失眠、梦多易醒、梦游等病症。甚者，热毒燔灼血分，更有神昏谵语、昏睡等睡眠障碍的表现。若血寒、血热引起血脉不利，或气虚、气滞使血行不畅，则寓于血的神气活动亦随之不利，不仅有瘀血的各种表现，还会有精神症状和睡眠障碍。例如血瘀于心，心脉痹阻，心神不宁，则产生心悸、怔忡易惊、胸痛、睡眠不安，再如血瘀于头，脑气不接，气血不能上荣，元神失养，则表现为头痛、健忘、失眠、多梦，甚者癫狂不寐。瘀血日久，又成为新的致病因素，加重血热或气滞之证，或变生他病，最终都会使气血不利、神气不宁，影响睡眠。

气血是人体最宝贵的物质，气与血密不可分，气属阳，血属阴。气能生血，气能行血，气能充血；血能化气，血能藏气，血能载气。气不得血，则血无依附，气布以血为根；血不得气，则血不得流通，血行以气为帅。气血冲和，阴阳协调，则人健康。故无论气病还是血病，最终都会形成气血失和，阴阳失调，神失其常，使人体生理功能紊乱，产生睡眠障碍，因此调理气血就是治疗失眠的根本方法。

9. 温热病火郁发之

临证之余，杨在纲教授也常常与我们讨论中医经典中的一些理论问题，比如对于"火郁发之"的理解，就很有新意。现将讨论总结成文，以供大家参考。

"火郁发之"语出《素问·六元正纪大论》，经曰："木郁达之，火郁发之，土郁夺之，金郁泄之，水郁折之，然调其气。"论中之郁指五运六气导致五脏郁发的病证。"发"字可做以下解释：王冰、马漪认为是采取汗法，如王冰所谓"发谓汗之，令其疏散也"，使郁于肌表之风寒之邪因汗而解，从《伤寒论》中的太阳病阐释其旨。后世医家张介宾在《类经》中对此注曰："发，发越也，凡火郁之病，为阳为热之属也……凡火所居，其有结聚敛伏者，不宜蔽遏，故当因其势而解之，散之，升之，扬之，开其窗，如揭其被，皆谓之发。"至于《赤水玄珠》中谓"夫郁者，结滞而不通畅之谓，当升而不能升，当降而不得降，当变化而不得变化，所以为郁"，则认为无形之火被有形之邪所碍，不能正常发散泻越，使人体气机升降出入失其所宜，均可以"发"为原则，采取适当的方法使热邪透解，气机恢复正常。受先贤论述之启迪，我们认为"火郁发之"对温病证治有重要的指导作用，现就"火郁发之"在温病卫气营血各阶段证治中的指导意义做一阐述。

（1）卫分证治

叶天士谓温邪上受，首先犯肺，肺主气属卫，其合皮毛，卫气有温分肉、充皮肤、肥腠理、司开阖的作用。温邪犯肺，其气膹郁，连及于肺而使卫气被郁、开阖失司，表现为发热、微恶风寒、脉浮数等卫分证候，此亦即吴鞠通所说"肺病先恶风寒者，肺主气，又主皮毛，肺病则气膹郁不得捍卫皮毛"（《温病条辨·原病篇》）。叶天士指出"在卫汗之可也，到气才可清气"，指出卫分证治应慎用寒凉，以免冰伏卫分之热或发生他变。治疗应宗"火郁发之"之旨，"以辛凉清散为主，热重者兼用甘寒清化"（《温热逢源》），用银翘散或桑菊饮等辛凉之剂以轻清宣泄上焦之风热，使营卫通畅、气机和调而出微汗。

（2）气分证治

气分证是温病中类型最多的证候，包括温病由表入里而又未入营动血的所有证候类型，以里热炽盛、但热不寒为其主要临床特点。由于气分范围包涵脏腑较多，故证候亦比较复杂，有邪热壅肺、阳明气分热盛、阳明热结胃肠、热郁胆腑、湿热困阻中焦等，因邪所犯脏腑不同而证候各异，但其病机主要是阳热亢盛，津液耗伤。因温热之邪病至气分，常挟痰、湿、滞等邪合而为病，故其治常兼以化痰、除湿、导滞之品以宣畅表里三焦之气机，使火热之邪孤而易于清解。虽气分病证常以清化为主，但因其多由卫分证发展而来，治疗应视卫分、气分证之多少而适当予以疏卫清气，若实为气分，亦不可一味重用寒凉之品，因寒则涩而不流，易致气机郁塞不宣而使三焦不能通畅，早用或过用寒凉而郁遏其邪，使邪无出路而郁闭于内，阻滞气机，反致病不能除。针对不同脏腑之气分病证，治疗亦各有特点，但总宜清而不闭、凉而不遏，以宣畅气机为要。

（3）营分证治

温邪深入营分，是温病发展的较重阶段。营分证除具有邪热入营、劫伤营阴、扰乱心神的特点外，还兼有气机不畅。王孟英在《温热经纬·叶香岩外感温热篇》中注云"病虽在血（营），治宜清气为先，气得展布，热象必露"，陈光淞注"急急透疹为要"指出"按营分发热……透疹之法，不外凉血清热，甚者下之，所谓炀灶减薪，去其壅塞，则光焰自透"，均指出营分证多奎多郁，宣展气机是清营热的关键。故治疗宜清营养阴、透热转气。清营养阴为营分证的治疗常规，而透热转气法的应用，则主要是因为涉及不同脏腑，气分病证繁多，邪之入营来路不一，故治疗应兼以清气之法使气热清而邪有出路，此亦"火郁发之"之旨在营分证治中的具体体现。如从风热入营者，用犀角、竹叶之属；从湿热入营者，用犀角、花露之品，因从风热入营者为风热之邪阻滞了气机，使营热不能外达，故用竹叶清风热而宣郁，以舒畅气机；湿热入营者则用花露芳香化湿清热解郁，疏通气机而使营热外达。若兼烦躁大便不通者，则加金汁，老年或平素有寒者，以人中黄代替金汁以清泄热毒，宣畅气机，导营热外出；或如热陷心包之轻证，膻中微闭，舌绛而鲜泽，以石菖蒲、郁金开热痰的阻闭；其重证则用清宫汤送服"三宝"[1]，咸寒清心、芳香走窜而辟浊开窍。其他则如热邪入营兼有湿阻、食滞，过用寒凉、温补、滋腻等都可导致气机不畅，治宜清营养阴中适当加入相应疏通气机之品，以开营热外达之路。

（4）毒血分证治

血分证候主要特点是温热邪气消耗或鼓动血液，导致阴液损伤或出血。因火热之邪深入血分易于煎灼阴血，"邪在血分恒多胶滞"（《温疫论·发斑战汗合论》），叶天士早就指出"入血就恐耗血动血，直须凉血散血"，治疗应在凉血、止血、化瘀基础上予以宣畅气机，使血分瘀热得以疏散。如犀角地黄汤之治疗血热动血，吴鞠通分析本方药物认为"地黄去积聚而补阴""丹

---

[1]　安宫牛黄丸、紫雪丹、至宝丹。

皮可泻血中伏火"，何廉臣对血分之热主张"清其血热，灵其气机，使无形者令其转旋，有形者令其流畅"，用疏利气机之品使血分之热得以开发而不致壅遏难解。其他诸如血热蓄血（用桃仁承气汤治之）、卫血同病（用犀角地黄汤加银翘散治之）、邪伏阴分之热（用青蒿鳖甲汤治之）皆是以凉血清热养阴之方佐以疏利开达之品治之，以使血分瘀热开发易于消散，从而恢复气机之条达。综上所述，用"火郁发之"指导温病治疗，其已不单指用辛散之法以解表之邪，而是指可灵动气机、以助火热之邪消散的方法，均属于"火郁发之"的范畴。从本质上看，"火郁发之"当与"热者寒之"一样，是治疗火热病证的重要法则。吴又可在《温疫论·服寒剂反热》中指出："百病发热，皆由于壅郁，然火郁而又根于气，气尝灵而火不灵，火不能自运，赖气为之运，所以气升火亦升，气降火亦降，气行火亦行，气若阻滞，而火屈曲，惟是屈曲，热斯发矣，是气为火之舟楫也"。在温病治疗的不同阶段，虽有疏卫、清气、清营、凉血之不同，但治疗均以恢复正常的气机和调，开发清解火热之邪为目标。宗"火郁发之"之旨，在卫宜轻清疏散，在气不宜用药过于寒凉，入营宜透热转气，入血宜疏利开发，根据温病发展不同阶段、侵及脏腑和所兼之邪，予以相应药物进行治疗。

10. 温热病述要

叶天士为清代最杰出的医家之一。其门人所撰《临证指南医案》可说是叶天士学术思想和临床经验的真实记录。该书内容广泛，涉及临床各科，然而在辨证论治上又一脉相承，取古人意而不泥古人法，其成就除了创立温病学说，建立卫气营血辨证论治体系外，在养胃阴，平肝熄风，久病治络，调补奇经，以及因人、因时、因地制宜方面都有其独特的创见，可以说是中国医学史上继承而不泥古、创新而不离宗之第一人。杨在纲教授平素推崇叶天士，现整理其在中医辨证论治的基本原则应用方面对叶天士的认识。

（1）宗传统，重视辨证

明八纲，抓主症，条分缕析。叶天士在李东垣脾胃学说的基础上，提出胃阴学说，立论清新，案例精妙，使脾胃学说更趋于全面，完善了中医脏腑辨证的内容，亦为后人的研究拓宽了思路，奠定了良好的基础。《临证指南医案·卷三脾胃》华按云："今观叶氏之书，始知脾胃当分析而论。盖胃属戊土，脾属己土，戊阳己阴，阴阳之性有别也。脏宜藏，腑宜通，脏腑之体用各殊也。若脾阳不足，胃有寒湿，一脏一腑，皆宜于温燥升运者，自当恪遵东垣之法。若脾阳不亏，胃有燥火，则当遵叶氏养胃阴之法。"叶氏从阴阳立论，对脾胃病的证治开创了一个崭新的时代，正如华按所说："观其立论云，纳食主胃，运化主脾；脾宜升则健，胃宜降则和。又云太阴湿土，得阳始运，阳明燥土，得阴自安，以脾喜刚燥，胃喜柔润也。此种议论，实超出千古。"叶天士也从大处着眼，提出胃阴易亏的见解，并指出治疗应选用甘而濡润之品，使胃气下行而胃阴得复，案例中应用较多的药物有石斛、麦门冬、生白芍、火麻仁、生谷芽、大沙参、玉竹、青甘蔗汁、甜水梨汁等，均具有滋阴益精、生脉保津、消谷调中、缓中止痛、和中益气等功效。

表里有别，风有内外。叶天士在创立针对外感温热病的卫气营血辨证的同时，明确提出了风分内外的观点，可谓独树一帜。风邪外袭肺卫，引起表证，当为外风，而内风乃身中阳气之变动，并指出此风与六气火风迥异，非发散可解，而甘酸之属宜之，由此而创立"阳化内风"理论。他明确指出，内风与肝有关，是肝经主病，厥阴风动，认为"肝为风木之脏，因有相火内寄，体阴用阳，其性刚，主升主动，全赖肾水以涵之，血液以濡之，肺金清肃下降之令以平之，中宫敦阜之土气以培之，则刚劲之质，得为柔和之体，遂其条达畅茂之性"。案例涉及肝阳化风、血虚生风、阴虚动风、热极生风等肝风证型，可谓尽善。治则重在图本，以甘温益气护阳，以甘酸益体损用，以甘润濡血熄风，以甘咸填阴止痉，以甘辛温养下元，以甘寒缓急驱热，总以甘药为主调补肝肾肺脾之气液不足，结合化痰、熄风、通络等以收完功。例如《临证指南医案·卷一肝风》张案"肝阳虚风上巅，头目不清，阳明脉空，腰膝酸软，宜养血熄风。"此乃肾精肝血不足，为血虚生风之证。某案"高年水亏，肝阳升逆无制，两胁漐漐如热，则火升面赤，遇烦劳为甚，宜养肝阴和阳为法。"此为肝肾不足、肝阳化风之证，丁案更切中肝阳化风之病机及治疗法则，曰："因萦思扰动五志之阳（此情志致病也），阳化内风，变动不已。夫阳动莫制，皆脏阴少藏，自觉上实下虚。法当介以潜之，酸以收之，味厚以填之。"

重脏腑，顾其他，辨证灵活。叶天士以脏腑为中心，阐发络病机理，独辟蹊径，为众多疑难病证的治疗开辟了新的途径。《临证指南医案》以病证为目，紧紧围绕脏腑辨证加以展开，并在此基础上，继承《内经》络病理论。在张仲景《金匮要略》有关病证方药启迪下，叶天士提出了络病理论及相应治疗方法。叶天士认为，络病不同于经病，"初为气结在经，久则血伤入络"，提出"经病在气，络病在血"的观点，并指出"久病必入络，气血不行"，"积伤入络，气血皆瘀，则流行失司，所谓痛则不通也。"《临证指南医案·卷八·诸痛》指出，疼痛乃络病之主症，而"血络瘀痹"则是其主要病机。络病的种类甚多，有阴寒入络者，有络病化热化燥者，有络病阴虚或阳虚者，有络病气虚而阳明脉衰者，亦有络脉痼疾难去者，涉及肝、肺、脾、胃、肾、心诸脏腑，然皆为血络瘀痹，于是提出"通补"之治疗原则，随证变化，以应无穷。阴寒入络者，以辛温通络法；络病化热、化燥者，以辛润通络法；络病阴虚者，以甘润通补法；络病虚寒者，以温润通补法；络病气虚者，以甘温补络法；络病痼疾则以虫类通络法等，对后世活血化瘀治法的广泛应用具有深刻的启示作用。治疗络病，针对其瘀血阻痹之病机，叶天士选用当归、元胡、新绛、桃仁等活血化瘀之品为基本药物，辨证加减，灵活运用，深得辨证论治之要领。例如：《临证指南医案·卷八·胁痛》程案论及肝病之治疗，指出虽为络病，仍需宗《内经》"肝为刚脏，必柔以济之"之宗旨，用辛散以理肝，酸泻以体肝，甘缓以益肝，若肝病损及营络，胁痛引上，证固属虚，但参术归芪补方，亦不当用。又如，心病入络，虽为血瘀，亦当辨证用药。《临证指南医案·卷八·心痛》中有关厥心痛的治疗，龚氏在按中明示："劳伤血痹，无徒破气，为之通络以和营也，脾厥心痛者（寒湿内盛），用良姜、姜黄、茅术、丁香、草果、厚朴治之，以其脾寒气厥，病在脉络，为之辛香以开通也。重按而痛稍衰者（此营络伤而心痛），用人参、桂枝、川椒、炙甘草、白蜜治之，以其心营受伤，攻劫难施，为之辛甘以化阳也。"关于胃脘痛的治疗，诚如邵按所云："阳明乃十二经脉之长，其作痛之因甚多……然而是病，其要何在？所云初病在经，久病入络，以经主气，络主血，则可知其治气、治血之当然也。凡气既久阻，血亦应病，循行之脉络自痹，而辛香理气、辛柔和血之法，实为对待必然之理。"《临证指南医案·卷八·头痛》邹按"如阳虚浊邪阻塞，气血瘀痹而为头痛者，用虫蚁搜逐血络，宜通阳气为主"之法，更为后世治疗长期头痛不愈者开辟出新的途径。至于肩臂腰腿诸痛，不但久病必入络，且寒湿、湿热、风湿诸邪亦可流经入络，其虚实有别，证之实者，气滞血凝，通其气而散其血则愈；证之虚者，气馁不能充运，血衰不能滋荣，治当养气补血，而兼寓通于补。然无论虚实，均当辨证伍以入络之品以搜邪，常可收意外之效果。凡此等等，为后世活血化瘀治法及众多慢性病的治疗开辟了崭新的道路。

（2）创新说，病证结合

① 创温病学说，补充了张仲景的学说。

叶天士总结前人的经验，根据自己的临床实践，以表里分辨温热病，将其概括为卫气营血四个阶段，创立了卫气营血辨证方法，形成温病学理论系统，补充和完善了张仲景伤寒理论治疗外感病的不足，对后世温病学的发展起了重要作用。医案中有关风温、温热、暑、燥、疫、斑、痧、疹、疟、痢以及幼科要略中春温、夏热、痧疹、痘、厥等案，均充分体现了卫气营血辨证的内容，主要有以下方面：

其一，提出"温邪上受，首先犯肺，逆传心包"的观点，指出温热病邪自口鼻而入，分表里而治。如《临证指南医案·卷十·幼科要略》载："风温者……春月受风……肺位最高，邪必先伤，此手太阴气分先病，失治则入手厥阴心包络，血分亦伤。肺病失治，逆传心包络。"同时还提出了治疗法则："风温肺病，治在上焦，春温忌汗，初病投剂，宜用辛凉。"在《临证指南医案·卷五·风温》曾案中亦提到该证的临床表现及治法："风温上受，寸口脉独大，肺受热灼，声出不扬，先与辛凉清上，当薄味调养数日。"《临证指南医案·卷五·温热》王案论述了热入心包的治疗方法："吸入温邪，鼻通肺络，逆传心包络中……清窍既蒙，络内亦痹……气血交阻，逐秽利窍，须藉芳香，议用局方至宝丹。"

其二，在临床实践中总结出了温病的治疗原则，即"在卫汗之可也，到气才可清气，入营犹可透热转气，入血就恐耗血动血，直须凉血散血"，奠定了温热病治疗的基础。风温伤及上焦卫分，当与辛凉轻剂，清解为先。此即"汗之"，非辛温消散之意，如薄荷、桑叶、牛蒡、连翘之属。邪及气分，发热，伤津口渴，则应以甘寒熄邪，药用竹叶、知母、石膏、花粉之类。如叶按曰："热伤气分，用甘寒方，白虎汤加竹叶"以清热生津。热入营分，夜热早凉，热退无汗，或发斑疹，当清营热而宣达气机，使邪热外达透解，此即透热转气之意。如《临证指南医案·卷五·温热》马案，既用犀角、生地黄、丹皮、元参等滋营阴，清营热，又用竹叶、连翘等凉而质轻之药，轻清透泄，宣通气机，促其透出气分而解。及至热入血分，治当凉血、止血。如温热门许案："温邪已入血分，舌赤音低，神呆潮热，即发斑疹，亦是血中热邪，误汗消食，必变昏厥。犀角、细生地黄、元参、丹皮、郁金、石菖蒲。"

其三，重视辨舌验齿，充实了温热病诊断手段。案中尤对温热病之舌象论述颇多，舌质颜色论及白、红、绛、青、紫，其质地论及芒刺、短缩、痿软、强硬，舌苔论及白、黄、灰、黑，无不与邪热轻重有关。若夹痰湿者，其苔多白（厚腻），若热甚伤津，风痰内动，则又多见舌强、卷缩。热入营血，阴不上承，则舌光如镜。如《临证指南医案·卷一·中风》程案"伏暑深秋而发，病从里出……热气逼迫营分，经事不当期而来，舌光如镜……"再如《临证指南医案·卷五·温热》胡案载"脉数，舌赤，耳聋，胸闷，素有痰火。"某案"春温身热，六日不解，邪陷津劫，舌绛……以甘寒熄邪。"陈案"热入膻中，夜烦无寐，心悸怔，舌绛而干，不嗜汤饮，乃营中之热。"张案"舌绛裂纹……热入厥阴。"叶案"脉数舌紫，渴饮，气分热邪未去，渐次转入血分。"还观察到舌色变化与舌的部位相关，如华案"舌边赤，中心黄，余邪未清……以温胆和之"。舌苔由白变黄，由灰而黑，表示邪热逐渐加重，如汪案"劳倦更感温邪……舌赤黄苔，微咳有痰"。张案"温邪自里而发，喉肿口渴，舌心灰滞。上焦热蒙，最怕窍闭昏痉。"马案"少阴伏邪，津液不腾，喉燥舌黑，不喜饮水，法当清解血中伏气，莫使液涸。"如包案"老年下虚，春温上受，痰潮昏谵，舌绛苔黄，面赤微痉，先清上焦。"乃痰热闭窍神昏之证。舌有芒刺者为热盛，舌干燥少津及有裂纹者为热伤阴津，如张案"周岁内，未得谷味精华，温邪吸入，上焦先受……温邪内闭热壅，蔓延三焦，昏寐痰潮，舌刺卷缩，小溲点滴浑浊，热气结锢在里"。陆案"高年热病，八九日，舌燥烦渴，邪入心包络中"以及前述之陈案、张案，均有相应论述。更为可贵的是，在疾病治疗过程中，随着病情的变化，观察到舌象亦发生相应的变化，可作为临床疗效的观察指标之一，如席案"脉左数，右缓弱，阳根未固，阴液渐涸，舌赤微渴，喘促自利溲数，晡刻自热，神烦呓语，夫温邪久伏少阴"等论述，为中医舌诊积累了极为宝贵的临床资料。

②病证结合，开拓中医学创新之路

在《临证指南医案》中，叶天士以风温、温热、暑、燥、疫以及春温、伏气、夏热等病名为纲，以卫气营血进行辨证，把病和证有机地结合起来，为温病学乃至整个中医学的发展开创了一条崭新之路。通过病名可区分温病之新感与伏气，温热与暑热等，从整体上把握其发病及病情演变规律，加强临床辨证的指导作用。例如，新感温病初起有发热、微恶风寒等症状，继而由表入里，由浅入深，逐步发展；而伏气温病则因邪气内伏，自内外发，初起即是里证。然而无论何种温热病，其整个病程又可用卫气营血四个阶段统而括之，使辨证更加简明、精炼。如此病证的结合，既有利于从疾病的全过程及特征上认识疾病的本质，又能从当前疾病的表现中判明其深浅位置与性质，更有利于对疾病本质的揭示，有利于在了解疾病的普遍规律的基础上掌握其特殊性，使温热病的辨证施治更加深入和具体化。这种认识疾病的方法甚至影响了整个中医学的发展，辨病辨证相结合成为中医诊断病证的原则之一。

下　篇　杨在纲医案

在长达 50 余年的临床实践中，杨在纲教授积累了丰富的经验，由于忙于诊务及教学，许多验案没有及时总结，甚为遗憾。以下仅就近年来杨在纲教授行之有效的临床病案进行评述，以期管窥其治疗特点。

一、妇科病证

1【乳腺增生】唐 **，女，48 岁。

初诊　2014 年 11 月 9 日，右侧乳腺增生，时感疼痛，眠差，心烦性急，舌淡，边有齿痕，苔白，脉弦滑。

【诊断】气虚痰阻。

【治法】益气化痰。

【处方】

鳖甲 20g	淫羊藿 10g	佛手 10g	川芎 10g
黄芪 20g	夏枯草 15g	甘草 6g	柴胡 15g
青皮 9g	党参 20g	升麻 6g	当归 12g
白术 20g			

1 天 1 付，7 付，水煎服。

复诊　2014 年 11 月 23 日，服药半个月，乳腺已不疼痛，眠纳俱可，无心烦之感，舌淡嫩，苔白，脉滑。

【诊断】气虚痰阻。

【处方】

黄芪 20g	党参 20g	皂刺 10g	夏枯草 15g
柴胡 15g	青皮 10g	升麻 6g	王不留行 15g

当归 12g   白术 15g   淫羊藿 10g   荔枝核 10g
甘草 6g

1 天 1 付，7 付，水煎服。

【按语】 该患者乳腺增生之证为痰阻，气虚则痰湿生，故用益气之药佐以行气药，共奏化痰、通经、止痛之功，杨师此法妙在以淫羊藿温肾以助散结。

2 **【月经不调】** 勾 **，女，26 岁。

初诊 月经紊乱半年，或提前先至或推后未至。刻诊：月经后期一周余未行，额面部伴有痤疮，性急心烦，舌边尖红苔白，脉弦滑，余无特殊。

【诊断】 气郁瘀阻。

【治法】 疏肝行气化瘀。

【处方】

川芎 10g   香附 12g   薏苡仁 20g   十大功劳 15g
枳壳 12g   赤芍 15g   甘草 6g   徐长卿 15g
柴胡 15g   酒制大黄 12g   桑叶 30g

1 天 1 付，5 付，水煎服。

复诊 2014 年 11 月 12 日，服药 2 付后月经已行，经量少，经行乳房胀痛，舌边尖红，苔白，脉弦滑。

【诊断】 气郁。

【治法】 疏肝理气。

【处方】

黄连 6g   黄芩 9g   川芎 10g   香附 12g
枳壳 12g   赤芍 15g   甘草 6g   柴胡 15g
当归 12g   生地黄 20g   十大功劳 15g

1 天 1 付，5 付，水煎服。

三诊 2014 年 12 月 3 日，自诉月经如期而至，经量一般，乳房轻微胀痛，唯偶感心烦，舌淡红苔白，脉弦滑。

【诊断】 气滞。

【治法】行气解郁。

【处方】

黄连 6g	黄芩 9g	法半夏 20g	茯苓 20g
红藤 20g	当归 20g	酒制大黄 10g	川芎 10g
赤芍 15g	生地黄 20g	徐长卿 15g	

1 天 1 付，5 付，水煎服。

【按语】女子以肝为先天，肝经不疏，故出现月事功能的紊乱，治则从疏肝活血入手，兼以化湿理气，取得疗效。

3【闭经】袁*，女，21 岁。

初诊 2014 年 5 月 11 日，闭经 3 个月未行，白带发黄，心烦，潮热，舌尖红，苔白微黄，脉弦滑数。

【诊断】肝经湿阻。

【治法】清肝利湿。

【处方】

薄荷 10g	栀子 9g	牡丹皮 12g	白芍 15g
甘草 6g	白术 15g	当归 12g	茯苓 15g
柴胡 15g	桂枝 12g	桃仁 10g	酒制大黄 12g
鸡血藤 20g			

1 天 1 付，5 付，水煎服。

复诊 2014 年 5 月 25 日，停经未行，舌尖红，苔白微黄，脉弦滑数。

【诊断】肝经湿阻。

【治法】清肝利湿。

【处方】

栀子 9g	柴胡 15g	白芍 15g	当归 12g
大枣 10g	白术 15g	川芎 10g	怀山药 20g
生地黄 20g	牡丹皮 12g	山茱萸 20g	泽泻 12g

1 天 1 付，7 付，水煎服。

三诊 2014 年 6 月 8 日，患者诉服药 3 付后月经已行，经色

暗淡，4 日即已，舌红少苔，脉弦，此为肝阴亏虚，原方继服 5
付，随访 3 个月，月事按时出现。

【按语】肝经湿滞不通，则月事无法按时而下，故用疏肝活
血通络、清热利湿之法，湿阻日久伤及其阴，故以利湿养阴之剂
治疗，服药 1 个多月后，月经才见正常。

4【崩漏】赵 **，女，28 岁。

初诊 2014 年 8 月 31 日，经行 20 余天未尽，汗出，眠差，
舌边尖红，苔白厚，脉细。

【诊断】肝肾阴虚。

【治法】补益肝肾。

【处方】

生地黄 20g	地骨皮 15g	玄参 20g	麦门冬 15g
茜草 10g	地榆 15g	藕节 15g	牡丹皮 12g
陈皮 6g	赤芍 15g	白术 15g	防风 12g
鸡血藤 20g			

1 天 1 付，7 付，水煎服。

复诊 2014 年 9 月 14 日，1 付药后月经已净，诸症缓解，
舌边尖红，苔白厚，脉细。

【诊断】肝肾两虚。

【治疗】补肝益肾。

【处方】

怀山药 20g	当归 12g	川芎 10g	贯众 10g
栀子 9g	苍术 12g	黄柏 12g	凌霄花 10g
蒲公英 20g	徐长卿 15g	杜仲 10g	紫花地丁 20g

1 天 1 付，5 付，水煎服。

【按语】从脉、症来看，该患者是由于阴虚内热而使血行不
宁，经行 20 余天未尽。故首方用滋阴清热、凉血、止血之法，
后继续调理肝肾，取得成效。

5【经漏】叶 **，女，48 岁。

初诊 2014 年 12 月 17 日，自诉月经一月两行，白带异味，偶感潮热，舌淡嫩苔白，脉弱。

【诊断】脾肾两虚。

【治法】补益脾肾。

【处方】

黄柏 12g	知母 12g	淫羊藿 15g	仙茅 10g
杜仲 20g	菟丝子 20g	女贞子 15g	旱莲草 10g
当归 12g	川芎 10g	白芍 15g	法半夏 20g
茯苓 20g			

1 天 1 付，7 付，水煎服。

复诊 2014 年 12 月 31 日，药后潮热症状大大缓解，白带异味减轻，舌淡嫩苔白，脉细。

【诊断】脾肾不足。

【治法】补脾益肾。

【处方】

黄芪 20g	仙鹤草 30g	淫羊藿 10g	杜仲 20g
仙茅 10g	枳壳 12g	白芍 15g	甘草 6g
柴胡 15g	桂枝 12g	桃仁 10g	菟丝子 20g
鸡血藤 20g			

1 天 1 付，5 付，水煎服。

【按语】脾肾气虚，血失固摄，故月事一月两行；脾肾阴虚，可见潮热之症。治用益气养阴，调和脾肾，失血日久，伤及肝血，治疗之中兼顾补益肝血，故服药近 1 个月而诸症皆平。

6【更年期综合征】蓝 *，女，51 岁。

初诊 2014 年 10 月 19 日，潮热，多汗，心烦，便溏，记忆力减退，舌淡，苔白厚，脉沉弦，尺部无力。

【诊断】肝肾不足。

【治疗】补肝益肾。

【处方】

黄芪 20g	淫羊藿 20g	山茱萸 10g	仙茅 10g
八月札 10g	鹿含草 15g	白芍 15g	甘草 6g
白术 15g	当归 12g	茯苓 15g	柴胡 15g
骨碎补 20g			

1 天 1 付，5 付，水煎服。

复诊　2014 年 10 月 26 日，汗出仍然较多，其余症状较缓解，舌淡，苔白厚，脉弦。

【诊断】肝肾两虚。

【治法】补益肝肾。

【处方】

黄芪 20g	山茱萸 20g	太子参 20g	桑叶 30g
桂枝 12g	白芍 15g	大枣 10g	炙甘草 6g
白术 15g	当归 12g	茯苓 12g	柴胡 15g
绿萼梅 6g			

1 天 1 付，5 付，水煎服。

三诊　2014 年 11 月 9 日，诸症缓解，舌淡，苔白，脉弦，尺部有力。

【诊断】肝阴虚。

【治法】滋补肝阴。

【处方】

黄芪 20g	淫羊藿 10g	补骨脂 20g	仙茅 10g
山茱萸 10g	麦门冬 15g	黄柏 12g	知母 12g
当归 12g	生地黄 20g	北沙参 20g	枸杞 10g
绿萼梅 6g			

1 天 1 付，5 付，水煎服。

【按语】更年期综合征多为肝肾两虚所致，故用补益肝肾之药合二仙汤，使诸症得缓；但出汗较多，故用黄芪固涩之功，合桂枝汤调和营卫，使汗能止，日久阴虚，继续补益肝阴兼以养肾，终使疾病得愈。

7【子宫内膜异位症】吴 **，女，49 岁。

初诊 2014 年 8 月 31 日，子宫内膜异位症。刻诊：少腹疼痛，平素白带伴有血丝，汗出，舌淡紫，苔白，脉弱。

【诊断】寒凝瘀阻。

【治法】散寒化瘀。

【处方】

桂枝 12g	桃仁 10g	酒制大黄 12g	土鳖 6g
鸡血藤 20g	当归 12g	川芎 10g	白芍 15g
白术 15g	茯苓 15g	泽泻 12g	乌药 12g
徐长卿 15g			

1 天 1 付，3 付，水煎服。

复诊 2014 年 9 月 7 日，药后痛止，未见复发。刻诊：舌淡，苔白，脉弱。用下面的处方调理，以巩固疗效。

【诊断】下焦寒凝。

【治法】散寒止痛。

【处方】

黄芪 20g	淫羊藿 10g	杜仲 20g	骨碎补 20g
补骨脂 20g	泽兰 10g	桃仁 10g	白芍 15g
柴胡 15g	白术 15g	当归 12g	茯苓 15g
甘草 6g			

1 天 1 付，3 付，水煎服。

【按语】急则治标，故先用当归芍药散佐以温阳散寒药以治腹痛。复诊之时，腹痛已愈，故改用益气养血、散寒止痛之方以巩固疗效。

8【多囊性卵巢综合征，月经后期】陈 **，女，20 岁。

初诊 2014 年 11 月 16 日，在外院检查，确诊为多囊性卵巢综合征，现月经后期半月未行，平素经行腹痛，畏寒，余无特殊，舌淡，苔白，脉弦细。

【诊断】肝肾不足。

【治法】补肝益肾。

【处方】

黄芪 20g	太子参 20g	淫羊藿 10g	仙茅 10g
杜仲 20g	补骨脂 20g	当归 12g	生地黄 20g
重楼 10g	柴胡 15g	虎杖 12g	金樱子 20g

1 天 1 付，7 付，水冲服。

复诊　2014 年 11 月 30 日，药后月经已行，经行腹痛减轻，畏寒，舌淡，苔白，脉细。

【诊断】肝肾两虚。

【治法】补益肝肾。

【处方】

黄芪 20g	山茱萸 20g	淫羊藿 10g	仙茅 10g
补骨脂 20g	桃仁 10g	薄荷 10g	白芥子 10g
甘草 6g	白术 15g	当归 12g	茯苓 20g
柴胡 12g			

1 天 1 付，7 付，水冲服。

三诊　2014 年 12 月 17 日，服药一个月，自诉自觉各方面甚佳，舌淡，苔白，脉细。

【诊断】肝肾两虚。

【治法】补益肝肾。

【处方】

当归 12g	生地黄 20g	北沙参 20g	枸杞 20g
麦门冬 20g	川芎 10g	川楝子 12g	白芍 20g
白术 20g	茯苓 20g	泽泻 12g	鹿角霜 10g
补骨脂 20g			

1 天 1 付，7 付，水冲服。

【按语】服药一月以来诸症皆平，此案可看出杨在纲教授用方之精当，补肝益肾贯穿始终，体现了中医辨证论治之精髓。

9【子宫肌瘤，闭经】都 **，女，44 岁。

初诊 2014 年 12 月 3 日，平素月经紊乱，现闭经近 3 个月未行，以往经色深暗，或伴血块，舌淡紫苔白厚，脉弱。

【诊断】气虚痰阻。

【治法】益气化痰通络。

【处方】

黄芪 20g	仙鹤草 30g	丹参 18g	川芎 10g
葛根 20g	蔓荆子 12g	郁金 10g	石菖蒲 15g
陈皮 6g	法半夏 20g	茯苓 20g	桃仁 10g
甘草 6g			

1 天 1 付，5 付，水煎服。

复诊 2014 年 12 月 13 日，药后月经已行，经色暗，耳鸣，舌淡紫苔厚，脉沉细。

【诊断】气虚湿困。

【治法】补气利湿。

【处方】

鹿含草 10g	石菖蒲 15g	郁金 10g	川芎 10g
葛根 20g	藿香 10g	木香 6g	陈皮 6g
党参 20g	白术 15g	茯苓 20g	炙甘草 6g
泽兰 10g			

1 天 1 付，5 付，水煎服。

三诊 2014 年 12 月 24 日，患者服药后耳鸣有所减轻，余无特殊，舌淡紫苔白厚，脉细。

【诊断】气虚痰阻。

【治法】益气化痰。

【处方】

石菖蒲 15g	郁金 10g	川芎 10g	蔓荆子 12g
葛根 20g	黄芪 20g	柴胡 15g	甘草 6g
陈皮 6g	党参 20g	升麻 6g	白术 15g

1 天 1 付，5 付，水煎服。

四诊　2015 年 1 月 28 日，服药调理 2 个月后，月经如期而至，色暗，唯仍有耳鸣之症，舌边尖红苔薄黄，脉沉弦。

【诊断】气郁。

【治法】理气解郁。

【处方】

桃仁 10g	酒制大黄 10g	桂枝 12g	土鳖 6g
鸡血藤 20g	淫羊藿 10g	仙茅 10g	郁金 10g
骨碎补 20g	泽兰 10g	牛膝 20g	柴胡 15g
茯苓 20g			

1 天 1 付，5 付，水煎服。

【按语】该患者证属气虚痰阻，故治宜益气化痰并用，服药两个月，其气已足，痰已消，所以月事已正常。

10【月经后期】段 *，女，32 岁。

初诊　2014 年 10 月 19 日，月经推后 1 周，白带色黄，经色紫暗，精神疲惫，舌淡嫩，苔白，脉弱。

【诊断】脾肾两虚。

【治法】补脾益肾。

【处方】

牡蛎 20g	干姜 9g	花粉 15g	桂枝 12g
黄芩 9g	柴胡 15g	党参 20g	白术 15g
炙甘草 6g	红藤 20g	怀山药 20g	莲子 15g
十大功劳 15g			

1 天 1 付，5 付，水煎服。

复诊　2014 年 11 月 12 日，药后精神好转，唯白带仍色黄，舌淡嫩苔白，脉弱。

【诊断】肾阳虚。

【治法】温阳益肾。

【处方】

附子 15g	黄芪 20g	仙鹤草 30g	怀山药 20g
肉桂 6g	干姜 9g	党参 20g	白术 15g
炙甘草 6g	马齿苋 20g	紫花地丁 20g	蒲公英 20g
徐长卿 15g			

1 天 1 付，8 付，水煎服。

三诊　2014 年 11 月 30 日，服药期间月经正常而至，白带色白，舌淡，苔白，脉细。

【诊断】肝肾不足。

【治法】补肝益肾。

【处方】

柴胡 15g	栀子 9g	白芍 20g	当归 12g
白术 20g	桃仁 10g	皂刺 15g	牡丹皮 12g
茯苓 20g	怀山药 20g	山茱萸 20g	生地黄 20g
泽泻 12g			

1 天 1 付，7 付，水煎服。

【按语】脾肾两虚，气血生化不足，则月经推迟，故首方使用补益脾肾佐以行气通络；复诊时白带色黄不减，故再佐以清热解毒；三诊时诸症缓解，故用补益方以善后。

11【更年期综合征】张 **，女，49 岁。

初诊　2015 年 3 月 4 日，停经 2 年余。刻诊：腰痛，心烦失眠，偶感潮热汗出，体倦乏力，舌淡，苔白，脉细。

【诊断】肝肾两虚。

【治法】补肝益肾。

【处方】

黄芪 30g	山茱萸 20g	怀山药 20g	鹿角霜 10g
枸杞 20g	杜仲 20g	肉桂 6g	当归 12g
生地黄 20g	柴胡 15g	法半夏 20g	菟丝子 20g
茯苓 20g			

1 天 1 付，7 付，冲服。

复诊 2015 年 3 月 11 日，药后诸症缓解，唯有偶感潮热汗出之症，舌淡，苔白，脉细。

【诊断】脾肾两虚。

【治法】补脾益肾。

【处方】

黄芪 20g	仙茅 10g	杜仲 20g	淫羊藿 10g
续断 20g	白芍 15g	白术 15g	鹿角霜 10g
当归 12g	茯苓 20g	甘草 6g	补骨脂 20g
柴胡 15g			

1 天 1 付，7 付，冲服。

【按语】"七七则任脉虚，太冲脉衰少，天癸竭。"患者之症，其病根在于肝肾亏虚，气血不足经络失养所致，故方用滋肝养肾之法，兼以脾肾双补，终获良效。

12【不孕】徐＊＊，女，26 岁。

初诊 2015 年 3 月 4 日，自诉婚后 2 年未见怀孕，平素月经后期 10 天左右，余无特殊，舌边尖微红苔白，脉弦。

【诊断】气郁。

【治法】理气解郁。

【处方】

香附 12g	苍术 12g	栀子 9g	川芎 10g
神曲 15g	荷叶 10g	升麻 6g	当归 10g
茯苓 20g	法半夏 20g	佛手 10g	淫羊藿 10g
黄柏 15g			

1 天 1 付，5 付，水煎服。

复诊 2015 年 3 月 25 日，药后月经已至，月经后期 6 天，舌边尖微红，脉弦滑。

【诊断】气郁痰阻。

【处方】理气化痰。

【处方】

法半夏 20g	川芎 10g	茯苓 20g	绿萼梅 6g
薄荷 10g	赤芍 15g	甘草 6g	凌霄花 10g
白术 15g	当归 12g	柴胡 15g	泽兰 10g
牛膝 20g			

1 天 1 付，5 付，水煎服。

【按语】"血为气之母，气为血之帅。"气机郁而不通，经血则会滞而不行，故见月经后期，月事紊乱进而影响生孕，所以治从行气解郁之法入手，经治 3 个月而孕。

13【闭经】谢 **，女，44 岁。

初诊 2015 年 3 月 4 日，闭经 1 个月余，平素月经紊乱，心烦，潮热汗出，无白带，舌淡嫩苔白，脉弱。

【诊断】肝肾不足。

【治法】补肝益肾。

【处方】

黄芪 20g	山茱萸 20g	白芍 15g	肉苁蓉 20g
仙茅 10g	杜仲 20g	薄荷 10g	淫羊藿 10g
白术 15g	甘草 6g	当归 12g	补骨脂 20g
柴胡 15g			

1 天 1 付，5 付，水煎服。

复诊 2015 年 3 月 25 日，闭经 2 月未行，常欲寐，舌淡，苔白滑，脉细。

【诊断】肝肾两虚。

【治法】补益肝肾。

【处方】

黄芪 20g	肉苁蓉 20g	淫羊藿 10g	佛手 10g
桂枝 12g	桃仁 10g	土鳖 6g	泽兰 10g
川芎 10g	酒制大黄 10g	怀山药 20g	鸡血藤 20g
凌霄花 10g			

1 天 1 付，5 付，水煎服。

三诊 2015 年 4 月 8 日，药后月经已行，但经量少，舌淡，苔白，脉弱。

【诊断】气血两虚。

【治法】气血双补。

【处方】

黄芪 20g	山茱萸 20g	麦门冬 15g	木瓜 15g
甘草 6g	柴胡 15g	当归 12g	肉苁蓉 20g
川芎 10g	白芍 15g	生地黄 20g	茯苓 20g
白术 15g			

1 天 1 付，5 付，水煎服。

四诊 2015 年 4 月 19 日，未到经期，余无特殊，舌淡，苔白，脉弱。予方继续调理。

【诊断】脾肾两虚。

【治法】补脾益肾。

【处方】

黄芪 20g	肉桂 6g	党参 20g	淫羊藿 10g
白术 15g	茯苓 20g	炙甘草 6g	骨碎补 20g
当归 12g	川芎 10g	白芍 15g	菟丝子 20g
熟地黄 20g			

1 天 1 付，5 付，水煎服。

【按语】女子以肝为先天，肝血充盛则月事定期而至。肝肾亏虚，经血衰竭，故见月经不至，故治疗则当用补益肝肾之法，使肝血充盛，月事以时下，继以调补肝、脾、肾，以资巩固。

14【痛经】费＊＊，女，49 岁。

初诊 2015 年 3 月 25 日，乳房胀痛半月余，偶感刺痛，平素月经量多，多梦，盗汗，舌尖红苔白，脉弦。

【诊断】气郁。

【治法】理气解郁。

【处方】

淫羊藿 10g	巴戟天 20g	皂刺 15g	夏枯草 15g
枳实 12g	黄芪 20g	甘草 6g	柴胡 15g
青皮 10g	党参 20g	升麻 6g	当归 12g
白术 15g			

1 天 1 付，7 付，水冲服。

复诊 2015 年 4 月 9 日，诸症大减，舌边尖微红苔白，脉弦。

【诊断】气郁。

【治法】理气解郁。

【处方】

黄芪 20g	山茱萸 30g	淫羊藿 10g	佛手 10g
柴胡 15g	枳壳 12g	青皮 10g	川芎 10g
香附 12g	甘草 6g	白芍 20g	

1 天 1 付，7 付，水冲服。

三诊 2015 年 4 月 29 日，乳房已不疼痛，多梦，盗汗大减，舌淡，苔白，脉细。

【诊断】气郁。

【治法】理气解郁。

【处方】

黄芪 30g	山茱萸 20g	怀山药 20g	生地黄 20g
柴胡 15g	杜仲 20g	山栀 9g	白芍 15g
当归 12g	白术 15g	茯苓 20g	泽泻 12g
丹皮 12g			

1 天 1 付，10 付，水冲服。

【按语】"不通则痛"，气机壅滞，肝经不畅，故见乳房胀痛或刺痛；而平素经量多又有盗汗之症，故该患者之病应有气虚之证。方用益气为主，兼以活血行气之法，使气盛而经脉亦通，气行则血行，故而诸症皆平。

15【闭经】陈**，女，48 岁。

初诊 2015 年 5 月 6 日，闭经 2 个月未行，潮热，多梦，心烦，苔淡黄厚腻，脉沉。

【诊断】瘀阻。

【治法】活血化瘀。

【处方】

枸杞 30g	柴胡 15g	干姜 9g	菟丝子 20g
酒制大黄 10g	枳实 12g	大枣 10g	黄芩 9g
法半夏 20g	赤芍 15g	桃仁 10g	红花 6g
当归 12g	熟地黄 20g		

1 天 1 付，5 付，水煎服。

复诊 2015 年 5 月 17 日，月经未行，潮热多梦症缓，舌淡，苔白腻，脉弱。

【诊断】肾虚瘀阻。

【治法】补肾化瘀。

【处方】

黄芪 20g	淫羊藿 10g	仙茅 10g	杜仲 20g
骨碎补 20g	菟丝子 20g	川芎 10g	白芍 15g
柴胡 15g	桂枝 12g	桃仁 10g	鸡血藤 20g
枸杞 20g			

1 天 1 付，5 付，水煎服。

三诊 2015 年 5 月 27 日，月经已行，经行腹痛，色暗，经量多，舌淡，苔白厚，脉弱。

【诊断】肾虚瘀阻。

【治法】补肾化瘀。

【处方】

肉桂 6g	干姜 9g	怀山药 20g	淫羊藿 10g
枸杞 20g	杜仲 20g	当归 12g	鹿角霜 10g
川芎 10g	白芍 15g	白术 15g	茯苓 20g

泽泻 12g

1天1付，5付，水煎服。

【按语】任脉亏虚，肝血不足，故见潮热心烦多梦之症，又见苔黄厚腻，可知此应为湿邪阻滞经脉而闭经之证。故用药时，以补益肝肾兼以活血利湿之法，使任脉得充，经脉得通，治疗过程中始终贯穿补肾化瘀，终获良效。

16【羊水增多症】钱**，女，37 岁。

初诊 2015 年 4 月 8 日，怀孕 33 周，在外院孕检发现羊水异常增多；自觉腹胀，心烦性急，舌淡，苔白微腻，脉细。

【诊断】气虚湿困。

【治法】补气利湿。

【处方】

黄芩 9g	白术 15g	茯苓 15g	砂仁 6g
柴胡 15g	法半夏 9g	大枣 10g	太子参 20g
当归 12g	甘草 6g	桑寄生 20g	

1天1付，3付，水煎服。

复诊 2015 年 4 月 15 日，药后羊水减少，诸症缓解，唯食后腹胀，舌淡，苔白，脉细。

【诊断】气虚湿阻。

【治法】补气化湿。

【处方】

黄芪 9g	知母 12g	白术 15g	茯苓 15g
黄芩 9g	砂仁 6g	佩兰 10g	桑寄生 15g
藿香 15g	杜仲 20g	竹叶 6g	

1天1付，3付，水煎服。

【按语】水湿之运化需气之推动，故气虚之时，水湿不运，则有羊水增多、腹胀之症；方用益气健脾兼以利湿之法，使祛邪而不伤正，气盛而湿化。

17【闭经】周**，女，36岁。

初诊 2015年4月15日，闭经2个月未行，心烦性急，腰痛，舌淡，苔白，脉弦。

【诊断】气郁。

【治法】理气解郁。

【处方】

杜仲 20g	仙茅 10g	栀子 12g	淫羊藿 15g
牡丹皮 12g	薄荷 10g	赤芍 15g	甘草 6g
白术 15g	当归 12g	茯苓 20g	柴胡 15g
骨碎补 20g			

1天1付，5付，水煎服。

复诊 2015年4月26日，药后月经未行，心烦、腰痛症减，舌淡，苔白，脉细。

【诊断】气郁。

【治法】理气解郁。

【处方】

山栀 9g	柴胡 15g	丹皮 12g	薄荷 20g
赤芍 15g	甘草 6g	白术 15g	当归 12g
茯苓 20g	鹿含草 10g	泽兰 10g	桃仁 10g
补骨脂 20g			

1天1付，5付，水煎服。

三诊 2015年5月6日，服第3付药后月经已行，唯经量少，色黑，舌淡边尖微红苔白，脉弦细。

【诊断】气郁。

【治法】理气解郁。

【处方】

香附 12g	苍术 12g	栀子 9g	神曲 15g
川芎 10g	法半夏 20g	茯苓 20g	荷叶 10g
升麻 6g	骨碎补 20g	绿萼梅 9g	

1 天 1 付，5 付，水煎服。

【按语】气机不畅，郁滞经络，使经血不通；再有心烦性急之肝气郁结之症，月事故不能以时下。故方用行气解郁、活血化瘀之法，使气血运行通畅，月事自然而下。

18【月经后期】包 **，女，22 岁。

初诊 2015 年 4 月 22 日，月经后期 10 余天，经行腹痛，伴血块，经色暗，舌淡紫，苔白，脉沉细。

【诊断】寒凝。

【治疗】散寒解郁。

【处方】

干姜 9g	茯苓 20g	当归 12g	小茴香 6g
肉桂 6g	乌药 12g	枸杞 12g	木香 6g
川芎 10g	赤芍 15g	生地黄 20g	柴胡 15g
白术 15g			

1 天 1 付，5 付，水煎服。

复诊 2015 年 5 月 6 日，月经未到，舌淡紫苔白，脉沉细。

【诊断】气郁寒凝。

【治疗】理气散寒。

【处方】

干姜 9g	茯苓 20g	当归 12g	小茴香 6g
肉桂 6g	乌药 12g	枸杞 12g	木香 6g
延胡索 12g	桃仁 10g	川楝子 12g	赤芍 15g

1 天 1 付，5 付，水煎服。

三诊 2015 年 5 月 20 日，月经后期 3 天，腹痛轻微，但仍伴血块，经色深，舌淡，苔白，脉细。

【诊断】脾肾阳虚。

【治法】温补脾肾。

【处方】

黄芪 20g	佛手 10g	淫羊藿 10g	枳壳 12g

赤芍 15g	柴胡 15g	当归 12g	党参 20g
白术 15g	茯苓 20g	炙甘草 6g	干姜 9g
骨碎补 20g			

1 天 1 付，5 付，水煎服。

【按语】 寒邪入经，经血运行不畅，故见月经后期兼腹痛、经色暗，此为气虚寒凝之证。故选取补阳活血、行气散寒之法，以充实阳气，驱寒外出，继以温补脾肾之法调理痊愈。

19【阴道炎】梁 **，女，20 岁。

初诊　2015 年 5 月 10 日，外阴瘙痒，白带呈豆腐渣样改变，经前腹痛，舌淡嫩，苔白，脉细。

【诊断】 下焦瘀阻。

【治法】 祛瘀利湿。

【处方】

黄柏 12g	苍术 12g	车前子 20g	牛膝 20g
酒制大黄 12g	红藤 20g	桂枝 12g	桃仁 10g
薏苡仁 20g	怀山药 20g	紫花地丁 20g	马齿苋 20g
蒲公英 20g			

1 天 1 付，10 付，水冲服。

复诊　2015 年 5 月 31 日，诸症缓解，外阴微痒，畏寒，舌淡，苔白，脉弱。

【诊断】 气虚湿阻。

【治法】 补气化湿。

【处方】

干姜 9g	党参 15g	白术 20g	炙甘草 6g
怀山药 20g	苏木 10g	金银花 10g	藿香 10g
厚朴 12g	红藤 20g	紫花地丁 20g	败酱草 20g
黄柏 12g			

1 天 1 付，10 付，水冲服。

【按语】 带下之病，多由湿邪为患；经前腹痛之症应为湿邪瘀阻经脉不通而痛，故该证的治疗要点在于祛除湿邪、通络经脉，因此选取清热燥湿兼以活血化瘀之方。

20【痛经】陈 **，女，23 岁。

初诊 2015 年 5 月 6 日，经行腹痛，痛引腰骶，经色紫暗，经行则面部起痤疮，舌红苔白，脉细。

【诊断】肝阴虚。

【治法】滋补肝阴。

【处方】

黄连 6g	黄芩 9g	当归 12g	川芎 10g
赤芍 15g	生地黄 20g	枸杞 20g	北沙参 20g
麦门冬 20g	玉竹 20g	重楼 10g	川楝子 12g
沙苑子 20g			

1 天 1 付，10 付，水冲服。

复诊 2015 年 5 月 20 日，月经未到期，舌边尖红苔白，脉细。

【诊断】肝阴虚。

【治法】补益肝阴。

【处方】

当归 12g	生地黄 20g	枸杞 20g	北沙参 20g
麦门冬 20g	黄连 6g	黄芩 9g	川楝子 12g
川芎 10g	赤芍 20g	重楼 10g	鸡血藤 20g
桃仁 10g			

1 天 1 付，10 付，水冲服。

三诊 2015 年 5 月 31 日，月经已来，经行腹痛较前大大减轻，经色暗，伴血块，舌尖红苔白，脉细。

【诊断】瘀阻。

【治法】活血化瘀。

【处方】

干姜 9g	茯苓 20g	当归 12g	小茴香 6g
肉桂 6g	乌药 12g	枸杞 20g	木香 6g

五灵脂 6g 蒲黄 10g 延胡索 12g 川楝子 12g

赤芍 20g

1 天 1 付，7 付，水冲服。

【按语】该患者经行腹痛之时又有痤疮且舌红脉细之象，应为肝阴不足又兼有气郁之证。经行之时气机不畅，故见痛经，肝血排泄不畅，则面部长痤疮，故在其前两次来诊时治以滋阴疏肝之法，后以温肾驱寒化瘀之法善后。

21【闭经】杨**，女，25 岁。

初诊 2015 年 5 月 10 日，月经推后 2 个月，偶感性急，余无特殊，舌边尖红苔白，脉弦滑。

【诊断】气郁。

【治法】理气解郁。

【处方】

桔梗 12g 桃仁 10g 鸡血藤 20g 瞿麦 10g

薄荷 10g 白芍 15g 甘草 6g 白术 15g

当归 12g 茯苓 20g 柴胡 15g 泽兰 10g

沙菀子 15g

1 天 1 付，5 付，水煎服。

复诊 2015 年 5 月 20 日，药后月经未行，舌边尖微红苔白，脉细。

【诊断】肝气郁结。

【治法】疏肝解郁。

【处方】

柴胡 15g 干姜 9g 酒制大黄 10g 枳实 12g

大枣 10g 黄芩 9g 法半夏 20g 赤芍 15g

桃仁 10g 红花 6g 当归 12g 川芎 10g

鸡血藤 20g

1 天 1 付，5 付，水煎服。

三诊 2015 年 5 月 31 日，药后月经已行，经量少，舌淡，苔白，脉细。

【诊断】气血两虚。

【治法】气血双补。

【处方】

黄芪 20g	肉桂 6g	干姜 9g	党参 20g
白术 15g	茯苓 20g	炙甘草 6g	当归 12g
川芎 10g	白芍 15g	熟地黄 20g	杜仲 20g
鸡血藤 20g			

1 天 1 付，5 付，水煎服。

【按语】"女子以肝为先天"，肝气郁结则经行不畅甚至闭经，故以疏肝、活血、通络之药，使气血通畅，月事以时下，后以补益气血之方善后。

22【慢性盆腔炎】蔡＊＊，女，22 岁。

初诊 2015 年 5 月 17 日，外院诊断为"盆腔炎"；刻诊：平素经量少，经行 2～3 天，舌淡少苔，脉沉细。

【诊断】肝阴虚。

【治法】滋补肝阴。

【处方】

黄芪 20g	栀子 9g	柴胡 15g	白芍 20g
当归 12g	鸡血藤 20g	茯苓 20g	怀山药 20g
生地黄 20g	牡丹皮 12g	山茱萸 20g	泽兰 12g
肉苁蓉 20g			

1 天 1 付，5 付，水煎服。

复诊 2015 年 5 月 31 日，药后症减，诉少腹微痛，月经量有所增加，舌淡苔薄白，脉沉细。

【诊断】肝脾气虚。

【治法】补益肝脾。

【处方】

桂枝 12g	桃仁 10g	川芎 10g	六月雪 20g

凌霄花 9g　　　薏苡仁 20g　　　茯苓 20g　　　　黄芪 20g

仙鹤草 30g　　　泽兰 10g　　　红藤 20g

1 天 1 付，5 付，水煎服。

【按语】对于慢性盆腔炎症，应以扶正为主。而此时患者已出现月经量少，因此治疗之法应以补益气血，使正气旺盛，经血充足为主，再佐以清热活血之药治疗痊愈。

23【月经不调】叶 **，女，48 岁。

初诊　停经 2 个月，上次月经推迟 10 天，白带量少，舌淡，苔白，脉细。

【治法】补脾益肾。

【诊断】脾肾两虚。

【处方】

黄芪 20g　　　山茱萸 20g　　　麦门冬 20g　　　木瓜 12g

当归 12g　　　川芎 10g　　　白芍 15g　　　生地黄 20g

淫羊藿 10g　　　仙茅 10g　　　甘草 6g　　　白术 15g

柴胡 15g

1 天 1 付，5 付，水煎服。

【按语】女子七七，气血衰弱，应为天癸绝，故方用补气养血滋阴之药，以期更年期推迟。为恐生湿滞，加入健脾之木瓜、白术。柴胡疏肝健脾，同时本方有二仙汤意，患者后诉两剂经行，继续调理脾肾而经行正常。

24【月经不调】张 **，女，32 岁。

初诊　月经推迟 10 余天，流产 2 次，手脚冰凉，舌淡，苔白厚，脉弱。

【诊断】肝肾不足。

【治疗】补肝益肾。

【处方】

杜仲 20g　　　桑寄生 20g　　　鹿角霜 10g　　　菟丝子 20g

当归 12g	生地黄 20g	北沙参 20g	枸杞 20g
麦门冬 15g	川楝子 12g	柴胡 15g	茯苓 20g
白术 15g			

1 天 1 付，3 付，水煎服。

复诊　药后经行，诸症缓解，舌淡，苔白，脉细，效不更方，原方继服 5 剂。

【按语】有过流产史的妇科疾病，多属于肝肾不足。以杜仲、桑寄生、菟丝子补其肝肾不足，更以滋阴疏肝之一贯煎调理气机。以柴胡梳理半表半里，恐一贯煎滋腻过多，以茯苓、白术健脾化湿助脾运化，同时为补后天以安先天。

25【妊娠黄疸】唐**，女，26 岁。

初诊　怀孕 7 个月，黄疸，眼睛淡黄，乏力气短、纳差，舌淡苔黄，脉细弱。

【诊断】湿邪困阻。

【治法】理气化湿。

【处方】

藿香 10g	佩兰 10g	砂仁 6g	木香 6g
黄芪 15g	陈皮 6g	太子参 20g	白术 15g
茯苓 15g	炙甘草 6g		

1 天 1 付，3 付，水煎服。

复诊，药后黄退，纳食尚可，舌淡苔薄黄，脉细，原方去黄芪、茯苓，继服 3 付。

【按语】考虑是孕妇 7 个月，患者因为气虚湿困而致的黄疸，杨在纲教授运用藿香、佩兰除湿，用砂仁、木香健运脾胃，再配合余下药味大补脾气，促进脾胃运化，一则治病，二则保胎。

26【月经不调】周*，女，38 岁。

初诊　月经推后 10 余天，腹痛，腰痛，白带增多，少气懒言，大便溏薄，舌淡少苔，脉弱。

【诊断】气阴两虚。

【治法】益气养阴。

【处方】

黄芪 20g	太子参 20g	桂枝 12g	桃仁 10g
当归 12g	川芎 10g	白芍 15g	熟地黄 20g
茯苓 15g	柴胡 15g	白术 15g	杜仲 20g
益智仁 10g			

1 天 1 付，7 付，水煎服。

复诊 诉服药 2 剂月经已行，唯经行腹痛，腰酸，舌淡，苔白脉细。

【诊断】脾肾两虚。

【治法】补益脾肾。

原方去桂枝、桃仁、茯苓，加月季花 6g、淫羊藿 10g、菟丝子 20g，继服 5 付。随访 3 个月，经行正常。

【**按语**】患者月经推后，伴有痛经，脉弱可见其气阴两虚，故用桃红四物汤加味，黄芪和太子参补脾气，桂枝调理阴阳，杜仲治疗肾虚腰痛，柴胡疏肝理气，脾肾双补以善其后。

27【月经不调】王 **，女，39 岁。

初诊 月经淋漓不尽 2 个月，经行紊乱，经量少，烦躁易怒，两胁胀满，舌淡红，苔白腻，脉细。

【诊断】气郁湿阻。

【治法】理气化湿。

【处方】

黄柏 12g	苍术 12g	薏苡仁 20g	牛膝 20g
生地黄 20g	地骨皮 15g	杜仲 20g	红藤 20g
当归 12g	益母草 10g	万年荞 20g	

1 天 1 付，3 付，水煎服。

复诊 诉药后经停，诸症缓解，唯感眠差，舌淡，苔白，脉弦。

【诊断】气郁。

【治法】理气解郁。

【处方】

香附 12g	苍术 12g	栀子 20g	川芎 20g
神曲 20g	凌霄花 10g	杜仲 20g	红藤 20g
当归 12g	玫瑰花 6g	合欢花 10g	

1 天 1 付，3 付，水煎服。

【按语】患者湿气阻滞导致月经紊乱，应化湿理气，活血调经，故用万年荞、苍术、薏苡仁除湿，以"两地"①、黄柏清热滋阴，以当归、大红藤、牛膝、益母草活血调经，湿去则经自调。

28【月经不调】刘**，女，28 岁。

初诊 月经量少，一月行经两次，经前周身酸痛，脾气急躁，舌淡，苔白，脉弦。

【诊断】肝气不足。

【治法】补肝益气。

【处方】

黄芪 20g	山茱萸 20g	太子参 30g	当归 12g
川芎 10g	白芍 15g	熟地黄 20g	干姜 9g
白术 15g	炙甘草 6g	菟丝子 20g	

1 天 1 付，5 付，水煎服。

复诊 诉药后症减，仍感乏力，腰酸，情绪有所缓解，眠差，舌红少苔，脉弦细。

【诊断】肝阴虚。

【治法】养阴柔肝。

【处方】

黄芪 20g	山茱萸 20g	沙参 30g	当归 12g
枸杞 20g	麦门冬 20g	熟地黄 20g	月季花 9g

----

① 生地黄、地骨皮。

茯苓 15g　　　炙甘草 6g　　　川楝子 12g

1 天 1 付，5 付，水煎服。

三诊　月事已行，周期 24 天，仍诉腰酸，纳眠俱可，余无特殊，舌红少苔，脉细数。

【诊断】肝阴虚。

【治法】养阴柔肝。

【处方】

黄芪 20g　　　山茱萸 20g　　麦门冬 30g　　当归 12g
川芎 10g　　　白芍 15g　　　熟地黄 20g　　木瓜 20g
白术 15g　　　炙甘草 6g　　　菟丝子 20g　　枣仁 20g
苦参 10g

1 天 1 付，5 付，水煎服。

【按语】患者月经一月两次，量少，周身酸痛，脾气急躁，可见气血不足，应补气、补血，故用四物汤补血，辅以黄芪、太子参、白术补气，以菟丝子滋补肝肾，治疗过程中始终贯穿养阴柔肝，故终获良效。

29【带下】顾 **，女，40 岁。

初诊　白带呈酱色，疲惫，腰疼，月经量少，舌尖红，苔白，脉沉。

【诊断】脾肾两虚。

【治法】补脾益肾。

【处方】

当归 12g　　　熟地黄 20g　　杜仲 20g　　　补骨脂 20g
知母 12g　　　陈皮 6g　　　　法半夏 20g　　党参 20g
白术 15g　　　茯苓 15g　　　炙甘草 6g　　　川芎 10g
矮地茶 20g

1 天 1 付，5 付，水煎服。

复诊　诉药后症状明显缓解，舌淡，苔白润，脉沉细，效不更方，原方继服 5 剂。

【按语】患者月经不正常，量少，精神不佳，白带异常，脾肾两虚，故用四物汤补血，用二陈汤去痰饮，用矮地茶治疗白带异常，用补骨脂温肾助阳。

30【痛经】周**，女，28岁。

初诊 诉经行腹痛，月经色黑，四肢发凉，纳差，舌淡紫苔白，脉沉涩。

【诊断】下焦瘀阻。

【治法】散寒化瘀。

【处方】

桂枝 12g	桃仁 10g	红花 6g	干姜 9g
川芎 10g	茯苓 20g	当归 12g	延胡索 12g
小茴香 6g	赤芍 15g	刘寄奴 15g	凌霄花 10g
怀山药 20g			

1天1付，7付，水煎服。

复诊 诉服药5剂后，月经已行，疼痛较前有所缓解，仍感形寒肢冷，纳食尚可，舌淡，苔白润，脉沉。

【诊断】下焦寒凝。

【治法】温阳散寒。

【处方】

肉桂 6g	木香 6g	红花 6g	干姜 9g
川芎 10g	茯苓 20g	当归 12g	枸杞 20g
小茴香 6g	赤芍 15g	荔枝核 9g	凌霄花 10g
乌药 12g			

1天1付，5付，水煎服。

患者于每次月经前1周服药，连服两个周期，患者月经正常。

【按语】患者痛经，月经色黑，舌淡紫提示有瘀血，随用当归芍药散化裁活血通经，化瘀止痛，用小茴香、刘寄奴、延胡索止腹痛，用凌霄花活血化瘀，用药精当故痛经得愈。

31【痛经】史 **，女，26 岁。

初诊　经行提前，经前腹痛（有血块），胃脘时感不适，纳食差，舌淡紫苔白，脉弦。

【诊断】气郁。

【治法】理气解郁。

【处方】

香附 10g	川芎 10g	神曲 6g	栀子 9g
苍术 12g	紫苏 10g	升麻 6g	枳壳 12g
白芍 15g	甘草 6g	柴胡 15g	怀山药 20g
白蔻 6g			

1 天 1 付，7 付，水煎服。

复诊　经期未至，诉服药后胃脘饱胀缓解，纳食可，舌淡，苔白，脉细，效不更方，原方继服 5 付。

三诊　诉药后经行，月经正常，已无痛经，舌淡，苔白，脉细，嘱患者每次经行前一周服此方 3 剂，连续 3 个周期，后月事正常。

【按语】患者诉说语气较为着急，疑与经期提前、腹痛等症状有关，遂用越鞠丸合四逆散化裁，理气解郁，宽中除满。

32【月经不调】罗 *，女，44 岁。

初诊　月经量多，头晕（漂浮感），行经 1 个月，疲惫乏力，腰膝酸软，舌淡红，少苔，脉弱。

【诊断】阳气虚。

【治法】温阳补气。

【处方】

附子 12g	赤石脂 20g	炒白术 15g	甘草 6g
生地黄 20g	黄芩 9g	黄芪 20g	泡参 30g
地榆炭 15g	藕节 15g	焦楂 30g	茜草 10g
益母草 10g			

1 天 1 付，3 付，水煎服。

复诊 诉药后经停，仍感乏力气短，舌淡红苔薄黄，脉弱。

【诊断】气血两虚。

【治法】气血双补。

【处方】

黄芪 30g	凌霄花 10g	炒白术 15g	甘草 6g
生地黄 20g	黄连 3g	薄荷 6g	太子参 30g
炒杜仲 20g	川芎 20g	骨碎补 30g	泽兰 10g
益母草 10g			

1 天 1 付，7 付，水煎服。

嘱患者连服半月，后随访 3 月经行正常。

【按语】患者精神状态不佳，首先应止血，遂用地榆炭、藕节、焦楂、茜草、益母草、赤石脂、炒白术、黄芩止血，因为脉弱、疲惫遂加附子起阳气，重用黄芪、泡参补气托阳，用生地黄清热滋阴，滋补气血两月收全功。

33【月经不调】周 *，女，47 岁。

初诊 月经量少，白带少，心动过缓，潮热汗出，舌尖红，苔白，脉沉缓。

【诊断】肝肾两虚。

【治法】补益肝肾。

【处方】

淫羊藿 10g	仙茅 10g	川芎 10g	骨碎补 20g
佛手 10g	月季花 6g	玫瑰花 6g	合欢花 10g
黄芪 20g	知母 12g	柴胡 15g	桔梗 12g
升麻 6g			

1 天 1 付，7 付，冲服。

复诊 经期未到，诉诸症有所缓解，但仍感乏力，心悸，腰酸，舌淡，苔白，脉沉。

【诊断】肝肾两虚。

【治法】补肝益肾。

【处方】

淫羊藿 10g	仙茅 10g	炒杜仲 20g	菟丝子 20g
白芍 15g	佛手 10g	茯苓 20g	鹿含草 10g
绿萼梅 6g	莲子 20g	山茱萸 20g	泽泻 12g
黄芪 20g			

1 天 1 付，7 付，冲服。

三诊　药后经行，月经量较前有所增加，精神状况有所改善，白带略有增加，外阴瘙痒。舌淡，苔白，脉沉细。

【诊断】肝肾两虚。

【治法】补益肝肾。

【处方】

淫羊藿 10g	仙茅 10g	栀子 9g	柴胡 15g
白芍 15g	当归 12g	茯苓 20g	怀山药 20g
熟地黄 20g	牡丹皮 12g	山茱萸 20g	泽泻 12g
重楼 10g			

1 天 1 付，10 付，冲服。

嘱患者加强运动。

【按语】患者经量少，脉沉缓，应阴阳并补，遂用"二仙"①、六味地黄丸补阴阳，白带少、外阴瘙痒遂加入重楼以清热解毒，用柴胡疏肝解郁，药后经行，继续补益肝肾以资巩固。

34【月经不调】张 *，女，38 岁。

初诊　多次做试管婴儿，未成功，月经量少（2～3 天），频繁感冒，小腹冷凉，疲惫，舌淡，苔黄厚，脉弱。

【诊断】肝经湿阻。

【治法】清肝利湿。

【处方】

黄芪 20g	生地黄 20g	徐长卿 10g	十大功劳 15g

---

① 仙灵脾（淫羊藿）、仙茅。

当归 12g	干姜 9g	泽泻 12g	白术 15g
砂仁 6g	党参 20g	莲子 15g	薏苡仁 20g
炙甘草 6g			

1 天 1 付，10 付，冲服。

复诊 诉药后症减，月经已行，量较前有所改善，已无小腹冷凉之症，但感乏力，白带量多色黄，舌红苔黄腻，脉细。

【诊断】肝经湿阻。

【治法】清肝利湿。

【处方】

黄芩 9g	生地黄 20g	龙胆草 9g	车前子 20g
当归 12g	栀子 9g	泽泻 12g	柴胡 15g
砂仁 6g	川芎 10g	白芍 15g	薏苡仁 20g
虎杖 12g			

1 天 1 付，10 付，冲服。

后患者告知药后已成功受孕。

【按语】患者体质弱，血虚，乏力，又湿热重，应补泻兼施，随用龙胆泻肝汤化裁祛肝经湿热，而后再添补益药强壮身体，调经正常后成功受孕。

35【闭经】杨**，女，45 岁。

初诊 卵巢囊肿切除后，闭经 7 个月，白带量少，神疲乏力，纳差，腰膝酸软，舌淡苔薄黄，脉沉细。

【诊断】脾虚。

【治法】补气健脾。

【处方】

柴胡 15g	郁金 10g	干姜 9g	枳实 12g
大枣 10g	仙鹤草 30g	法半夏 20g	茯苓 15g
白术 15g	党参 20g	当归 12g	杜仲 20g
淫羊藿 10g			

1 天 1 付，7 付，冲服。

复诊 患者服药后经仍未行，腰酸乏力，纳食尚可，舌淡，苔白，脉细。

【诊断】脾肾两虚。

【治法】补益脾肾。

【处方】

柴胡 15g	仙茅 10g	菟丝子 20g	肉苁蓉 20g
大枣 10g	仙鹤草 30g	莲子 20g	桃仁 10g
白术 15g	党参 20g	当归 12g	杜仲 20g
淫羊藿 10g			

1 天 1 付，7 付，冲服。

三诊 患者服药后经仍未行，感心烦，眠差，白带有所增多，舌淡，苔白润，脉沉弦。

【诊断】脾肾两虚。

【治法】补脾益肾。

【处方】

黄芪 15g	郁金 10g	月季花 6g	玫瑰花 6g
大枣 10g	仙鹤草 30g	法半夏 20g	茯苓 30g
白术 15g	党参 20g	桑葚 20g	杜仲 20g
淫羊藿 10g			

1 天 1 付，7 付，冲服。

四诊 患者服药后经行，仍诉心烦，胁肋胀满，口苦，纳食尚可，白带色黄，舌淡，苔中根部微黄，脉沉涩。

【诊断】瘀阻。

【治法】行气化瘀。

【处方】

柴胡 15g	酒制大黄 10g	干姜 9g	枳实 12g
大枣 10g	黄芩 9g	法半夏 20g	赤芍 15g
桃仁 10g	红花 6g	当归 12g	川芎 10g
生地黄 30g			

1 天 1 付，10 付，冲服。

嘱患者保持心情舒畅，加强锻炼。

【按语】 这些症状是因为卵巢切除之后激素紊乱造成的，患者口苦，舌淡，苔中根部微黄，可用大柴胡汤改善体质，加桃红四物汤活血化瘀。

36**【月经不调】** 史 *，女，26 岁。

初诊 月经提前，心烦潮热，易怒，小便短赤，舌红少苔，脉沉细。

【诊断】 肝阴虚。

【治法】 滋补肝阴。

【处方】

柴胡 15g	白芍 15g	当归 12g	生地黄 20g
沙参 20g	枸杞 15g	麦门冬 15g	川楝子 12g
女贞子 15g	地骨皮 15g	牡丹皮 10g	麦芽 15g
栀子 9g			

1 天 1 付，7 付，水煎服。

复诊 患者服药后经行但仍提前 9 天，诉腰膝酸软，眠差，舌红少苔，脉弦细。

【诊断】 肝肾阴虚。

【诊断】 补肝益肾。

【处方】

柴胡 15g	白芍 15g	当归 12g	生地黄 20g
大枣 10g	栀子 9g	麦门冬 15g	茯苓 20g
山药 15g	丹皮 15g	山茱萸 20g	泽泻 12g
桑寄生 20g			

1 天 1 付，7 付，水煎服。

三诊 患者服药后月事正常，周期 27 天，但仍诉纳食差，畏寒，舌淡嫩，脉沉细。

【诊断】 肝脾不调。

【治法】 疏肝健脾。

【处方】

柴胡 15g	白芍 15g	陈皮 6g	法半夏 20g
党参 20g	白术 15g	茯苓 15g	甘草 6g
干姜 9g	白蔻 6g	川芎 10g	麦芽 15g
栀子 9g			

1天1付，7付，水煎服。

【按语】患者经行提前从肝论治，舌红少苔，是为阴虚，遂用一贯煎，加清热之品，久病及肾，故复诊补肝肾之阴而月事正常，终以调理肝脾收功。

37【月经不调】吴**，女，27岁。

初诊 经行紊乱，先后不定期，形寒肢冷，白带清稀，舌淡嫩，苔白，脉弦。

【诊断】寒凝肝脉。

【治法】疏肝散寒。

【处方】

黄芪 20g	桂枝 12g	桃仁 10g	当归 12g
川芎 10g	白芍 15g	熟地黄 20g	干姜 9g
茯苓 20g	凌霄花 10g	虎杖 12g	泽兰 10g
八月札 10g			

1天1付，5付，水煎服。

【按语】患者经行紊乱从肝论治，舌淡嫩提示有寒气，遂用桃红四物汤化裁活血化瘀，加黄芪、桂枝补虚，加凌霄花、八月札活血通经止痛，药后经行正常。

38【月经不调】张*，女，37岁。

初诊 月经量少，色黑，畏寒，乏力气短，眠差，舌淡红苔白，脉弦细。

【诊断】肝血虚。

【治法】补益肝血。

【处方】

郁金 10g	麦门冬 20g	木瓜 15g	枣仁 20g
当归 12g	白芍 12g	苍术 12g	栀子 9g
熟地黄 20g	川芎 10	玫瑰花 6g	

1 天 1 付，10 付，冲服。

复诊 经期未到，但诸症有所缓解，舌淡苔微黄，脉细。

【诊断】肝脾两虚。

【治法】疏肝健脾。

【处方】

黄芪 20g	山茱萸 20g	党参 20g	白术 20g
茯苓 15g	枣仁 20g	当归 12g	白芍 15g
山药 20g	栀子 9g	熟地黄 20g	川芎 10g
玫瑰花 6g			

1 天 1 付，10 付，冲服。

三诊 患者服药后经行，经量较前明显增加，但诉经色偏黑，白带色黄，烦躁易怒，舌边尖红苔黄，脉弦数。

【诊断】肝经湿热。

【治法】清肝利湿。

【处方】

生地黄 20g	虎杖 12g	郁金 10g	重楼 10g
黄芩 9g	龙胆草 9g	当归 12g	香附 12g
苍术 12g	山栀 9g	神曲 15g	川芎 10g
玫瑰花 6g			

1 天 1 付，10 付，冲服。

【按语】患者经量少，有血块，但舌边尖红、苔微黄，提示有湿热，遂用龙胆泻肝汤合香附、郁金、虎杖、重楼以清泄肝火，清热解毒。

39【带下】冯*，女，25岁。

初诊 心烦气躁，眠差，少腹隐痛，外阴瘙痒，白带呈水样，舌边尖红，苔白厚，脉弱。

【诊断】下焦湿热。

【治法】清利湿热。

【处方】

黄柏 12g	苍术 12g	薏苡仁 20g	牛膝 20g
土茯苓 20g	苦参 10g	红藤 20g	芡实 20g
海螵蛸 10g	茜草 10g	马齿苋 20g	紫花地丁 20g
蒲公英 20g			

1 天 1 付，5 付，水煎服。

复诊　患者服药后症减，白带明显减少，外阴瘙痒减轻，舌淡，苔白润，脉细。

【诊断】湿阻。

【治法】理气化湿。

【处方】

黄柏 12g	苍术 12g	薏苡仁 20g	牛膝 20g
山药 20g	苦参 10g	老鹳草 10g	芡实 20g
川芎 10g	莲子 20g	马齿苋 20g	紫花地丁 20g
蒲公英 20g			

1 天 1 付，5 付，水煎服。

【按语】 外阴瘙痒，白带呈水样，苔白厚，一副湿浊下注之表现，随用四妙丸化裁祛湿，加土茯苓、苦参、马齿苋、紫花地丁、蒲公英以祛湿解毒，加红藤、茜草活血，加芡实、海螵蛸止带，药后症减，继用理气化湿之剂以资巩固。

40【月经不调】唐 **，女，42 岁。

初诊　乏力气短、头晕耳鸣，经行推迟 1 个月，腰膝酸软，舌淡，苔白，脉弱。

【诊断】气血两虚。

【治法】气血双补。

【处方】

黄芪 20g	枸杞 20g	仙鹤草 30g	当归 12g
川芎 10g	白芍 15g	白术 15g	茯苓 20g
怀山药 20g	山茱萸 20g	太子参 20g	菊花 9g
八月札 10g			

1天1付，5付，水煎服。

复诊 患者服药后经行，诸症缓解，效不更方，原方继服7剂。

【按语】 患者经期推迟源于气血不足，遂用十全大补丸化裁大补阴阳，八月札疏肝理气，菊花散风清热，仙鹤草补虚，枸杞补血。气血调和，月经自然来。

41【闭经】何 **，女，36岁。

初诊 闭经2个月，痰多，心烦意乱，眠差，舌淡，苔白，脉滑。

【诊断】 气郁痰阻。

【治法】 理气化痰。

【处方】

薄荷 10g	白芍 15g	甘草 6g	白术 15g
当归 12g	茯苓 20g	柴胡 15g	陈皮 6g
法半夏 20g	桂枝 12g	桃仁 10g	

1天1付，5付，水煎服。

复诊 患者服药后经仍未行，但睡眠有所改善，诉少腹隐痛，似月经将来之征，仍心烦痰多，舌淡，苔白，脉弦滑。

【诊断】 气郁痰阻。

【治法】 行气解郁化痰。

【处方】

薄荷 10g	白芍 15g	甘草 6g	白术 15g
当归 12g	茯苓 20g	柴胡 15g	陈皮 6g
法半夏 20g	桂枝 12g	桃仁 10g	鹿含草 10g
川牛膝 20g			

1天1付，5付，水煎服。

三诊 服药1剂月事已行，诸症缓解，舌淡，苔白，脉细。

【诊断】肝脾两虚。

【治法】疏肝健脾。

【处方】

薄荷 10g	白芍 15g	甘草 6g	白术 15g
当归 12g	茯苓 20g	柴胡 15g	陈皮 6g
法半夏 20g	杜仲 15g	沙苑子 15g	鹿含草 10g
绿萼梅 6g			

1天1付，5付，水煎服。

【按语】患者痰多，舌淡，苔白，脉滑，提示有痰湿，胞宫气机被痰湿阻滞，应祛痰湿兼调经，遂用柴胡疏肝散化裁疏肝理气祛痰，桃仁、桂枝活血通经，兼以鹿含草补益肝肾，川牛膝引血下行，故月事得以时下，继以疏肝健脾之法治疗。

42【乳房胀痛】张*，女，52岁。

初诊 乏力气短、纳差、畏寒，乳房胀痛，大便溏稀，舌淡嫩苔白，边有齿痕，脉弱。

【诊断】阳虚。

【治法】温阳益肾。

【处方】

夏枯草 15g	淫羊藿 10g	巴戟天 20g	干姜 9g
白果 10g	黄芪 20g	甘草 6g	柴胡 15g
陈皮 6g	党参 20g	升麻 6g	当归 12g
白术 15g			

1天1付，7付，水煎服。

复诊 药后诸症缓解，已无乳房胀痛，效不更方，原方继服7付，以资巩固。

【按语】乳房胀痛属于气滞，随用补中益气汤合夏枯草、白果化裁提升阳气、散结，患者畏寒，故加入淫羊藿、巴戟天、干姜以补阳气。

43【月经先期】王 **，女，47 岁。

初诊 腰膝酸软、乏力气短，月经提前，经色暗淡，白带清稀量多，舌淡，苔白，脉弱。

【诊断】肝肾不足。

【治法】补肝益肾。

【处方】

黄芪 30g	知母 12g	杜仲 30g	淫羊藿 10g
佛手 10g	菟丝子 10g	白芍 15g	莲子 20g
白术 15g	柴胡 15g	茯苓 20g	郁金 10g
凌霄花 10g			

1 天 1 付，5 付，水煎服。

复诊 患者服药后经未行，但精神状态有所好转，白带减少，仍诉腰膝酸软，眠差，纳差，舌淡，苔白，脉细。

【诊断】肝肾两虚。

【治法】补益肝肾。

【处方】

黄芪 30g	知母 12g	山茱萸 30g	淫羊藿 10g
佛手 10g	薄荷 10g	白芍 15g	甘草 6g
白术 15g	当归 12g	茯苓 20g	柴胡 15g
桃仁 10g			

1 天 1 付，5 付，水煎服。

三诊 药后经行正常，诸症缓解，诉时感心烦意乱，潮热汗出，舌淡，苔白，脉弦细。

【诊断】肝肾两虚。

【治法】补肝益肾。

【处方】

黄芪 30g	知母 12g	山茱萸 30g	淫羊藿 10g
凌霄花 10g	月季花 6g	白芍 15g	老鹳草 10g
沙苑子 15g	金樱子 15g	仙茅 10g	山药 20g
川芎 10g			

1天1付，5付，水煎服。

【按语】患者47岁，又因月经提前而致身体健康下滑，应在调经的基础上给予滋养的药物，遂用柴胡疏肝散化裁疏肝解郁，肝和则经自调，再加黄芪、知母、山茱萸、淫羊藿补气滋阴，桃仁活血化瘀；并嘱患者加强营养，好好休息。

44**【带下】**冯*，女，25岁。

初诊 支原体感染，外阴瘙痒，月经量少，白带如豆腐渣样改变，口苦，咽痛，有痰，外感，舌尖红，苔白，脉细。

【诊断】肝经湿阻。

【治法】清肝利湿。

【处方】

土茯苓20g	红藤20g	败酱草20g	川芎10g
当归12g	紫花地丁20g	怀山药20g	柴胡15g
黄芩9g	法半夏20g	党参20g	大枣10g
炙甘草6g			

1天1付，5付，水煎服。

复诊 外阴瘙痒好转，月经已行，经量有所增加，白带清稀量多，口苦咽痛缓解，大便黏滞不爽，舌尖红，苔白，脉细。

【诊断】肝经湿阻。

【治法】理气化湿。

【处方】

土茯苓20g	红藤20g	败酱草20g	川芎10g
白果10g	紫花地丁20g	怀山药20g	马鞭草15g
黄连6g	薏苡仁20g	党参20g	十大功劳15g
虎杖12g			

1天1付，5付，水煎服。

【按语】患者有外感，口苦，咽痛，遂用小柴胡汤化裁调和少阳；白带如豆腐渣样改变，遂用土茯苓、红藤、败酱草、紫花地丁来调理白带；又加当归、川芎、怀山药以调整月经。

45【痛经】魏 **，女，20 岁。

初诊 经行腹痛，经色暗淡，内有血块，痛时呕吐，舌淡，苔白厚，脉滑。

【诊断】痰瘀互结。

【治法】理气化痰，活血祛瘀。

【处方】

五灵脂 6g	蒲黄 10g	川芎 10g	当归 12g
延胡索 12g	桂枝 12g	赤芍 20g	生地黄 20g
干姜 9g	乌药 12g	黄芩 9g	

1 天 1 付，7 付，冲服。

复诊 患者服药后已无腹痛，效不更方，原方继服 7 剂，嘱患者每次经行前 1 周，服此方 7 剂，连服两个周期，后再无发作。

【按语】 患者行经腹痛，遂用四物汤清热补血，用失笑散活血化瘀，用延胡索、乌药行气止痛，用干姜温中散寒，用黄芩清热燥湿。

46【痛经】陈 *，女，18 岁。

初诊 经行腹痛，色黑，白带量多，经期推迟，形寒肢冷，乏力气短，小便清长，舌淡，苔白，脉沉细。

【诊断】寒凝。

【治法】散寒止痛。

【处方】

黄芪 30g	肉桂 6g	干姜 9g	党参 20g
白术 15g	炙甘草 6g	五灵脂 6g	蒲黄 10g
怀山药 20g	川芎 10g	蒲公英 20g	紫花地丁 20g
马齿苋 20g			

1 天 1 付，7 付，冲服。

复诊 药后痛减，白带减少，但仍感乏力，畏寒，舌淡，苔白，脉细。

【诊断】寒凝。

【治法】散寒止痛。

【处方】

黄芪 30g	肉桂 6g	干姜 9g	党参 20g
白术 15g	炙甘草 6g	五灵脂 6g	蒲黄 10g
怀山药 20g	川芎 10g	菟丝子 20g	巴戟天 20g
桃仁 10g			

1 天 1 付，7 付，冲服。

【按语】患者舌淡，苔白，脉沉细，其经期推迟是由于寒邪所致，遂用黄芪、肉桂、干姜、党参、白术、怀山药、炙甘草以补阳气；经期腹痛、色黑说明有瘀血，加失笑散；白带量多加川芎、蒲公英、紫花地丁、马齿苋，用药精当，痛经自愈。

47【痛经】付**，女，24 岁。

初诊　经行腹痛伴乳房胀痛，白带偶见量多，性急，舌红苔黄腻，脉弦数。

【诊断】肝经湿阻。

【治法】清肝利湿。

【处方】

黄芩 9g	黄连 6g	当归 12g	川芎 10g
赤芍 20g	生地黄 20g	十大功劳 15g	薏苡仁 30g
徐长卿 15g	桃仁 10g	柴胡 15g	苍术 12g
木瓜 15g			

1 天 1 付，7 付，冲服。

复诊　月经未到，诉已无乳房胀痛，但感乏力，头晕，纳差，白带色黄，舌红苔白厚，脉滑数。

【诊断】肝经湿阻。

【治法】理气化湿。

【处方】

| 黄芩 9g | 黄连 6g | 当归 12g | 川芎 10g |
| 赤芍 20g | 生地黄 20g | 郁金 15g | 薏苡仁 30g |

| 月季花 6g | 虎杖 12g | 红藤 20g | 苍术 12g |
| 焦楂 20g | | | |

1 天 1 付，7 付，冲服。

三诊 本次行经已无腹痛，诉白带量多色黄，两胁微胀，舌边尖红，苔白腻，脉滑。

【诊断】肝经湿阻。

【治法】清肝利湿。

【处方】

黄芩 9g	黄连 6g	当归 12g	川芎 10g
赤芍 20g	生地黄 20g	五灵脂 6g	蒲黄 10g
徐长卿 15g	桃仁 10g	桂枝 12g	

1 天 1 付，7 付，冲服。

【按语】患者为热性体质，遂用黄芩、黄连清热泻火；行经腹痛伴乳房胀痛遂用四物汤合失笑散加徐长卿、桃仁、桂枝以补血、活血、止痛。用方宗旨在于清肝利湿，肝气得舒，湿气得去，自然经行痛止。

48【月经不调】司 *，女，22 岁。

初诊 脱发，发黄，乏力气短，面黄眠差，月经提前或推迟，经行腹中自觉有气，脉沉弦细，舌淡，苔白。

【诊断】肝血虚。

【治法】养血柔肝。

【处方】

炙黄芪 20g	桃仁 10g	红花 6g	枸杞 20g
麦门冬 15g	木瓜 15g	甘草 6g	制首乌 20g
怀山药 20g	当归 12g	川芎 10g	白芍 15g
生地黄 20g			

1 天 1 付，5 付，水煎服。

复诊 患者服药后经行正常，但仍感头晕乏力，舌淡，苔白，脉沉细。

【诊断】气血两虚。

【治法】补益气血。

【处方】

炙黄芪 30g	知母 12g	山茱萸 30g	枸杞 20g
麦门冬 15g	枣仁 15g	甘草 6g	制首乌 20g
补骨脂 20g	当归 12g	川芎 20g	白芍 15g
生地黄 20g			

1天1付，7付，水煎服。

【按语】经行，腹中自觉有气，可以看出患者体内较虚，而其他症状体征也提示了这一点，遂用桃红四物汤化裁活血通经，再加黄芪、麦门冬、枸杞等补益药物强壮体质，血充盈则经自来。

49【月经量少】刘＊＊，女，33岁。

初诊　手足心热，口渴，经量少，腰痛，血糖偏高，畏寒，性急，舌淡紫苔白，脉涩。

【诊断】肾气虚。

【治法】补益肾气。

【处方】

附子 12g	肉桂 6g	怀山药 20g	鹿角霜 10g
枸杞 20g	杜仲 20g	当归 12g	熟地黄 20g
山茱萸 12g	菟丝子 20g	黄芪 20g	知母 12g
葛根 20g			

1天1付，7付，冲服。

复诊　患者服药后诸症大减，效不更方，原方10付继服，嘱患者加强运动，保持心情愉快。

【按语】患者手足发热为虚热；口渴、经量少、脉涩提示血虚；畏寒，说明是阳虚发热。此时不应清热，应滋阴壮阳为主，遂用右归丸加黄芪、知母以温补肾阳，其血糖偏高遂加葛根以生津。

50【恶露不尽】代 *，女，33 岁。

初诊 产后恶露不尽 2 周，纳差呕恶，易外感，四肢冰凉，舌淡苔薄白，脉弱。

【诊断】气虚瘀阻。

【治法】补气化瘀。

【处方】

黄芪 20g	白术 15g	防风 12g	益母草 10g
当归 12g	川芎 10g	桃仁 10g	甘草 6g
炮姜 9g	泽兰 10g	骨碎补 20g	

1 天 1 付，7 付，冲服。

复诊 药后恶露已尽，唯感畏寒、纳差，舌淡，苔白，脉细。

【诊断】阳气亏虚。

【治法】温阳益气。

【处方】

黄芪 20g	附子 15g	桂枝 12g	泡参 30g
白芍 15g	川芎 10g	羌活 12g	甘草 6g
生姜 6g	大枣 10g	细辛 6g	防风 12g
竹叶 6g			

1 天 1 付，7 付，冲服。

【按语】产后多虚、多瘀，患者恶露不尽，遂用生化汤活血化瘀，温里定痛，其四肢冰凉，怕其产后外感风寒，遂加玉屏风散益气固表，加骨碎补以补肾强骨，续伤止痛。药后症减，再以温阳固表之方善后。

51【闭经】冯 *，女，19 岁。

初诊 闭经 2 月，心烦性急，两胁胀满，纳眠尚可，舌淡胖尖红，苔白厚，脉沉弦。

【诊断】气郁。

【治法】理气解郁。

【处方】

牡丹皮 12g	栀子 9g	桃仁 10g	鸡血藤 20g
白芍 20g	甘草 6g	当归 12g	茯苓 20g
柴胡 15g	枳实 12g	酒制大黄 10g	红花 6g
黄芩 10g			

1 天 1 付，7 付，冲服。

复诊　药后经行，诸症缓解，但诉经行腹痛，色黑内有血块，舌淡胖，苔白厚，脉弦滑。

【诊断】气郁湿阻。

【治法】行气化湿。

【处方】

香附 12g	栀子 9g	桃仁 10g	苍术 12g
川芎 20g	甘草 6g	薏苡仁 30g	茯苓 20g
荷叶 10g	虎杖 12g	焦楂 20g	徐长卿 15g
猫爪草 10g			

1 天 1 付，7 付，冲服。

【按语】患者两个月未来月经，舌尖红，苔白厚，脉沉弦，提示其月经要来，但痰湿困阻，又气血不足，因两个月未来月经心烦意乱，遂用丹栀逍遥散化裁治疗肝郁血虚，内有郁热证，加鸡血藤、酒制大黄、红花以活血通经，黄芩清热燥湿，枳实破气消积，化痰散痞。药后经行，继以疏肝理气化湿之方以资巩固。

52【痛经】陈*，女，18 岁。

初诊　经行腹痛，白带色黄，腰胀，经行伴血块，舌淡，尖红，苔薄白，脉沉弦。

【诊断】下焦瘀阻。

【治法】温阳散瘀。

【处方】

川芎 10g	五灵脂 6g	蒲黄 10g	当归 12g

延胡索 12g	肉桂 6g	赤芍 15g	干姜 9g
黄柏 12g	苍术 12g	红藤 20g	紫花地丁 20g
蒲公英 20g			

1 天 1 付，7 付，冲服。

复诊 本次已无痛经，但仍诉白带色黄量多，舌淡，苔白，脉弦滑。

【诊断】湿阻。

【治法】补气化湿。

【处方】

川芎 20g	徐长卿 10g	老鹳草 10g	当归 12g
月季花 6g	茯苓 20g	川牛膝 20g	马齿苋 20g
黄柏 12g	苍术 12g	红藤 20g	紫花地丁 20g
蒲公英 20g			

1 天 1 付，7 付，冲服。

【**按语**】患者为虚热性的痛经伴血块，遂用少腹逐瘀汤加红藤去小茴香化裁，活血祛瘀，温经止痛，白带色黄遂加黄柏、苍术、紫花地丁、蒲公英以调理白带。药后症减，唯白带量多，故以理气健脾化湿之方以善其后。

53【带下】彭*，女，31 岁。

初诊 多汗，畏寒，乳腺增生，性急，白带色黄量多，舌尖红，苔黄，脉弦。

【诊断】肝经湿热。

【治法】清肝利湿。

【处方】

柴胡 15g	枳壳 12g	陈皮 6g	川芎 10g
香附 12g	甘草 6g	赤芍 15g	淫羊藿 10g
杜仲 20g	巴戟天 20g	夏枯草 15g	红藤 20g
虎杖 12g			

1 天 1 付，7 付，水煎服。

复诊 药后症减，但仍感乳房胀痛，白带色黄量多，头晕乏力，舌淡白润，脉弦滑。

【诊断】气虚湿阻。

【治法】补气化湿。

【处方】

黄芪 20g	柴胡 15g	陈皮 6g	党参 20g
当归 12g	甘草 6g	白术 15g	淫羊藿 10g
杜仲 20g	巴戟天 20g	夏枯草 15g	红藤 20g
虎杖 12g			

1天1付，7付，水煎服。

三诊 患者服药后，乳房胀痛明显缓解，本次行经微有疼痛，白带色白清稀，腰胀，夜尿频多，舌淡，苔白，脉滑。

【诊断】脾肾两虚。

【治法】补脾益肾。

【处方】

黄芪 20g	柴胡 15g	陈皮 6g	党参 20g
当归 12g	甘草 6g	白术 15g	淫羊藿 10g
杜仲 20g	巴戟天 20g	凌霄花 10g	续断 20g
川牛膝 20g			

1天1付，7付，水煎服。

四诊 患者服药后已无乳房胀痛，白带正常，仍诉腰酸乏力，夜尿减少，舌淡，苔白，脉弦细。

【诊断】肾气虚。

【治法】补益肾气。

【处方】

黄芪 20g	莲子 20g	陈皮 6g	益智仁 20g
乌药 12g	山药 20g	白术 15g	淫羊藿 10g
杜仲 20g	巴戟天 20g	夏枯草 15g	玫瑰花 6g
鹿含草 12g			

1天1付，7付，水煎服。

【按语】患者虽然多汗畏寒，但性急，舌尖红，苔黄，提示肝经有湿热，遂用柴胡、香附、枳壳、陈皮、川芎、赤芍活血调肝；用虎杖祛风利湿，散瘀定痛；畏寒和乳腺增生加淫羊藿、巴戟天、杜仲、夏枯草、红藤以补阳活血，软坚散结。药后症减，患者因湿致虚，终用脾肾两补之方得以痊愈。

54【痛经】王**，女，23岁。

初诊　手足畏寒，经行腹痛，眠差，乏力气短，面黑，舌淡嫩苔白，脉弱。

【诊断】气阴两虚。

【治法】益气养阴。

【处方】

龟板 20g	黄柏 12g	砂仁 6g	干姜 9g
甘草 6g	天门冬 20g	生地黄 20g	党参 20g
白术 15g	肉桂 6g	法半夏 20g	茯苓 20g
川芎 10g			

1天1付，5付，水煎服。

【按语】患者脉弱提示气阴两虚，在此体质下的痛经和手足畏寒，应先补益气血，遂用四君子汤加龟板、天门冬、生地黄、川芎以滋补气血；加肉桂、川芎以温通经脉；舌淡嫩苔白提示有湿气，遂加法半夏、茯苓、砂仁、黄柏以去痰湿，用药精当，故药后病愈。

55【闭经】何**，女，35岁。

初诊　闭经3个月，四肢掌起水疱，饮水则起，舌淡，苔白，脉沉弦。

【诊断】气郁痰阻。

【治法】理气化痰。

【处方】

柴胡 15g	干姜 9g	酒制大黄 10g	枳实 12g

黄芩 9g	法半夏 20g	桃仁 10g	红花 6g
当归 12g	川芎 10g	白芍 15g	生地黄 20g
赤小豆 15g			

1 天 1 付，5 付，水煎服。

复诊　患者服药后经仍未行，上下肢掌湿阻，眠而易惊，脉弦滑，舌淡，苔白。

【诊断】气郁湿困。

【治法】理气化湿。

【处方】

佛手 10g	淫羊藿 10g	栀子 9g	牡丹皮 12g
薄荷 10g	赤芍 15g	甘草 6g	白术 15g
当归 12g	茯苓 15g	柴胡 15g	连翘 9g
赤小豆 15g			

1 天 1 付，5 付，水煎服。

三诊　患者服药后经行，唯量少色黑，余症大减，舌淡，苔白，脉细。

【诊断】肝脾不调。

【治法】疏肝健脾。

【处方】

佛手 10g	淫羊藿 10g	党参 20g	陈皮 6g
法半夏 10g	赤芍 15g	甘草 6g	白术 15g
当归 12g	茯苓 15g	柴胡 15g	连翘 9g
绿萼梅 6g			

1 天 1 付，5 付，水煎服。

【按语】该患者年未七七，而闭经 3 个月，其脉弦滑、舌淡，苔白，诊断为气郁湿困，以行气化湿法解之。方以佛手、淫羊藿为君药，行气解郁，调和阴阳；并佐薄荷增添轻扬之性；其眠易醒，以栀子、牡丹皮、柴胡清热解之；以赤芍、当归补血，用白术健脾化湿共补气血以生经源；以连翘、赤小豆治疗其上下肢掌湿阻；以甘草调和诸药，全方一气呵成。故经行通畅，但久病致虚，是以调理肝脾以资化源。

56【闭经】高 **，女，46 岁。

初诊 闭经 2 个月，乏力气短，心烦潮热，易怒，腰疼，白带量少，舌淡，苔白润，脉沉细。

【诊断】肝肾两虚。

【治法】补肝益肾。

【处方】

黄芪 20g	杜仲 20g	生地黄 20g	枸杞 20g
山茱萸 20g	龟板 20g	怀山药 20g	菟丝子 20g
淫羊藿 10g	仙茅 10g	骨碎补 20g	月季花 6g
凌霄花 10g			

1 天 1 付，7 付，冲服。

复诊 患者服药后，经仍未行，腰痛，感腹胀似有行经之意，白带色黄，体倦乏力，心烦潮热已无，舌淡，苔白，脉沉弦。

【诊断】肝血虚。

【治法】补益肝血。

【处方】

黄芪 20g	杜仲 20g	生地黄 20g	枸杞 20g
山茱萸 20g	龟板 20g	怀山药 20g	菟丝子 20g
牛膝 20g	川芎 10g	马齿苋 20g	紫花地丁 20g
蒲公英 20g			

1 天 1 付，10 付，冲服。

三诊 患者服药后经行，经色正常，但仍感体倦乏力，舌淡，苔白，脉沉细。

【诊断】脾肾两虚。

【治法】补脾益肾。

【处方】

黄芪 20g	莲子 20g	生地黄 20g	枸杞 20g
山茱萸 20g	川芎 20g	怀山药 20g	菟丝子 20g

淫羊藿 10g　　　仙茅 10g　　　　骨碎补 20g　　　月季花 6g

凌霄花 10g

　　　　　　　　　　　1天1付，10付，冲服。

　　【按语】患者腰痛，经行腹胀，体倦乏力，舌淡，苔白提示
肝血虚，遂用左归丸合黄芪、生地黄、川芎化裁滋阴补肾，益精
养血，白带色黄再加马齿苋、紫花地丁、蒲公英调理。药后经
行，后以补益脾肾之方善其后。

　　57【月经量少】王**，女，41 岁。

　　初诊　诉月经量少，行经两天即止，面白无华，心悸气短，
纳差，白带清稀量多，舌淡，苔白润，脉弱。

　　【诊断】气血两虚。

　　【治法】气血双补。

　　【处方】

黄芪 20g　　　肉桂 6g　　　　干姜 9g　　　　党参 20g

白术 15g　　　甘草 6g　　　　茯苓 20g　　　当归 12g

川芎 10g　　　白芍 20g　　　　熟地黄 20g　　骨碎补 20g

凌霄花 10g

　　　　　　　　　　　1天1付，10付，冲服。

　　复诊　药后经行，仍诉经量少，但心悸气短有所缓解，感乳
房经行前胀痛，白带清稀，舌淡，苔白，脉细。

　　【诊断】肝血虚。

　　【治法】补益肝血。

　　【处方】

黄芪 20g　　　鳖甲 20g　　　　山茱萸 12g　　麦门冬 20g

木瓜 15g　　　甘草 6g　　　　枣仁 20g　　　当归 12g

川芎 10g　　　白芍 20g　　　　熟地黄 20g　　骨碎补 20g

肉苁蓉 20g

　　　　　　　　　　　1天1付，10付，冲服。

　　三诊　药后诸症缓解，舌脉如前，原方继服 10 付。

四诊　经行正常，唯感乏力气短，余无特殊，舌淡，苔白，脉细。

【诊断】脾肾两虚。

【治法】补脾益肾。

【处方】

黄芪 20g	沙苑子 20g	山茱萸 12g	炒杜仲 20g
木瓜 15g	甘草 6g	续断 20g	莲子 20g
川芎 10g	狗脊 20g	老鹳草 10g	骨碎补 20g
月季花 6g			

1 天 1 付，10 付，冲服。

【按语】患者经量少，脉细提示肝血虚，遂用四物汤加黄芪、鳖甲、山茱萸、麦门冬、枣仁、骨碎补、肉苁蓉补气、补血，舌淡，苔白加木瓜以利湿。经行正常后，调补脾肾以资巩固。

58【经少】潘＊＊，女，20 岁。

初诊　月经量少，经行 3 天即止，头晕乏力，面白少华，纳差，眠差，舌淡，苔白微厚，脉细。

【诊断】肝血虚。

【治法】滋阴养血。

【处方】

黄芪 30g	山茱萸 20g	补骨脂 20g	佛手 10g
淫羊藿 10g	麦门冬 20g	木瓜 15g	甘草 6g
鸡血藤 20g	当归 12g	川芎 10g	白芍 15g
生地黄 20g			

1 天 1 付，10 付，冲服。

复诊　服药 5 付后行经，经量较之从前明显增多，余症缓解，效不更方，原方继服 10 付，嘱患者加强运动，注意饮食调理。

【按语】患者经量少，脉细提示肝血虚，遂用四物汤加黄芪、山茱萸、补骨脂、淫羊藿、麦门冬、鸡血藤化裁以补气、补血，舌淡，苔白微厚遂加木瓜以利湿。肝、脾功能得以恢复，是以经量增多，纳眠俱佳。

59【月经不调】张**，女，28岁。

初诊　产后半年，断乳后经行紊乱，一月两行，心烦眠差，大便黏滞不爽，舌边尖红，苔白腻，脉细。

【诊断】气虚痰阻。

【治法】补气化痰。

【处方】

黄芪 20g	白术 15g	黄连 6g	黄柏 12g
金银花 15g	藿香 10g	厚朴 12g	薏苡仁 20g
淫羊藿 10g	巴戟天 20g	夏枯草 15g	虎杖 12g
徐长卿 10g			

1天1付，10付，冲服。

复诊　药后诸症明显缓解，月经未行，舌边尖红苔白厚，脉细，证治同前，原方继服10剂。

三诊　7剂药后月经已行，周期为24天，已无明显不适，舌淡，苔白，脉细。

【诊断】脾虚。

【治法】补气健脾。

【处方】

黄芪 20g	白术 15g	黄连 3g	薄荷 6g
党参 15g	木香 6g	当归 12g	白术 20g
淫羊藿 10g	远志 10g	夏枯草 15g	芡实 20g
徐长卿 10g			

1天1付，10付，冲服。

【按语】产后多虚、多瘀，舌边尖红苔白提示有虚热痰湿，遂用藿香、金银花、白术、黄连、黄柏、薏苡仁以祛痰利湿，用黄芪补气，怕产后瘀血影响胞宫气机，遂用淫羊藿、巴戟天、夏枯草去血块，用徐长卿止痛，用虎杖祛风利湿，散瘀止痛。患者服药后经行正常，诸症若失，终以健脾之药资其化源，固其疗效。

60【月经不调】曾 *，女，39 岁。

初诊　月经推迟 10 余天，神疲乏力，食少纳呆，白带量少，舌淡，苔白，脉沉细。

【诊断】气虚湿困。

【治法】补气利湿。

【处方】

黄芪 20g	干姜 9g	党参 20g	白术 15g
炙甘草 6g	桃仁 10g	鸡血藤 20g	赤芍 15g
桂枝 12g	茯苓 20g	木瓜 15g	牡丹皮 12g
败酱草 20g			

1 天 1 付，5 付，水煎服。

复诊　药后经行，仍诉乏力纳差，白带少，舌淡，苔白，脉细。

【诊断】脾虚。

【治法】补气健脾。

【处方】

黄芪 20g	干姜 9g	党参 20g	白术 15g
炙甘草 6g	杜仲 20g	骨碎补 20g	川芎 15g
莲子 20g	茯苓 20g	木瓜 15g	丹皮 12g
鹿含草 10g			

1 天 1 付，5 付，水煎服。

【按语】患者月经推迟，白带量少提示血虚，舌淡，苔白、脉沉细提示内有痰湿，遂用桂枝茯苓丸加鸡血藤活血化瘀，四君子汤加黄芪、干姜补气暖中焦，用败酱草调理白带。药后经行正常，以健脾方善后。

61【闭经】罗 **，女，16 岁。

初诊　闭经 2 个月，心烦易怒，胁肋胀满，眠差，小便短赤，舌尖红苔白，脉沉细。

【诊断】气郁。

【治法】行气解郁。

【处方】

栀子 9g	牡丹皮 12g	佛手 10g	淫羊藿 10g
杜仲 20g	白芍 15g	甘草 6g	白术 15g
当归 12g	茯苓 15g	柴胡 15g	桃仁 10g
酒制大黄 10g			

1天1付，5付，水煎服。

复诊 患者服药后经行，诸症缓解，舌淡红苔薄白，脉弦细。

【诊断】肝阴虚。

【治法】滋补肝阴。

【处方】

栀子 9g	牡丹皮 12g	柴胡 15g	淫羊藿 10g
茯苓 20g	白芍 15g	熟地黄 20g	山药 20g
当归 12g	山茱萸 20g	泽泻 12g	月季花 6g
合欢花 10g			

1天1付，5付，水煎服。

【按语】患者闭经2个月，心烦意乱，肝郁气滞影响月经到来，遂用丹栀逍遥散加淫羊藿、杜仲、酒制大黄、佛手化裁以疏肝解郁，活血通经。药到经行，后以滋补肝阴、理气解郁药巩固疗效。

62【痛经】陈*，女，23岁。

初诊 经行腹痛，形寒肢冷，纳差，小便清长，舌淡，苔白润，脉沉涩。

【诊断】寒凝瘀阻。

【治法】散寒化瘀。

【处方】

当归 12g	小茴香 6g	桂枝 12g	枸杞 20g
乌药 12g	川楝子 12g	干姜 9g	茯苓 15g
木香 6g	柴胡 15g	桃仁 10g	五灵脂 6g
蒲黄 6g			

1 天 1 付, 7 付, 冲服。

复诊 患者服药后, 经行腹痛已明显好转, 经行伴血块, 舌淡红苔白, 脉沉细。

【诊断】阳虚夹瘀。

【治法】温阳散瘀。

【处方】

当归 12g	生地黄 20g	北沙参 20g	枸杞 20g
麦门冬 20g	川楝子 12g	枳壳 12g	赤芍 15g
甘草 6g	柴胡 15g	虎杖 12g	五灵脂 6g
蒲黄 6g			

1 天 1 付, 7 付, 冲服。

【按语】全方分为三个层次: 一者, 以一贯煎敛阴; 二者, 以四逆散舒肝行气, 调和肝脾; 三者, 以失笑散止痛祛瘀。杨在纲教授对于阳虚体质, 往往不是单纯壮阳, 而是希冀脾胃自和、补后天以安先天。其夹瘀者, 往往活血理气, 因为"气为血之帅"。

63【痛经】陈**, 女, 17 岁。

初诊 经行腹痛, 四肢冰凉, 面白少华, 大便溏薄, 舌淡嫩苔白润, 脉沉细。

【诊断】寒凝。

【治法】温阳散寒。

【处方】

黄芪 20g	桔梗 12g	干姜 9g	白术 15g
党参 20g	炙甘草 6g	桃仁 10g	公丁香 6g
淫羊藿 10g	川芎 20g	凌霄花 10g	覆盆子 20g
砂仁 6g			

1 天 1 付, 7 付, 冲服。

复诊 患者服药后经行, 疼痛有所缓解, 畏寒减轻, 舌淡嫩苔白, 脉细。

【诊断】寒凝。

【治法】温阳散寒。

【处方】

黄芪 20g	桔梗 12g	干姜 9g	白术 15g
党参 20g	炙甘草 6g	桃仁 10g	茯苓 15g
当归 12g	小茴香 6g	乌药 12g	枸杞 20g
砂仁 6g			

1 天 1 付，10 付，冲服。

【按语】寒凝为患，除散寒解凝外，杨在纲教授还喜补气与祛瘀同用。故本方以黄芪配伍健脾化湿之品，桃仁配伍当归，共奏补气理气、养血活血之效，以小茴香、乌药散寒，用药精当，故药到痛止。

64【子宫肌瘤】令狐＊＊，女，51 岁。

初诊　患者体检发现子宫肌瘤，月经已绝，感少腹胀满，余无不适，舌淡紫苔薄白，脉沉弦。

【诊断】瘀阻。

【治法】活血化瘀。

【处方】

桔梗 12g	桃仁 10g	酒制大黄 10g	鸡血藤 20g
络石藤 20g	白芍 15g	茯苓 20g	牡丹皮 12g
川芎 10g	法半夏 20g	石菖蒲 15g	远志 10g
白果 10g			

1 天 1 付，5 付，水煎服。

由于患者已然停经，子宫肌瘤如不继续增大，不用长期服药，嘱患者定期复查即可。

【按语】子宫肌瘤一症，杨在纲教授认为起之于气滞血瘀，其中瘀湿互结是重要的病理转变过程。故方用桔梗、桃仁、酒制大黄、鸡血藤、络石藤通络活血，用茯苓、法半夏、石菖蒲、远志健脾化湿、化痰行气，用白果预防经间期出血。

65【月经不调】李 *，女，30 岁。

初诊 纳差，经行紊乱，经行提前 10 余日，心烦体倦，两胁胀满，大便溏，舌淡嫩苔白，脉沉弦。

【诊断】气郁。

【治法】理气解郁。

【处方】

香附 12g	川芎 10g	栀子 9g	神曲 15g
苍术 12g	杏仁 10g	砂仁 6g	茯苓 20g
泽泻 12g	藿香 10g	厚朴 12g	法半夏 20g
怀山药 20g			

1 天 1 付，5 付，水煎服。

复诊 患者服药后，诸症缓解，月经未行，仍诉纳差体倦，舌淡嫩苔白，脉沉细。

【诊断】气郁湿阻。

【治法】行气利湿。

【处方】

香附 12g	川芎 10g	栀子 9g	神曲 15g
苍术 12g	枳壳 12g	白芍 15g	柴胡 15g
甘草 6g	藿香 10g	厚朴 12g	大枣 10g
仙鹤草 30g			

1 天 1 付，5 付，水煎服。

三诊 月经已行，本次周期为 27 天，余症皆减，舌淡，苔白，脉细。

【诊断】肝脾两虚。

【治法】疏肝健脾。

【处方】

党参 20g	川芎 20g	茯苓 20g	玫瑰花 6g
苍术 12g	枳壳 12g	白芍 15g	柴胡 15g
甘草 6g	陈皮 6g	法半夏 12g	大枣 10g
仙鹤草 30g			

1 天 1 付，5 付，水煎服。

【按语】该患者经行紊乱，脉沉弦。诊断为气郁。方用越鞠丸合以芳香化湿之品治之。外解湿困，内除气机郁结，故诸症缓解，经行正常。

66【经前紧张综合征】伍 *，女，39 岁。

初诊 诉每次经前均感心烦易怒（经前紧张综合征），两胁胀满，眠差，头晕乏力，舌淡，苔白润，脉沉弦。

【诊断】气虚。

【治法】补益脾肾。

【处方】

黄芪 20g	仙鹤草 30g	法半夏 20g	茯苓 20g
大枣 10g	枳壳 12g	白芍 15g	甘草 6g
柴胡 15g	淫羊藿 10g	佛手 10g	仙茅 10g
凌霄花 10g			

1 天 1 付，5 付，水煎服。

经前 1 周开始服用。

复诊 患者服药后，经前眠差、心烦等症明显好转，舌淡，苔白，脉弱。

【诊断】脾虚。

【治法】补气健脾。

【处方】

黄芪 20g	仙鹤草 30g	法半夏 20g	茯苓 20g
川芎 10g	枳壳 12g	白芍 15g	甘草 6g
柴胡 15g	肉桂 6g	佛手 10g	

1 天 1 付，5 付，水煎服。

嘱经前 1 周开始服药。

【按语】该患者舌淡，苔白、脉弱，故以黄芪、仙鹤草同用补气，以茯苓、法半夏健脾祛湿化痰，其眠差心烦，为肝经郁热的表现，用四逆散配佛手、川芎舒肝调和肝脾，更添肉桂潜阳助眠，药后症减，继以补气健脾之法以资巩固。

67【痛经】付**，女，24 岁。

初诊 诉经前腹痛，痛引腰骶，心烦易怒，舌红苔黄腻，脉弦滑。

【诊断】湿热下注。

【治法】清利湿热。

【处方】

黄连 6g	川芎 20g	黄芩 9g	生地黄 20g
延胡索 12g	车前子 20g	当归 12g	栀子 9g
酒制大黄 10g	赤芍 15g	苍术 12g	红藤 20g
徐长卿 10g			

1 天 1 付，7 付，冲服。

嘱患者经前 1 周服药。

复诊 药后经行腹痛未见好转，白带色黄，经行伴乳房胀痛，舌尖红苔白，脉弦细。

【诊断】肝经湿热。

【治法】清肝利湿。

【处方】

五灵脂 6g	蒲黄 6g	黄芩 9g	生地黄 20g
龙胆草 9g	车前子 20g	当归 12g	栀子 9g
酒制大黄 10g	泽泻 12g	紫花地丁 20g	蒲公英 20g
马齿苋 20g			

1 天 1 付，10 付，冲服。

经前 10 天开始服药。

三诊 本次行经已无腹痛，白带色白清稀，舌淡，苔白，脉沉细。

【诊断】脾虚。

【治法】补气健脾。

【处方】

党参 20g	茯苓 20g	白术 9g	莲子 20g
淫羊藿 10g	车前子 20g	佛手 10g	栀子 9g
凌霄花 10g	玫瑰花 6g	苍术 12g	桑螵蛸 10g
徐长卿 10g			

　　　　　　　　1 天 1 付，10 付，冲服。

【按语】 该案白带色黄，舌尖红、脉弦细，诊断为肝经湿热，以龙胆泻肝汤加减以清下焦湿热。五灵脂配蒲黄，常用于妇女经闭、瘀血作痛；添加酒制大黄、泽泻，以通其腑；乳房胀痛，用蒲公英缓之，紫花地丁、马齿苋共增清热去湿之效，服药后痛止，终以理气健脾之方收功。

68【痛经】杨 **，女，24 岁。

初诊 经行腹痛，腰胀，口干苦，四肢困重，白带色黄，舌淡，苔白，脉弱。

【诊断】 湿热困阻。

【治法】 清利湿热。

【处方】

黄芩 9g	黄连 6g	当归 12g	川芎 10g
赤芍 15g	生地黄 20g	延胡索 12g	牛膝 20g
虎杖 12g	骨碎补 20g	枳壳 12g	甘草 6g
柴胡 15g			

　　　　　　　　1 天 1 付，5 付，水煎服。

嘱经前 1 周开始服药。

复诊 本次行经已无腹痛，诸症大减，效不更方，原方 7 付继服。

【按语】 患者腰胀、舌淡，苔白、脉弱，为湿困；口干苦为湿积化热。故以黄芩、黄连为君药，清里热；以四物汤养血、活血；以延胡索、枳壳理气止痛；以牛膝、骨碎补强肝肾；以柴胡解郁行气；以甘草缓和诸药。

69【痛经】罗 *，女，29 岁。

初诊 诉经行腹痛，量少色淡，头晕乏力，面白少华，纳差，舌淡嫩苔白润，脉弱。

【诊断】气血两虚。

【治法】气血双补。

【处方】

炙黄芪 20g	肉桂 6g	山茱萸 20g	骨碎补 20g
淫羊藿 10g	仙茅 10g	杜仲 15g	凌霄花 10g
莲子 20g	当归 12g	川芎 10g	白芍 15g
熟地黄 20g			

1 天 1 付，7 付，水煎服。

复诊 药后经行腹痛明显减轻，经量仍少，精神状态好转，纳食尚可，眠差，腰酸胀，舌淡嫩苔白，脉弱。

【诊断】气血两虚。

【治法】气血双补。

【处方】

炙黄芪 20g	肉桂 6g	山茱萸 20g	骨碎补 20g
陈皮 6g	党参 20g	白术 15g	茯苓 20g
炙甘草 6g	当归 12g	川芎 10g	白芍 15g
熟地黄 20g			

1 天 1 付，5 付，水煎服。

【按语】气血亏虚，则气血同补，方用八珍汤，生气血之源。经量少、脉弱，加入炙黄芪、肉桂、山茱萸、骨碎补，以期壮火之源。

70【月经后期】蔡 **，女，46 岁。

初诊 面部皮疹，月经后期 9 天未行，心烦易怒，白带色黄，少腹胀满，眠差，舌淡，苔白，脉细。

【诊断】气郁。

【治法】理气解郁。

【处方】

栀子 9g	牡丹皮 12g	酒制大黄 10g	薄荷 10g
赤芍 15g	甘草 6g	白术 15g	当归 12g
茯苓 20g	柴胡 15g	徐长卿 10g	桃仁 10g
六月雪 20g			

1 天 1 付，5 付，水煎服。

复诊　药后经行，余症有所缓解，面部皮疹减退，唯感心烦眠差，舌淡，苔白，脉弦细。

【诊断】气郁湿阻。

【治法】行气利湿。

【处方】

栀子 9g	牡丹皮 12g	柴胡 15g	川芎 10g
香附 12g	甘草 6g	苍术 12g	当归 12g
茯苓 20g	神曲 15g	徐长卿 10g	法半夏 10g
六月雪 20g			

1 天 1 付，5 付，水煎服。

【按语】月经后期未行，其气不畅，其血必瘀。以栀子、牡丹皮活血解郁，以赤芍、当归、桃仁补血、活血。酒制大黄与薄荷一上一下，与茯苓、徐长卿同用去湿。加柴胡 15g：一为解郁，二为增加酒制大黄的排泄作用。六月雪别名满天星、白马骨、碎叶冬青，性淡微辛，凉，具有疏肝解郁、清热利湿之效。

71【痛经】曾 *，女，39 岁。

初诊　经行腹痛半年，头晕乏力，纳差，白带量多色黄，大便黏滞不爽，舌淡紫苔白厚，脉弦细。

【诊断】脾虚湿阻。

【治法】健脾化湿。

【处方】

党参 20g	苍术 12g	黄连 6g	苦参 9g
当归 12g	川芎 10g	白芍 15g	生地黄 20g

| 黄芪 20g | 莲子 20g | 骨碎补 20g | 山药 20g |

姜黄 12g

1 天 1 付，5 付，水煎服。

嘱经前 10 天开始服药。

复诊 药后经行仍腹痛，经量略有增多，白带色白，舌淡紫，苔白，脉细。

【诊断】湿阻。

【治法】理气化湿。

【处方】

万年荞 20g	十大功劳 15g	黄连 6g	苦参 9g
当归 12g	川芎 10g	白芍 15g	生地黄 20g
黄芪 20g	杜仲 20g	骨碎补 20g	泽兰 10g

姜黄 12g

1 天 1 付，7 付，水煎服。

三诊 本次行经已无腹痛，经量正常，唯感气短，余无不适，舌淡，苔白，脉细。

【诊断】湿阻。

【治法】理气化湿。

【处方】

万年荞 20g	十大功劳 15g	莲子 20g	山药 20g
当归 12g	川芎 10g	白芍 15g	生地黄 20g
黄芪 20g	凌霄花 10g	骨碎补 20g	徐长卿 10g

刘寄奴 12g

1 天 1 付，7 付，水煎服。

【按语】经去而血脉通，本应痛止。而本例腹痛依旧，患者经量少、舌淡紫，提示饮邪阻滞。苔白、脉细，为虚寒体质。湿邪阻滞，气血受阻。当行气化湿、补虚止痛。万年荞与十大功劳均属贵州本土药材，用之有祛湿补虚之效。本方补肾与祛湿同用，具有极高的参考价值。

二、骨、关节、肌肉病证

1【颈椎病】杨 *，女，58 岁。

初诊 2015 年 3 月 8 日，头后部跳痛，有颈椎病病史，手胀痛，畏寒，舌尖微红，苔薄黄。

【诊断】瘀阻。

【治法】活血化瘀。

【处方】

川芎 10g	荆芥 12g	丹参 18g	甘草 6g
薄荷 10g	细辛 6g	白芷 10g	羌活 12g
葛根 20g	金银花 9g	防风 12g	皂刺 15g
虎杖 12g			

1 天 1 付，5 付，水煎服。

复诊 2015 年 3 月 22 日，诸症缓解，诉时有潮热，舌尖微红，苔薄黄。

【诊断】肾虚瘀阻。

【治法】补肾化瘀。

【处方】

当归 12g	生地黄 20g	北沙参 20g	枸杞 15g
麦门冬 15g	川楝子 12g	鹿含草 10g	杜仲 20g
仙茅 10g	川芎 10g	泽泻 10g	山茱萸 20g

1 天 1 付，5 付，水煎服。

【按语】对于肢、颈疼痛，多用活血通络之法，从该患者的症状出发，活血、通络、生津的同时佐以散风通络药，效果更佳；诸症皆平之后，又有潮热之症，脉症合参，用滋阴活血之法调理，患者最后痊愈。

2【颈椎病】宋 **，女，57 岁。

初诊　患者有颈椎病史，双手远节指骨僵硬，麻木，大便黏腻，舌淡红，苔白厚，中根部微黄，脉细。

【诊断】湿热困阻。

【治法】清利湿热。

【处方】

苍术 12g	黄柏 12g	薏苡仁 20g	牛膝 20g
藿香 10g	厚朴 12g	法半夏 20g	茯苓 15g
杏仁 10g	白蔻 6g	淡豆豉 10g	川芎 10g
十大功劳 15g			

1 天 1 付，7 付，水煎服。

复诊　药后症减，舌淡，苔白腻，脉细。

【诊断】脾虚湿困。

【治法】健脾利湿。

【处方】

党参 20g	白术 15g	薏苡仁 20g	川牛膝 20g
藿香 10g	厚朴 12g	法半夏 20g	茯苓 15g
杏仁 10g	白蔻 6g	淡豆豉 10g	川芎 10g
十大功劳 15g			

1 天 1 付，7 付，水煎服。

【按语】从大便黏腻，舌淡红，苔白厚，中根部微黄中可以看出患者湿热困阻；遂给予四妙丸合藿香正气散合三仁汤加减祛除湿热，再加川芎活血化瘀治疗颈椎病，加十大功劳清热解毒。后以健脾利湿之剂巩固疗效。

3【头晕】李 *，女，39 岁。

初诊　头晕，心胸闷痛，四肢冰凉，乏力气短，舌淡，苔白润，脉弦滑。

【诊断】心阳虚。

【治法】温补心阳。

【处方】

黄芪 20g	仙鹤草 30g	桂枝 12g	桃仁 10g
淫羊藿 10g	补骨脂 20g	瓜蒌壳 12g	薤白 10g
苏木 10g	葛根 20g	川芎 10g	巴戟天 20g
丹参 18g

1天1付，5付，水煎服。

复诊　诸症缓解，体位改变会头晕，心胸痛，舌淡，苔白，脉弦滑。

【诊断】阳虚湿困。

【治法】温阳利湿。

【处方】

黄芪 20g	仙鹤草 30g	桂枝 12g	桃仁 10g
石菖蒲 15g	郁金 10g	瓜蒌壳 12g	薤白 10g
苏木 10g	葛根 20g	川芎 10g	杜仲 20g
丹参 18g

1天1付，5付，水煎服。

【按语】患者体位改变会头晕，怀疑是颈动脉型颈椎病，遂用桃仁、川芎、葛根、苏木、丹参以活血通脉，心胸痛，舌淡，苔白，脉弦滑提示患者有痰湿困阻之胸痛，遂用瓜蒌薤白桂枝汤化裁以宽胸理气，以石菖蒲、郁金化痰利湿，以黄芪、仙鹤草补虚。

4【腰酸】张＊＊，女，30岁。

初诊　乏力腰酸，形寒肢冷，白带清稀，眠差，舌淡，苔白润，脉弱。

【诊断】脾肾阳虚。

【治法】温补脾肾。

【处方】

| 炙黄芪 20g | 鹿含草 10g | 莲子 20g | 肉桂 6g |
| 怀山药 20g | 鹿角霜 10g | 枸杞 20g | 杜仲 20g |

干姜 9g　　　茯苓 20g　　　白术 20g　　　菟丝子 20g
炙甘草 6g

　　　　　　　　1 天 1 付，5 付，水煎服。

　　复诊　药后腰酸胀有所缓解，仍诉畏寒，大便溏薄，舌淡，苔白滑，脉弱。

　　【诊断】肾阳虚。

　　【治法】滋补肾阳。

　　【处方】

炙黄芪 20g　　　鹿含草 10g　　　千年健 20g　　　肉桂 6g
怀山药 20g　　　鹿角霜 10g　　　枸杞 20g　　　　杜仲 20g
当归 12g　　　　生地黄 20g　　　山茱萸 20g　　　菟丝子 20g
川芎 10g

　　　　　　　　1 天 1 付，5 付，水煎服。

　　三诊　药后已无腰疼，但仍感怕冷，大便溏薄，晨起腹泻，舌淡，苔白厚，脉沉细。

　　【诊断】脾肾阳虚。

　　【治法】脾肾双补。

　　【处方】

炙黄芪 20g　　　鹿含草 10g　　　莲子 20g　　　　肉桂 6g
怀山药 20g　　　鹿角霜 10g　　　枸杞 20g　　　　肉苁蓉 20g
干姜 9g　　　　补骨脂 20g　　　五味子 15g　　　吴茱萸 6g
炙甘草 6g

　　　　　　　　1 天 1 付，5 付，水煎服。

　　【按语】该患者年纪尚轻，腰酸胀而畏寒，脉弱，故投以补气之炙黄芪，以肉桂引火归元、散寒止痛、温通经脉，酌情添以补肾之鹿角霜、鹿含草。因患者年纪尚轻，故以平补之怀山药、枸杞、菟丝子入方，并佐以杜仲、千年健补肾止痛。

　　5【下肢酸软】王 **，女，32 岁。

　　初诊　形寒肢冷，白带清稀，月经量少，下肢酸软无力，眠差，舌淡，苔白滑，脉沉细。

【诊断】脾肾阳虚。

【治法】温肾健脾。

【处方】

肉桂 6g	干姜 9g	党参 20g	白术 15g
炙甘草 6g	鹿含草 10g	莲子 20g	老鹳草 10g
怀山药 20g	鹿角霜 10g	川芎 10g	巴戟天 20g
茯苓 20g			

1天1付，7付，水煎服。

复诊　下肢酸软缓解，本次月经量较前有所增加，仍感畏寒，乏力气短，眠差，舌淡，苔白，脉弱。

【诊断】脾肾阳虚。

【治法】温肾健脾。

【处方】

肉桂 6g	干姜 9g	党参 20g	白术 15g
炙甘草 6g	鹿含草 10g	千年健 20g	骨碎补 20g
怀山药 20g	鹿角霜 10g	川芎 10g	牛膝 20g
茯苓 20g			

1天1付，5付，水煎服。

【按语】下肢酸软，舌淡，苔白，故以四君子汤健脾养中，以鹿含草、千年健化湿通络，以骨碎补、鹿角霜补肾强筋骨，以川芎助牛膝引药下行。

6【肢体困倦】李 **，女，43岁。

初诊　患者诉周身酸软无力，纳差神疲，白带量多色白，大便稀溏，舌淡，苔白厚，脉弦细。

【诊断】脾虚湿阻。

【治法】健脾利湿。

【处方】

党参 20g	苍术 12g	鸡血藤 20g	川芎 10g

淫羊藿 10g	佛手 10g	茯苓 20g	藿香 10g
厚朴 12g	枳壳 12g	赤芍 15g	甘草 6g
柴胡 15g			

1 天 1 付，7 付，水煎服。

复诊　诸症缓解，唯感乏力，舌淡，苔白，脉细。

【诊断】湿困。

【治法】行气化湿。

【处方】

桂枝 12g	桃仁 10g	鸡血藤 20g	川芎 10g
淫羊藿 10g	佛手 10g	茯苓 20g	藿香 10g
厚朴 12g	枳壳 12g	赤芍 15g	甘草 6g
柴胡 15g			

1 天 1 付，5 付，水煎服。

【按语】湿困者，当理气健脾化湿。湿困日久者，常伴瘀血。患者为女性，当考虑精神成分，故以四逆散加减处方。以桂枝、鸡血藤、川芎利湿、通络、祛湿，淫羊藿功擅祛风除湿，配伍佛手、茯苓同用。

7【体倦乏力】李**，男，52 岁。

初诊　体倦乏力 1 月余，双手有绷紧感，纳差，失眠，舌淡嫩，苔白，脉弱。

【诊断】气虚湿困。

【治法】补气化湿。

【处方】

黄芪 20g	仙鹤草 30g	徐长卿 10g	砂仁 6g
茯苓 20g	泽泻 10g	白术 15g	桂枝 12g
藿香 10g	厚朴 12g	法半夏 12g	石菖蒲 15g

1 天 1 付，5 付，水煎服。

复诊　诉药后诸症皆失，精神佳，效不更方，原方继服 7 付以资巩固。

【按语】"体倦乏力，舌淡嫩苔白，脉弱"均为气虚湿困，此方有三种作用：一者，以黄芪、仙鹤草补气，以徐长卿、砂仁理气化湿；二者，五苓散去猪苓化裁为四苓散，利尿除湿；三者，以藿香、厚朴芳香化湿牵头，以法半夏、石菖蒲化痰开窍。诸药共奏补气理气、祛湿利湿之效。

三、汗证

1【自汗】赵某，男，57岁。

初诊　2014年9月14日，多汗，乏力，活动后全身出汗，舌红，苔白腻，左脉弱，右脉弦滑。

【诊断】气虚。

【治法】补气固表。

【处方】

黄芪 20g	山茱萸 30g	仙鹤草 30g	杏仁 20g
金樱子 15g	川芎 10g	牡丹皮 12g	升麻 12g
荷叶 10g	苏木 12g	石斛 15g	

1天1付，7付，水煎服。

复诊　2014年10月5日，诸症缓解，诉咽喉如有物阻，难咯出，苔白腻，左脉弱，右脉弦滑。

【诊断】气虚湿困。

【治法】补气化湿。

【处方】

黄芪 20g	山茱萸 20g	牡蛎 20g	麦门冬 15g
麻黄根 10g	桑叶 30g	桂枝 12g	白芍 15g
甘草 6g	荷叶 10g	苍术 12g	升麻 6g

1天1付，7付，水煎服。

【按语】气虚则固摄无能，故见出汗乏力；气虚则津液不行，故自觉咽有物阻等症；方用益气固涩之法，服药一月余而痊愈。

2【汗出】兰**，男，8岁。

初诊 2015年4月12日，平素易出汗，淋漓不止，动则尤甚，舌尖红苔白，脉细。

【诊断】气虚。

【治法】补气固表。

【处方】

黄芪10g	白术5g	防风5g	桑叶5g
山茱萸10g	桂枝6g	白芍10g	大枣10g
炙甘草6g	薏苡仁15g		

1天1付，5付，水煎服。

复诊 2015年5月10日，上药服后诸症皆平，现时有汗出，但症状已明显较前减轻。舌淡，苔白，脉细。予下方善后。

【处方】

黄芪10g	山茱萸10g	桑叶20g	太子参15g
白术10g	防风6g	桂枝6g	白芍6g
大枣6g	甘草3g		

1天1付，5付，水煎服。

【按语】气虚则卫表不固，固摄之力不足以至于汗出不止；而动则伤津耗气，故动则尤甚，治疗时选取益气补虚之法兼以调和营卫方可使诸症皆平。

3【汗出】黄**，女，55岁。

初诊 2015年4月22日，多汗、心悸1周伴咽炎、多梦、气短，舌淡边有齿痕，苔白，脉细。

【诊断】气虚。

【治法】补气化湿。

【处方】

黄芪20g	山茱萸20g	麦门冬20g	法半夏20g
白术15g	桔梗12g	射干10g	藿香10g
厚朴12g	红花6g	黄连6g	怀山药20g

川芎 10g

1 天 1 付，5 付，水煎服。

复诊 2015 年 5 月 3 日，诉药后诸症皆平，唯感汗多，舌淡，苔白，脉细。

【诊断】气虚。

【治法】益气固表。

【处方】

黄芪 20g	山茱萸 20g	麦门冬 20g	法半夏 20g
白术 15g	桔梗 12g	射干 10g	防风 12g
芡实 20g	郁金 12g	黄连 3g	怀山药 20g
薄荷 6g			

1 天 1 付，5 付，水煎服。

【按语】 多汗、心悸、多梦、气短，再结合舌脉之象，此为气虚之证；咽炎多由气虚外感所致，故在补益气血之时，加以清利咽喉之药，使各方兼顾。

4【汗出】康**，女，53 岁。

初诊 2015 年 4 月 22 日，自诉感冒 9 天，经外院输液治疗；现咳嗽，夜间尤甚，伴汗出不已，纳差，舌淡，苔白腻，脉弱。

【诊断】气虚外感。

【治法】益气解表。

【处方】

附子 15g	川芎 10g	桂枝 12g	白芍 15g
大枣 10g	甘草 6g	泡参 20g	细辛 6g
羌活 12g	防风 12g	黄芪 20g	厚朴 12g
杏仁 10g			

1 天 1 付，3 付，水煎服。

复诊 2015 年 4 月 29 日，药后咳嗽、汗出大减，舌淡，苔白，脉弱。

【诊断】气虚外感。

【治法】益气解表。

【处方】

黄芪 20g	白术 15g	防风 12g	藿香 10g
杏仁 10g	茯苓 15g	厚朴 12g	川芎 10g
桂枝 12g	白芍 15g	大枣 10g	甘草 6g
法半夏 20g			

1 天 1 付，3 付，水煎服。

【按语】久病多虚，患者外感 9 天，正气已弱，故见咳嗽、汗出不愈、纳差等症状，治疗之要为祛邪外出之时，须扶助正气，宣肺止咳，调和营卫。

5【汗证】安 **，女，25 岁。

初诊　手心出汗，舌淡少苔，脉弱，余无特殊。

【诊断】气虚。

【治法】补气固表。

【处方】

黄芪 20g	麻黄根 15g	麦门冬 20g	牡蛎 20g
山茱萸 30g	桑叶 20g	川芎 10g	桂枝 12g
白芍 15g	大枣 10g	甘草 6g	生姜 6g
太子参 20g			

1 天 1 付，7 付，冲服。

复诊　药后汗出减少，唯感心悸、失眠，舌淡少苔，脉沉细。

【诊断】气阴两虚。

【治法】益气养阴。

【处方】

黄芪 20g	柏子仁 20g	枣仁 20g	淫羊藿 10g
山茱萸 30g	桑叶 20g	川芎 10g	桂枝 12g

| 白芍 15g | 麦门冬 20g | 甘草 6g | 五味子 15g |
| 太子参 20g | | | |

1 天 1 付，7 付，冲服。

【按语】气虚则多汗，而多汗能使阴液减少，遂用桂枝汤合麻黄根、牡蛎止汗，用黄芪补气，用桑叶清肺润燥，用麦门冬、山茱萸滋阴，用川芎活血通脉。

6【汗证】刘**，女，27 岁。

初诊　患者诉手脚心出汗，白带量多，乏力气短，月经量少，色黑，舌淡少苔，脉弦细。

【诊断】气阴两虚。

【治法】益气养阴。

【处方】

当归 12g	黄连 6g	黄芩 9g	黄柏 12g
二地①（各）20g	山茱萸 20g	桑叶 20g	党参 20g
白术 15g	茯苓 20g	炙甘草 6g	金樱子 15g

1 天 1 付，7 付，冲服。

复诊　药后症减，舌淡，苔白，脉沉细。

【诊断】气阴两虚。

【治法】益气养阴。

【处方】

砂仁 6g	黄连 3g	薄荷 6g	黄柏 9g
熟地黄 20g	山茱萸 20g	天门冬 20g	党参 20g
肉桂 6g	茯苓 20g	炙甘草 6g	金樱子 15g
徐长卿 10g			

1 天 1 付，7 付，冲服。

【按语】患者有虚热，气血不足，以致手脚心出汗，遂用八珍

---

① 生地黄、熟地黄。

汤化裁补气血，用黄连、黄芩、黄柏清热，用金樱子止带，故药到症减。

7【汗证】刘**，女，61岁。

初诊　患者诉动则汗出淋漓，上身为甚，时感发热体倦，纳差，小便清长，大便溏稀，舌淡，苔白润，脉弱。

【诊断】气虚湿阻。

【治法】补气利湿。

【处方】

黄芪 30g	甘草 6g	柴胡 15g	陈皮 6g
当归 12g	白术 15g	党参 20g	升麻 6g
薏苡仁 20g	徐长卿 15g	骨碎补 20g	川芎 10g
十大功劳 10g			

1天1付，5付，水煎服。

复诊　仍汗出淋漓，上半身汗出，热则体倦乏力，有荨麻疹病史，舌淡，苔白，脉沉细。

【诊断】气虚。

【治法】益气固表。

【处方】

黄芪 30g	麻黄根 10g	牡蛎 20g	麦门冬 20g
当归 12g	黄连 6g	黄柏 12g	"二地"（各）20g
山茱萸 20g	金樱子 15g	骨碎补 20g	川芎 10g

1天1付，5付，水煎服。

三诊　诉药后诸症大减，精神佳，效不更方，原方继服7剂。

【按语】患者汗出淋漓，应先止汗，遂用牡蛎散加金樱子以滋阴敛汗，热则体倦乏力，脉沉细提示患者为热性体质的血虚遂用四物汤化裁加黄柏、黄连、山茱萸、骨碎补以清热补血。

8【汗证】秦**，男，74岁。

初诊 畏寒，汗出后畏寒尤甚，体倦，舌淡嫩，苔白滑，脉弦滑。

【诊断】湿困。

【治法】行气化湿。

【处方】

草果 6g	槟榔 12g	知母 12g	柴胡 15g
厚朴 10g	黄芩 9g	法半夏 12g	党参 30g
大枣 10g	炙甘草 6g	桂枝 12g	白芍 15g

1天1付，5付，水煎服。

复诊 诉药后汗出有所缓解，但仍感畏寒，纳眠俱可，舌淡，苔白润，脉滑。

【诊断】气虚湿困。

【治法】补气利湿。

【处方】

草果 6g	槟榔 12g	知母 12g	柴胡 15g
厚朴 10g	黄芩 9g	黄芪 20g	白术 15g
大枣 10g	仙鹤草 30g	防风 12g	白芍 15g

1天1付，5付，水煎服。

【按语】患者畏寒汗出，汗出后乏力，遂用桂枝汤调和营卫，又舌淡嫩，苔白，脉弦滑，提示有湿气，遂用达原饮化裁，开达膜原，辟秽化浊。

9【盗汗】王*，女，42岁。

初诊 盗汗，潮热，性急，经行紊乱，白带少而黄，舌淡，苔白，脉沉。

【诊断】脾肾两虚。

【治法】补脾益肾。

【处方】

黄芪 20g	淫羊藿 10g	仙茅 10g	杜仲 20g
骨碎补 20g	薄荷 10g	白芍 15g	甘草 6g
白术 15g	当归 12g	茯苓 20g	柴胡 15g
山茱萸 20g			

1天1付，5付，水煎服。

复诊 药后诸症有所缓解，但仍诉心烦易怒，潮热汗出，白带有所增加，眠可，舌淡少苔，脉沉弦细。

【诊断】脾肾两虚。

【治法】补脾益肾。

【处方】

黄芪 20g	淫羊藿 10g	仙茅 10g	杜仲 20g
骨碎补 20g	月季花 6g	玫瑰花 6g	凌霄花 10g
莲子 20g	当归 12g	茯苓 20g	鹿角霜 10g
山茱萸 20g			

1天1付，5付，水煎服。

三诊 药后诸症明显减轻，唯感潮热，余无特殊，舌淡少苔，脉沉细。

【诊断】脾肾两虚。

【治法】补脾益肾。

【处方】

黄芪 20g	淫羊藿 10g	仙茅 10g	杜仲 20g
骨碎补 20g	月季花 6g	玫瑰花 6g	凌霄花 10g
莲子 20g	知母 12g	柴胡 15g	鹿角霜 10g
桔梗 12g			

1天1付，5付，水煎服。

【按语】患者因病而心烦性急，又阴虚，遂用柴胡疏肝散疏肝解郁，以黄芪补气，以"二仙"、杜仲、骨碎补补肾阳，阳气足则汗出止，心情平复。

四、内分泌病证

1【糖尿病】龚*，女，72岁。

初诊　2014年11月15日，糖尿病史，心悸，双下肢抽搐，夜尿频，时有失禁，精神萎靡，舌淡，苔黄，脉弦数。

【诊断】气血亏虚。

【治法】气血双补。

【处方】

黄芪20g	仙鹤草30g	杜仲10g	葛根20g
太子参30g	苍术12g	黄柏10g	薏苡仁20g
牛膝20g	补骨脂20g	淫羊藿20g	十大功劳15g

1天1付，3付，水煎服。

复诊　2014年11月22日，药后症减，精神好转，舌淡，苔白润，脉细。

【诊断】气血两虚。

【治法】补气生血。

【处方】

黄芪20g	仙鹤草30g	山药20g	葛根20g
太子参30g	花粉12g	五味子15g	薏苡仁20g
牛膝20g	补骨脂20g	川芎20g	十大功劳15g
石斛10g			

1天1付，5付，水煎服。

【按语】气血亏虚，经脉失养，则见心悸，下肢失养则抽搐，失于固摄故见夜尿频；又因该患者有糖尿病，故在益气生津之时兼以清热燥湿。

2【甲状腺囊肿】周**，男，22岁。

初诊　2014年12月27日，患者甲状腺左侧叶内有一大小约 42mm×17mm 的囊性包块，医生建议手术切除，因畏惧手术，特来就诊。刻诊：可扪及左侧甲状腺有包块，心烦性急，平素多暖气，舌淡红苔白，脉弦滑。

【诊断】气郁痰阻。

【治法】理气化痰。

【处方】

牡蛎 20g	玄参 15g	浙贝母 15g	柴胡 15g
夏枯草 10g	香附 10g	青皮 10g	陈皮 6g
赤芍 10g	川芎 10g	枳实 10g	甘草 6g

1 天 1 付，5 付，水煎服。

复诊 2014 年 12 月 27 日，仍可扪及囊肿，舌淡，苔白，脉弦滑。

【诊断】痰阻。

【治法】补气化痰。

【处方】

黄芪 30g	白术 15g	党参 10g	巴戟天 15g
淫羊藿 15g	当归 12g	夏枯草 15g	柴胡 15g
升麻 6g	炙甘草 6g	陈皮 6g	川芎 10g
玫瑰花 6g			

1 天 1 付，7 付，水煎服。

后患者去外地，电话告知药后再去检查囊肿已消一半。

【按语】脉症合参，该囊肿多为气郁而发，故用疏肝消瘿之法；复诊之时，舌象减轻，故用补益行气之法，使气行则痰消。

3【甲状腺囊肿】张 **，男，60 岁。

初诊 2015 年 3 月 25 日，外院检查为甲状腺结节性囊肿。刻诊：自觉咽部不适，似有物阻；手可扪及包块，余无特殊，舌淡，苔白，脉细。

【诊断】气虚痰阻。

【治法】补气化痰。

【处方】

牡蛎 20g	玄参 20g	浙贝母 10g	夏枯草 15g
黄芪 20g	甘草 6g	柴胡 15g	陈皮 6g
党参 20g	升麻 6g	当归 12g	白术 15g

1 天 1 付，5 付，水煎服。

复诊 2015 年 4 月 8 日，药后咽部不适之感缓解，舌淡，苔白，脉细。

【诊断】气虚痰阻。

【治法】补气化痰。

【处方】

黄芪 20g	山茱萸 20g	知母 12g	淫羊藿 10g
巴戟天 20g	柴胡 15g	炙甘草 6g	夏枯草 15g
青皮 10g	党参 20g	当归 12g	白术 15g
皂刺 15g			

1 天 1 付，5 付，水煎服。

三诊 2015 年 4 月 22 日，药后无不适，舌淡，苔白，脉细。

【诊断】痰阻。

【治法】理气化痰。

【处方】

黄芪 20g	郁金 12g	竹茹 6g	仙鹤草 30g
红花 6g	陈皮 6g	法半夏 12g	石菖蒲 15g
茯苓 20g	浙贝母 10g	甘草 6g	瓜蒌壳 12g

1 天 1 付，5 付，水煎服。

【按语】囊肿、包块之病，多由痰湿之邪阻滞积蕴而成；患者兼有咽中似有痰阻之症，再结合舌脉之诊，故方用益气化痰、消壅散结之法使气盛则痰湿自行，囊肿自消。

4**【甲状腺功能亢进】**冯**，女，56 岁。

初诊 诉甲状腺功能亢进（简称甲亢），心烦易怒，汗多，眠差，两胁胀满，舌淡胖苔白尖红，脉滑数。

【诊断】湿阻。

【治法】理气化湿。

【处方】

郁金 12g	徐长卿 10g	薏苡仁 20g	黄芩 9g
生地黄 20g	龙胆草 9g	当归 2g	栀子 9g
泽泻 12g	木通 6g	柴胡 15g	重楼 10g
十大功劳 10g			

1 天 1 付，5 付，水煎服。

复诊　有甲亢病史，服药后症减，诉左侧掌心斑紫，关节疼痛，舌淡嫩，苔白，有点刺，脉弦滑。

【诊断】肝经湿阻。

【治法】清肝利湿。

【处方】

桂枝 12g	桃仁 10g	酒制大黄 10g	黄芩 9g
生地黄 20g	龙胆草 9g	当归 2g	栀子 9g
泽泻 12g	木通 6g	柴胡 15g	重楼 10g
虎杖 12g			

1 天 1 付，5 付，水煎服。

三诊　诉诸症大减，舌淡，苔白，脉沉弦。

【诊断】脾虚。

【治法】健脾化湿。

【处方】

郁金 12g	徐长卿 10g	薏苡仁 20g	藿香 10g
党参 20g	苍术 12g	当归 2g	栀子 9g
泽泻 12g	荷叶 10g	柴胡 15g	茯苓 20g
十大功劳 10g			

1 天 1 付，5 付，水煎服。

【按语】患者有甲亢，尚未根治，遂用龙胆泻肝汤和桃核承气汤化裁，清肝经湿热，破血下瘀，又加重楼、虎杖以清热解毒，加强疗效。

五、皮肤病证

1【皮肤病】王**，女，43 岁。

初诊 2015 年 3 月 25 日，自诉面部过敏，反复发作半年。刻诊：面赤，面部皮肤伴痒感，舌淡，苔白，脉弦细。

【诊断】气虚湿阻。

【治法】补气化湿。

【处方】

黄芪 20g	五味子 15g	地龙 6g	蝉蜕 6g
制首乌 20g	甘草 6g	防风 12g	苦参 10g
当归 12g	红花 6g	葛根 20g	升麻 6g
赤芍 15g			

1 天 1 付，7 付，冲服。

复诊 2015 年 4 月 1 日，诸症缓解。刻诊：面色正常，无不适，舌淡，苔白，脉弦细。

【诊断】脾虚。

【治法】健脾利湿。

【处方】

黄芪 20g	肉桂 6g	干姜 9g	太子参 30g
白术 15g	炙甘草 6g	当归 12g	川芎 10g
白芍 15g	熟地黄 20g	防风 12g	红花 6g
制首乌 20g			

1 天 1 付，7 付，冲服。

【按语】久病多虚，再者湿性黏滞，故反复发作。面赤乃邪不能透表所致，故用升麻葛根汤佐以益气祛风药。症状大解之后，再用益气养血方巩固疗效。

2【痤疮】李 **，女，29 岁。

初诊 2015 年 3 月 11 日，面部痤疮伴痒痛感近 1 年，平素月经后期，经行腹痛，手足畏寒，舌淡，苔白，脉细。

【诊断】脾虚湿困。

【治法】健脾利湿。

【处方】

党参 20g	干姜 9g	白术 15g	炙甘草 6g
当归 12g	红花 6g	牡丹皮 12g	蒲公英 20g
紫花地丁 20g	虎杖 12g	肉桂 6g	升麻 6g
桑叶 20g			

1 天 1 付，7 付，冲服。

复诊 2015 年 3 月 18 日，自诉药后未见明显好转，舌淡偏红苔白，脉细。

【诊断】湿热困阻。

【治法】清利湿热。

【处方】

石菖蒲 15g	郁金 12g	虎杖 12g	当归 12g
红花 6g	葛根 20g	升麻 6g	紫花地丁 20g
茯苓 30g	重楼 10g	桑叶 20g	薏苡仁 20g
酒制大黄 10g			

1 天 1 付，7 付，冲服。

三诊 2015 年 4 月 8 日，药后痤疮已不长，但伴痒痛感，月经后期 5 天，经行腹痛轻微，舌淡，苔白，脉细。

【诊断】湿阻。

【治法】补气利湿。

【处方】

黄芪 30g	苦参 10g	蝉蜕 6g	防风 12g
甘草 6g	当归 12g	红花 6g	制首乌 15g
葛根 15g	升麻 6g	紫草 10g	五味子 15g
酒制大黄 10g			

1 天 1 付，7 付，水冲服。

【按语】湿邪为患，阻滞经脉，故见痤疮，经血不行，故见月经后期或腹痛不已；脾虚则气血生化无源，肌肉失养，故见手足畏寒。"气行则湿化"，所以选取健脾益气、清热行气之法，以获疗效。

3【皮疹】田 **，女，27 岁。

初诊　2015 年 3 月 11 日，下肢发皮疹半月，色红，伴痒、麻之感，遇热尤甚，舌尖红苔白，脉细数。

【诊断】湿热困阻。

【治法】清利湿热。

【处方】

金银花 9g	紫花地丁 20g	重楼 10g	蒲公英 20g
黄芪 20g	白术 15g	防风 12g	野菊花 9g
当归 12g	赤芍 15g	苦参 10g	连翘 9g
薏苡仁 20g			

1 天 1 付，5 付，水煎服。

复诊　2015 年 3 月 21 日，诉药后诸症明显减轻，效不更方，原方 5 付继服。

【按语】湿性重浊，瘀滞下肢经脉，故发皮疹之症；湿郁久则化热，湿热郁结故见痒、麻，遇热尤甚之感。在治疗时，益气祛风透疹和清热解毒之法并用，使湿得化，使经脉得通。

4【风疹块】杨 **，女，44 岁。

初诊　2014 年 4 月 29 日，周身风疹块反复发作 3 年，遇热则痒甚，遇寒则消但仍伴痒感，心烦，舌淡，苔白厚，脉弱。

【诊断】气虚湿困。

【治法】补气化湿。

【处方】

| 黄芪 20g | 五味子 15g | 苦参 10g | 蝉蜕 6g |

防风 12g	制首乌 20g	甘草 6g	枳壳 12g
赤芍 15g	赤小豆 15g	柴胡 15g	紫草 10g
十大功劳 15g			

1 天 1 付，5 付，水煎服。

复诊　2015 年 5 月 24 日，药后症状大减，但仍会反复发作，舌淡，苔白，脉弱。

【诊断】湿困。

【治法】温阳利湿。

【处方】

肉桂 6g	干姜 9g	党参 20g	白术 15g
炙甘草 6g	淫羊藿 10g	巴戟天 20g	黄芪 20g
防风 12g	茯苓 20g	苦参 10g	川芎 10g
赤芍 15g			

1 天 1 付，5 付，水煎服。

【按语】卫气温煦肌肤、抵御邪气，而正气亏虚，湿蕴肌肤则见皮疹反复发作；湿蕴化热，则皮疹遇热尤甚。治疗则用益气、祛风、化湿之法，以充实正气，驱散风湿之邪。

5【皮疹】陶**，男，78 岁。

初诊　2014 年 2 月 26 日，周身皮疹反复发作 1 年余，下肢尤甚，曾用激素药物治疗，时好时发。刻诊：皮疹色红呈团状隆起，表面干燥脱屑，伴痒感，舌淡紫苔滑，脉细。

【诊断】湿热阻滞。

【治法】清利湿热。

【处方】

黄芪 20g	防风 12g	苦参 12g	苍术 12g
麻黄 6g	连翘 9g	杏仁 10g	制首乌 20g
地龙 6g	大枣 10g	甘草 6g	赤小豆 20g
桑白皮 12g			

1 天 1 付，3 付，水煎服。

复诊　2015 年 3 月 4 日，药后症状大减，唯疹透不尽，但已不痒，舌淡紫苔白，脉细。

【诊断】气虚湿阻。

【治法】补气化湿。

【处方】

黄芪 20g	党参 20g	白术 15g	五味子 15g
防风 12g	茯苓 20g	苦参 10g	川芎 10g
赤芍 15g	炙甘草 6g	生地黄 20g	当归 12g
紫草 10g			

1 天 1 付，5 付，水煎服。

【按语】皮疹反复发作多由湿邪作祟，湿邪蕴久化热则见湿热共同为患；经络瘀滞轻则痒，重则痛。治疗时选用益气活血之法使经脉得通，佐以祛风、清热、利湿之药，使湿热得消，方可使症得治。

6【皮疹】孔 **，女，36 岁。

初诊　2015 年 4 月 12 日，面部皮疹反复发作 2 年余，色红伴轻微痒感，舌尖红苔白，脉沉细。

【诊断】气郁湿困。

【治法】理气化湿。

【处方】

藿香 10g	厚朴 12g	枳壳 12g	赤芍 15g
甘草 6g	柴胡 15g	当归 12g	红花 6g
葛根 20g	升麻 6g	苦参 10g	

1 天 1 付，3 付，水煎服。

复诊　2015 年 4 月 19 日，药后自觉效微，舌淡，苔白，脉沉细。

【诊断】气虚湿困。

【治法】补气化湿。

【处方】

黄芪 20g	五味子 15g	苦参 10g	紫草 10g

防风 10g	当归 12g	赤芍 15g	川芎 10g
白术 15g	茯苓 20g	泽泻 12g	重楼 10g
红花 6g			

1天1付，3付，水煎服。

三诊 2015年4月26日，药后皮疹好转，已不痒，舌淡，苔白，脉细。

【诊断】风湿袭表。

【治法】祛风利湿解表。

【处方】

黄芪 20g	苦参 10g	干姜 9g	党参 20g
白术 15g	防风 10g	炙甘草 6g	当归 12g
红花 6g	葛根 20g	地龙 6g	升麻 6g
桑叶 20g			

1天1付，3付，水煎服。

四诊 2015年5月10日，药后明显好转，唯仍时有痒感，舌淡，苔白，脉细。

【诊断】气虚湿阻。

【治法】补气化湿。

【处方】

黄芪 20g	五味子 15g	苦参 10g	蝉蜕 6g
防风 10g	甘草 6g	赤芍 15g	怀山药 20g
薏苡仁 20g			

1天1付，3付，水煎服。

【按语】湿困经脉再兼气机不畅，故使皮疹发复发作；而久病多虚，故在治疗时先以化湿行气之法舒畅气机，而后再以益气活血及清热、祛风、利湿之方使正气充盛，湿邪消散，诸症方平。

7【皮肤过敏】言**，女，31岁。

初诊 2015年4月22日，自诉食杧果后面部皮肤过敏，色红呈斑状伴痒感，舌淡，苔白，脉细。

【诊断】气虚湿困。

【治法】补气利湿。

【处方】

黄芪 20g	五味子 15g	苦参 10g	蝉蜕 6g
地龙 6g	防风 12g	甘草 6g	制首乌 20g
黄芩 9g	生地黄 20g	紫草 10g	龙胆草 10g
重楼 10g			

1 天 1 付，3 付，水煎服。

复诊　2015 年 4 月 29 日，皮疹已愈大半，轻微痒感，舌淡，苔白，脉弦细。

【诊断】湿阻。

【治法】理气化湿。

【处方】

黄芪 20g	白术 15g	当归 12g	制首乌 20g
熟地黄 20g	枳实 12g	升麻 6g	防风 12g
苦参 10g	酒制大黄 1g	桃仁 10g	杏仁 10g
牛蒡子 10g			

1 天 1 付，3 付，水煎服。

【按语】正气亏虚，则外来邪气易犯肌肤，故稍有外邪，则见皮肤红斑隐隐；又兼有风邪作祟，故以益气祛风、清热利湿之法治之。

8【日光性皮疹】饶 **，女，46 岁。

初诊　2015 年 4 月 15 日，面部红斑，瘙痒 3 天，暴晒尤剧，胸闷伴灼热，舌红苔白，脉细。

【诊断】气虚。

【治法】健脾补气。

【处方】

苍术 12g	荷叶 10g	升麻 6g	丹皮 12g
苦参 10g	黄芪 20g	防风 12g	五味子 15g

蝉蜕 6g   甘草 6g   赤芍 15g   制首乌 20g
土茯苓 20g

1 天 1 付，7 付，水冲服。

复诊　2015 年 4 月 22 日，药后诸症缓解，舌淡，苔白，脉细。

【诊断】气虚。

【治法】补气化湿。

【处方】

黄芪 20g   苦参 10g   金银花 15g   土茯苓 20g
薏苡仁 20g   蝉蜕 6g   地龙 6g   五味子 15g
防风 12g   紫草 20g   虎杖 12g   赤小豆 15g
红花 6g

1 天 1 付，7 付，水冲服。

【按语】瘙痒之皮疹多由气血亏虚，肌肤失养又兼有外邪侵袭、湿邪作祟所致；因其皮疹伴有灼热感，故治疗之方选用益气祛风、燥湿清热之法，使正气充盛，邪气离去。

9【皮疹】肖 *，女，23 岁。

初诊　诉面部皮疹反复发作，月经正常，舌淡，苔白厚，脉细。

【诊断】湿阻。

【治法】祛瘀利湿。

【处方】

桑叶 20g   酒制大黄 10g   当归 12g   红花 6g
芦根 20g   升麻 6g   甘草 6g   桂枝 12g
赤芍 15g   柴胡 15g   苍术 12g

1 天 1 付，5 付，水煎服。

复诊　诉药后症减，舌淡，苔白，脉弦细。

【诊断】气郁湿阻。

【治法】理气化湿。

【处方】

桑叶 20g	酒制大黄 10g	当归 12g	红花 6g
枳壳 12g	升麻 6g	甘草 6g	桂枝 12g
赤芍 15g	柴胡 15g	苍术 12g	荷叶 10g
马鞭草 10g			

1 天 1 付，5 付，水煎服。

【按语】瘙痒之皮疹多由气血亏虚，肌肤失养又兼有外邪侵袭、湿邪作祟所致；因其皮疹舌脉直指湿困，故治疗之方选用益气、燥湿、清热之法，兼以活血祛邪而皮疹自消。

10【肌肤发黄】黄**，女，25 岁。

初诊　双手发黄，腹胀纳呆，大便溏薄，舌淡边有齿痕苔白厚，脉细。

【诊断】脾虚。

【治法】健脾利湿。

【处方】

黄芪 20g	干姜 9g	党参 20g	白术 15g
甘草 6g	木香 6g	当归 30g	远志 10g
茯苓 15g	柴胡 15g	茵陈 10g	

1 天 1 付，7 付，水煎服。

复诊　药后症减，唯纳食不爽，舌淡胖苔白润，脉沉细。

【诊断】脾虚。

【治法】健脾利湿。

【处方】

黄芪 20g	干姜 9g	党参 20g	白术 15g
炙甘草 6g	木香 6g	当归 30g	远志 10g
茯苓 15g	柴胡 15g	茵陈 10g	砂仁 6g
焦楂 20g			

1 天 1 付，7 付，水煎服。

【按语】此为脾虚之症，故以黄芪理中汤加味治疗起效。

11【瘰疬】刘**，女，52岁。

初诊 双侧颈部瘰疬，疲惫，舌淡嫩，苔白厚，脉细。

【诊断】气郁痰阻。

【治法】理气化痰。

【处方】

黄芪 20g	甘草 6g	柴胡 15g	陈皮 6g
党参 20g	升麻 6g	当归 12g	白术 15g
夏枯草 15g	皂刺 10g	淫羊藿 10g	巴戟天 20g
郁金 10g			

1天1付，5付，水煎服。

复诊 药后诸症大减，效不更方，证治同前，原方继服7付，以资巩固。

【按语】患者患颈部瘰疬伴精神状态不佳，故用补中益气汤配合淫羊藿、巴戟天来大补阳气，改善精神状态，再配合夏枯草、皂刺、郁金治疗瘰疬。

12【荨麻疹】李*，男，17岁。

初诊 荨麻疹反复发作，皮肤干燥，口渴不欲饮，唇白无华，大便干黑，舌淡嫩苔白润，脉沉细。

【诊断】气虚湿阻。

【治法】补气利湿。

【处方】

黄芪 30g	党参 15g	木香 6g	当归 12g
白术 15g	远志 10g	茯苓 30g	牡丹皮 12g
栀子 9g	赤小豆 15g	苦参 10g	薏苡仁 30g

1天1付，5付，冲服。

复诊 药后诸症有所缓解，但皮肤过敏时有发生，舌淡，苔白厚，脉细。

【诊断】气虚。

【治法】补气健脾。

【处方】

黄芪 30g	党参 15g	甘草 6g	当归 12g
白术 15g	升麻 6g	茯苓 30g	柴胡 15g
陈皮 6g	赤小豆 15g	苦参 10g	乌梢蛇 6g

1天1付，7付，冲服。

三诊　药后已无皮肤过敏，纳食尚可，大便正常，舌淡，苔白，脉细。

【诊断】脾虚。

【治法】补气健脾。

【处方】

黄芪 30g	党参 15g	郁金 12g	当归 12g
白术 15g	干姜 10g	仙鹤草 30g	牡丹皮 12g
栀子 9g	赤小豆 15g	徐长卿 10g	薏苡仁 30g

1天1付，7付，冲服。

【按语】患者患有荨麻疹，皮肤过敏，应祛风除湿以补气活血来治疗，故用赤小豆、苦参、薏苡仁祛湿，以补中益气汤化裁补中气，用栀子清热，用远志安神改善睡眠。

13【皮疹】廖*，男，39岁。

初诊　背部、足部皮疹，遇风多发，瘙痒难忍，舌淡紫苔白，右脉沉弦，左脉沉细。

【诊断】风湿困表。

【治法】祛风、利湿、止痒。

【处方】

麻黄 6g	苍术 12g	连翘 9g	赤小豆 15g
杏仁 10g	桑白皮 12g	当归 12g	薏苡仁 20g
甘草 6g	苦参 10g	牡丹皮 12g	蒲公英 20g

1天1付，7付，冲服。

复诊　药后诸症大减，证治同前，原方7剂再服。

【按语】皮疹属于病在表，又舌淡紫，苔白，则兼有瘀血和湿气，遂用麻黄连翘赤豆汤加味，以薏苡仁、苍术、苦参、杏仁祛湿，以蒲公英、桑白皮、牡丹皮清热解毒，以当归活血，诸药合用共奏祛风、利湿、止痒之功。

14【面部皮疹】彭**，男，15岁。

初诊 面部皮疹反复发作，纳眠俱可，舌红苔白，脉沉弦。

【诊断】湿热内蕴。

【治法】清利湿热。

【处方】

玄参 20g	麦门冬 20g	生地黄 20g	牡丹皮 12g
赤芍 15g	薄荷 10g	浙贝 10g	甘草 6g
当归 12g	红花 6g	葛根 15g	重楼 10g

1天1付，7付，冲服。

复诊 药后症减，但皮疹仍时有发作，舌红苔白腻，脉弦数。

【诊断】湿热困阻。

【治法】清热利湿。

【处方】

桑叶 20g	芦根 20g	生地黄 20g	牡丹皮 12g
黄连 3g	薄荷 13g	莲子 20g	甘草 6g
当归 12g	红花 6g	牛蒡子 15g	重楼 10g

1天1付，7付，冲服。

三诊 药后症又减，皮疹偶有发作，舌淡，苔白，脉弦细。

【诊断】气郁湿阻。

【治法】理气解郁利湿。

【处方】

枳壳 12g	柴胡 15g	生地黄 20g	牡丹皮 12g
赤芍 15g	桃仁 10g	虎杖 12g	甘草 6g
当归 12g	红花 6g	徐长卿 10g	重楼 10g

1天1付，7付，冲服。

【按语】皮疹应活血解表，遂用桃红四物汤化裁，加葛根、薄荷解表发散，重楼清热解毒；脉沉弦提示气血不足，遂加增液汤滋阴，药后症减，终以理气化湿之方善其后。

15【皮疹】黄**，女，27岁。

初诊 诉面部皮疹反复发作，既往有畸胎瘤病史，月经量少，色暗有块，形寒肢冷，小便清长，舌紫暗苔白，脉沉涩。

【诊断】寒凝瘀阻。

【治法】温阳祛瘀。

【处方】

鳖甲 20g^{（先煎）}	牡蛎 20g^{（先煎）}	柴胡 15g	淫羊藿 10g
花粉 15g	干姜 9g	佛手 10g	月季花 6g
马鞭草 10g	赤芍 12g	茯苓 20g	牡丹皮 12g
桃仁 10g			

1天1付，7付，水煎服。

复诊 药后面部皮疹缓解，经行正常，已无血块，舌淡紫，苔白，脉沉涩。

【诊断】下焦瘀阻。

【治法】温阳祛瘀。

【处方】

鳖甲 20g^{（先煎）}	牡蛎 20g^{（先煎）}	柴胡 15g	酒制大黄 10g
花粉 15g	干姜 9g	桔梗 12g	黄芩 9g
甘草 6g	赤芍 12g	茯苓 20g	牡丹皮 12g
桃仁 10g			

1天1付，7付，水煎服。

【按语】患者有皮疹伴有畸胎瘤，遂用小柴胡汤调理外加鳖甲、牡蛎来软坚散结，药后症减，继续温阳散结以资巩固。

16【皮肤瘙痒】刘**，女，45岁。

初诊 皮肤瘙痒，左眼部充血，月经量少，眠差，舌淡，苔白，脉沉细。

【诊断】肝肾不足。

【治法】补肝益肾。

【处方】

茺蔚子 10g	谷精草 10g	黄芪 20g	法半夏 20g
茯苓 20g	淫羊藿 10g	仙茅 10g	杜仲 20g
补骨脂 20g	当归 12g	白芍 15g	怀山药 20g
十大功劳 15g			

1 天 1 付，5 付，水煎服。

复诊 药后症减，舌淡，苔白，脉细。

【诊断】肝肾两虚。

【治法】补肝益肾。

【处方】

茺蔚子 10g	谷精草 10g	黄芪 20g	法半夏 20g
茯苓 30g	淫羊藿 10g	仙茅 10g	杜仲 20g
补骨脂 20g	凌霄花 10g	玫瑰花 6g	山茱萸 20g
十大功劳 15g			

1 天 1 付，5 付，水煎服。

三诊 药后诸症大减，舌淡少苔，脉弦细。

【诊断】肝阴虚。

【治法】滋补肝阴。

【处方】

茺蔚子 10g	川楝子 12g	生地黄 20g	法半夏 20g
茯苓 20g	淫羊藿 10g	仙茅 10g	枸杞 20g
麦门冬 20g	当归 12g	白芍 15g	沙参 20g
十大功劳 15g			

1 天 1 付，5 付，水煎服。

【按语】血不能外达皮肤而痒，从经量和舌脉上看，患者阴血不足，遂用当归、芍药、黄芪、谷精草、"二仙"来补虚，以茺蔚子活血调经，以杜仲、补骨脂补肝肾，左眼部充血以及皮肤瘙痒遂加十大功劳清热解毒，药后症减，终以补益肝阴之方收全功。

17【皮疹】冉**，女，36岁。

初诊　诉面部皮疹反复发作，乏力气短，面白少华，月经推后，舌淡，苔白，脉弱。

【诊断】气虚痰阻。

【治法】补气化痰。

【处方】

淫羊藿 10g	夏枯草 15g	王不留行 20g	巴戟天 20g
黄芪 20g	甘草 6g	柴胡 15g	陈皮 6g
党参 20g	升麻 6g	当归 12g	白术 15g
牛蒡子 12g			

1天1付，7付，水煎服。

复诊　药后症减，面部皮疹时有发作，但较前缓解，精神好转，舌淡，苔白，脉沉细。

【诊断】气虚湿阻。

【治法】补气化湿。

【处方】

淫羊藿 10g	荷叶 10g	十大功劳 10g	徐长卿 10g
黄芪 20g	甘草 6g	柴胡 15g	陈皮 6g
党参 20g	升麻 6g	当归 12g	白术 15g
老鹳草 10g			

1天1付，7付，水煎服。

三诊　诉药后症又减，面部皮疹几无发作，本次经行正常，舌淡嫩苔白，脉细。

【诊断】脾虚。

【治法】健脾利湿。

【处方】

干姜 10g	莲子 20g	山药 20g	川芎 20g
黄芪 20g	甘草 6g	柴胡 15g	陈皮 6g
党参 20g	升麻 6g	当归 12g	白术 15g
木瓜 15g			

1天1付，7付，水煎服。

【按语】患者月经推后与脾气虚有关，遂用补中益气汤补脾气，加淫羊藿、巴戟天助阳化气，夏枯草和王不留行兼顾治疗面部皮疹，药后症减，但湿邪致病反复缠绵，故终以健脾化湿之剂善其后。

18【肌肤灼热】田**，女，73岁。

初诊　诉髂前上棘部有烧灼感，眠差，大便黏滞不爽，舌淡嫩，苔黄厚，脉弦滑数。

【诊断】肝经湿阻。

【治法】清肝利湿。

【处方】

黄芩 9g	生地黄 20g	龙胆草 9g	当归 12g
栀子 9g	泽泻 12g	牡丹皮 12g	女贞子 15g
旱莲草 10g	刘寄奴 10g	酒制大黄 10g	柴胡 15g
赤芍 15g			

1天1付，3付，水煎服。

复诊　药后症大减，证治同前，原方5剂继服以资巩固。

【按语】患者髂前上棘处皮肤色红，有挠痕，也因此失眠，患者舌淡嫩，苔黄厚，提示有湿热，遂用龙胆泻肝汤化裁泻肝胆实火，清肝经湿热，又加刘寄奴以止痒，并嘱咐患者用药渣煮水洗患处。

19【皮疹】刘**，女，22岁。

初诊　面部皮疹反复，发痒，食少纳呆，腹胀，白带色白量多，舌淡，苔白，脉细。

【诊断】脾虚。

【治法】健脾利湿。

【处方】

黄芪 20g	肉桂 6g	干姜 9g	党参 20g
白术 15g	炙甘草 6g	当归 12g	赤小豆 15g

连翘 9g   桑叶 20g   牛蒡子 12g

1 天 1 付，5 付，水煎服。

复诊 药后面部皮疹发作有所缓解，纳食有所改善，白带减少，舌脉如前。

【诊断】脾虚。

【治法】健脾利湿。

【处方】

黄芪 20g	肉桂 6g	干姜 9g	党参 20g
白术 15g	炙甘草 6g	当归 12g	赤小豆 15g
连翘 9g	桑叶 20g	牛蒡子 12g	虎杖 12g
莲子 20g			

1 天 1 付，5 付，水煎服。

三诊 药后症又减，皮疹偶有发作，余症全无，舌淡，苔白，脉沉细。

【诊断】脾虚。

【治法】健脾利湿。

【处方】

黄芪 20g	肉桂 6g	干姜 9g	党参 20g
白术 15g	炙甘草 6g	当归 12g	赤小豆 15g
红花 6g	莲子 20g	徐长卿 12g	葛根 20g
重楼 10g			

1 天 1 付，5 付，水煎服。

【按语】患者面部皮疹发痒，脉弱，应在补气的基础上清热解毒，遂用补中益气汤化裁加当归、赤小豆活血利水，以牛蒡子、桑叶疏散风热，以连翘清热解毒，药到症减之后，因其脾虚为本，终以健脾、利湿、解毒之方收全效。

20【荨麻疹】李 *，男，17 岁。

初诊 荨麻疹反复发作经年，心烦易怒，纳差，大便稀溏，舌淡，苔白厚，脉沉细。

【诊断】气郁湿困。

【治法】理气化湿。

【处方】

香附 12g	川芎 10g	苍术 12g	栀子 9g
甘草 6g	制首乌 20g	苦参 10g	蝉蜕 6g
刺蒺藜 15g	神曲 15g		

1天1付，14付，冲服。

复诊　药后症减，情绪好转，纳食尚可，舌淡，苔白润，脉细。

【诊断】湿阻。

【治法】行气利湿。

【处方】

香附 12g	川芎 10g	苍术 12g	栀子 9g
甘草 6g	制首乌 20g	苦参 10g	蝉蜕 6g
刺蒺藜 15g	神曲 15g	薏苡仁 30g	郁金 12g

1天1付，14付，冲服。

三诊　药后已无皮疹发作，舌淡，苔白，脉细。

【诊断】脾虚湿阻。

【治法】健脾利湿。

【处方】

香附 12g	川芎 10g	苍术 12g	栀子 9g
甘草 6g	莲子 20g	重楼 10g	蝉蜕 6g
徐长卿 15g	神曲 15g	薏苡仁 30g	郁金 12g

1天1付，14付，冲服。

【按语】患者苔白厚提示湿气较重，病情反复，心情复杂，遂用越鞠丸化裁解诸郁火痰气，制首乌养血祛风止痒，苦参清热燥湿、杀虫止痒，蝉蜕散风除热、透疹，刺蒺藜祛风止痒，本例患者用药始终贯穿理气、解郁、化湿之法，终收全功。

21【皮疹】吴**，女，32岁。

初诊　面部皮疹反复发作，两胁胀满，易怒，大便难，舌淡紫苔白，脉涩。

【诊断】气郁瘀阻。

【治法】行气祛瘀。

【处方】

桂枝 12g	桃仁 10g	酒制大黄 10g	桑叶 20g
杏仁 10g	当归 12g	柴胡 15g	枳壳 12g
陈皮 6g	川芎 10g	白芍 15g	甘草 6g
白术 15g			

1 天 1 付，5 付，水煎服。

复诊 药后症大减，证治同前，原方 7 付继服。

【按语】有皮疹且大便难，遂用大柴胡汤和解少阳，内泻热结，再用桂枝、桑叶、桃仁、杏仁治疗面部皮疹，以白术、陈皮健脾和胃。

22【皮疹】黄**，男，52 岁。

初诊 患者诉上肢皮疹反复发作，瘙痒难忍，腹胀便溏，舌淡苔水滑，脉弱。

【诊断】脾虚。

【治法】健脾、利湿、祛风。

【处方】

藿香 10g	厚朴 12g	木香 6g	陈皮 6g
党参 20g	白术 15g	茯苓 20g	甘草 6g
当归 12g	赤小豆 15g	红花 6g	黄柏 12g
苦参 10g			

1 天 1 付，5 付，水煎服。

复诊 诉药后诸症缓解，但仍感皮疹瘙痒，便溏，舌淡，苔白润，脉沉细。

【诊断】脾虚。

【治法】健脾、利湿、祛风。

【处方】

藿香 10g	厚朴 12g	木香 6g	陈皮 6g
党参 20g	白术 15g	茯苓 20g	甘草 6g
当归 12g	徐长卿 15g	莲子 20g	乌梢蛇 6g
苦参 10g			

1 天 1 付，5 付，水煎服。

三诊　皮疹已消，仍诉乏力便溏，但较前有所缓解，舌淡，苔白，脉细。

【诊断】脾虚。

【治法】健脾、利湿、祛风。

【处方】

干姜 10g	山药 20g	黄芪 20g	砂仁 6g
党参 20g	白术 15g	茯苓 20g	甘草 6g
当归 12g	郁金 12g	红花 6g	黄连 3g
薄荷 10g			

1 天 1 付，5 付，水煎服。

【按语】患者舌淡苔水滑、脉弱提示痰湿困阻兼血虚，应先综合调理，遂用藿香正气散化裁解表化湿、理气和中；上肢皮疹加当归、赤小豆、红花、黄柏、苦参清热、活血、利水，起效后坚持健脾利湿，最终痊愈。

23【皮疹】杨 **，女，44 岁。

初诊　一身皮疹反复发作，失眠、多梦，月经提前，五心烦热，舌淡，苔白腻，脉滑数。

【诊断】阴虚夹湿。

【治法】滋阴化湿。

【处方】

土茯苓 20g	苦参 10g	金银花 9g	紫草 10g
当归 12g	黄柏 12g	知母 12g	茯苓 20g
怀山药 20g	生地黄 20g	牡丹皮 12g	山茱萸 20g

泽泻 12g

1 天 1 付，5 付，水煎服。

复诊　药后症减，舌淡，苔白腻，脉弦数。

【诊断】阴虚夹湿。

【治法】滋阴化湿。

【处方】

土茯苓 20g	苦参 10g	乌梢蛇 6g	重楼 10g
马鞭草 10g	黄柏 12g	知母 12g	茯苓 20g
怀山药 20g	生地黄 20g	牡丹皮 12g	山茱萸 20g
泽泻 12g			

1 天 1 付，5 付，水煎服。

三诊　药后诸症若失，舌淡，苔白，脉弦细。

【诊断】阴虚夹湿。

【治法】滋阴化湿。

【处方】

白芍 20g	柴胡 15g	玉竹 20g	鹿含草 10g
当归 12g	黄柏 12g	知母 12g	茯苓 20g
怀山药 20g	生地黄 20g	牡丹皮 12g	山茱萸 20g
泽泻 12g			

1 天 1 付，5 付，水煎服。

【按语】该例中年女患者正气亏耗，一身皮疹时发，故以知柏地黄丸加减处之。前以土茯苓、苦参皮肤病特效药起头，佐以金银花、紫草、当归活血祛瘀，共奏扶正祛湿之效。患者阴虚为本，故养阴贯穿始终。

24【皮疹】杨**，女，39 岁。

初诊　患者过敏，脸上长红痘。经行 3～5 天，经量少，体倦乏力，舌尖红苔白，脉弱。

【诊断】脾虚。

【治法】补气、健脾、利湿。

【处方】

黄芪 20g	苦参 10g	防风 12g	土茯苓 20g
牛蒡子 12g	牡丹皮 12g	虎杖 12g	党参 20g
干姜 9g	苍术 12g	炙甘草 6g	川芎 10g
制首乌 20g			

1 天 1 付，5 付，水煎服。

复诊 药后效微，月经未行，但乏力体倦有所缓解，舌淡，苔白，脉细。

【诊断】脾虚。

【治法】补气健脾利湿。

六、脾、胃、肝、胆病证

1【胆囊炎】朱 **，女，50 岁。

初诊 2014 年 9 月 10 日，外院诊断胆囊炎。刻诊：口腔气味重，舌红苔白，脉沉。

【诊断】肝胆湿热。

【治法】清肝、利胆、化湿。

【处方】

青蒿 10g	黄芩 9g	茯苓 15g	枳实 12g
柴胡 15g	枳壳 12g	香附 12g	川芎 10g
石斛 15g	赤芍 15g	竹茹 6g	甘草 6g
陈皮 6g			

1 天 1 付，7 付，水煎服。

复诊 2014 年 9 月 24 日，口腔气味已不明显，偶感右肋疼痛，舌红苔白，脉沉。

【诊断】肝经湿热。

【治法】清肝、利胆、化湿。

【处方】

龙胆草 10g	生地黄 20g	青蒿 10g	黄芩 9g
山栀 9g	柴胡 15g	泽泻 15g	川芎 10g
车前子 10g	酒制大黄 12g	陈皮 6g	赤芍 15g
通草 6g			

1 天 1 付，5 付，水煎服。

【按语】患者明显属肝胆湿热之证，故用蒿芩清胆汤化裁以清胆利湿，而后再用龙胆泻肝汤化裁以善后。

2【胃肠炎】王 **，男，15 岁。

初诊 2014 年 9 月 17 日，外院诊断为回肠炎。自诉便溏，频繁腹痛伴黏液性大便几年，面色苍白，舌淡，苔白，脉沉细。

【诊断】肝脾不调。

【治法】疏肝健脾。

【处方】

柴胡 15g	白芍 15g	陈皮 6g	法半夏 9g
党参 15g	白术 15g	茯苓 15g	甘草 6g
马齿苋 20g	苦参 10g	秦皮 10g	扁豆 15g

1 天 1 付，5 付，水煎服。

复诊 2014 年 9 月 28 日，大便已正常，黏液变少，面色苍白，余无特殊，舌淡，苔白，脉细。

【诊断】脾虚。

【治法】健脾利湿。

【处方】

葛根 20g	槟榔 12g	藿香 10g	马齿苋 20g
仙鹤草 30g	薏苡仁 20g	木香 6g	陈皮 6g
党参 20g	白术 15g	茯苓 15g	炙甘草 6g

1 天 1 付，5 付，水煎服。

【按语】初诊采用调和肝脾佐以化湿的方法治疗该患者，症状缓解后采用益气化湿之法，连续服药 3 个多月，2015 年 1 月来复诊已基本无碍，面色有光泽。

3【食不下】张 **，男，83 岁。

初诊 2014 年 12 月 3 日，患者 10 年前脑溢血后，言语不清。刻诊：家属诉患者食不下，咽中痰声重，流涎，舌淡，苔白厚，脉弦滑。

【诊断】脾虚痰阻。

【治法】补气、健脾、化痰。

【处方】

苏子 10g	白芥子 10g	莱菔子 10g	川芎 10g
藿香 10g	木香 6g	葛根 20g	党参 20g
白术 15g	茯苓 20g	炙甘草 6g	瓜蒌壳 12g
红花 6g	木瓜 15g		

1 天 1 付，5 付，水煎服。

复诊 2014 年 12 月 14 日，药后进食已正常，痰声已轻，唯仍流涎。刻诊：舌淡，苔白滑，脉弦滑。

【诊断】脾虚痰阻。

【治法】健脾化痰。

【处方】

黄芪 20g	仙鹤草 30g	干姜 9g	党参 20g
白术 15g	炙甘草 6g	白芥子 10g	苏子 10g
荆芥 12g	芡实 20g	石菖蒲 15g	莱菔子 10g

1 天 1 付，5 付，水煎服。

【按语】该患者脾虚与痰湿并存，故整体治疗以三子养亲汤合四君子汤加味，患者服药后，诸症已愈。

4【口苦】刘 **，女，58 岁。

初诊 2014 年 11 月 30 日，患者自诉口苦 1 周余，午后尤甚，平素性急易怒，舌边尖红苔白厚，脉沉细。

【诊断】肝经湿阻。

【治法】清肝利湿。

【处方】

柴胡 15g	制大黄 10g	干姜 9g	枳实 12g
大枣 10g	黄芩 9g	法半夏 12g	白芍 12g
虎杖 12g	郁金 10g	苏木 9g	薏苡仁 20g
十大功劳 15g			

1 天 1 付，5 付，水煎服。

复诊　2014 年 12 月 1 日，诉药后诸症缓解，舌边尖微红苔白，脉弦细。

【诊断】肝胆湿热。

【治法】清肝、利胆、化湿。

【处方】

柴胡 15g	制大黄 10g	干姜 9g	枳实 12g
大枣 10g	黄芩 9g	法半夏 12g	白芍 12g
马鞭草 10g	郁金 10g	月季花 6g	薏苡仁 30g
徐长卿 15g			

1 天 1 付，5 付，水煎服。

【按语】肝胆湿热上泛，则见口苦，故用大柴胡汤加味以清肝、利胆、化湿。

5【呃逆】钟*，男，57 岁。

初诊　2015 年 3 月 22 日，诉反复呃逆 10 余年，呃逆加重 2 周，舌淡，苔白，脉沉细。

【诊断】肝脾气虚。

【治法】疏肝健脾。

【处方】

黄芪 20g	桂枝 12g	干姜 9g	党参 20g
白术 12g	炙甘草 6g	猪苓 12g	泽泻 12g
薏苡仁 20	厚朴 12g	茯苓 20g	大枣 10g
吴茱萸 9g			

1 天 1 付，3 付，水煎服。

复诊 2015 年 3 月 29 日，反复呃逆较前好转，舌淡，苔白，脉细。

【诊断】肝脾不和。

【治法】疏肝健脾。

【处方】

旋覆花 9g	代赭石 20g	法半夏 12g	大枣 10g
甘草 6g	党参 20g	竹茹 6g	陈皮 6g
厚朴 12g	槟榔 12g		

1 天 1 付，5 付，水煎服。

复诊 2015 年 4 月 12 日，诸症缓解，舌淡嫩，苔白厚，脉弦滑。

【诊断】肝脾不和。

【治法】疏肝健脾。

【处方】

法半夏 20g	厚朴 12g	竹茹 6g	柴胡 15g
枳壳 12g	陈皮 6g	川芎 10g	香附 12g
甘草 6g	白芍 15g	藿香 10g	生姜 9g

1 天 1 付，3 付，水煎服。

【按语】久病多虚，故首方重用益气之方佐以行气利湿；诸症缓解之后则采用理气之法，气行则诸症皆平。

6【面黄】陈*，女，51 岁。

初诊 2014 年 10 月 26 日，面色萎黄，无光泽，舌淡，苔白，脉弱。

【诊断】脾虚。

【治法】补脾益气。

【处方】

附子 12g	白芍 15g	干姜 9g	白术 15g
茯苓 20g	黄芪 20g	桂枝 12g	升麻 6g

太子参 20g   川芎 10g   知母 12g   柴胡 15g

桔梗 12g   仙鹤草 30g

1 天 1 付，7 付，水煎服。

复诊   2014 年 11 月 9 日，诸症缓解，舌淡，苔白，脉细。

【诊断】脾虚。

【治法】补脾益气。

【处方】

附子 15g   白芍 15g   茯苓 15g   干姜 9g

白术 15g   太子参 20g   知母 12g   柴胡 15g

桔梗 12g   升麻 6g   川芎 10g   淫羊藿 10g

1 天 1 付，7 付，水煎服。

【按语】 该患者因面色萎黄前来就诊，黄为脾之色，故以补中益气汤化裁健脾、益气、养血。

7【便秘】张＊＊，女，81 岁。

初诊   2015 年 4 月 1 日，自诉大便几日一行，伴头晕，咽干，舌淡紫苔白，根部微厚，脉弦。

【诊断】气虚痰阻。

【治法】补气、化痰、通便。

【处方】

黄芪 20g   皂刺 15g   茯苓 20g   怀山药 20g

山茱萸 20g   川芎 10g   党参 20g   菊花 9g

白术 30g   当归 20g   郁金 10g   石菖蒲 15g

丹参 18g

1 天 1 付，5 付，水煎服。

复诊   2015 年 4 月 11 日，诉药后症减，舌淡紫苔白润，脉弦。

【诊断】气虚痰阻。

【治法】补气、化痰、通便。

【处方】

黄芪 20g   肉桂 6g   茯苓 20g   怀山药 20g

山茱萸 20g	川芎 10g	党参 20g	菊花 9g
白术 30g	当归 20g	远志 10g	石菖蒲 15g
玫瑰花 6g			

1 天 1 付，5 付，水煎服。

【按语】 该患者年岁已高，正气多虚不能上荣清窍则见头晕，津液不行则咽干、便秘，故重用补益之药佐以通络而取得疗效。

8【纳差】张 **，女，72 岁。

初诊 2015 年 4 月 12 日，自诉食不下伴头晕半月，口苦咽干，便秘，气短声低，舌红苔腻，脉弦。

【诊断】 肝胃不和。

【治法】 疏肝健脾。

【处方】

生地黄 20g	百合 15g	石斛 15g	柴胡 15g
白术 20g	当归 30g	黄芩 9g	法半夏 9g
泡参 20g	大枣 10g	甘草 6g	川芎 10g
花粉 15g			

1 天 1 付，5 付，水煎服。

复诊 2015 年 4 月 22 日，诉药后症减，大便已下，舌红苔黄，脉弦。

【诊断】 肝胃不和。

【治法】 疏肝、理气、和胃。

【处方】

川芎 20g	百合 15g	石斛 15g	柴胡 15g
厚朴 12g	陈皮 6g	黄芩 9g	法半夏 9g
泡参 20g	大枣 10g	甘草 6g	川芎 10g
苍术 12g			

1 天 1 付，5 付，水煎服。

【按语】 阴虚火旺，耗伤津液则见气短声低、便干，肝阴上亢于清窍则见头晕；犯于脾胃，胃气失司则胃不受纳，故见食不下；故方用滋养肝阴、调和脾胃之法，服药 10 余天乃愈。

9【胃痛】蒙**，女，50 岁。

初诊 2015 年 4 月 12 日，胃部隐痛 1 周余，时重时轻，舌淡，苔白腻，脉沉细。

【诊断】脾虚湿困。

【治法】健脾、益气、化湿。

【处方】

川楝子 12g	延胡索 12g	败酱草 20g	干姜 9g
党参 20g	白术 15g	川芎 10g	炙甘草 6g
藿香 10g	厚朴 12g	怀山药 20g	

1 天 1 付，5 付，水煎服。

复诊 2015 年 4 月 26 日，胃疼缓解，下肢酸软，舌淡，苔白，脉沉细。

【诊断】脾虚。

【治法】燥湿健脾。

【处方】

黄芪 20g	知母 12g	仙鹤草 30g	当归 12g
法半夏 20g	茯苓 20g	藿香 10g	川楝子 12g
延胡索 12g	枳实 12g	白芍 15g	甘草 6g
柴胡 15g			

1 天 1 付，5 付，水煎服。

【按语】胃脘部隐痛时轻时重，故可知此乃虚证，兼有舌脉之象，亦有湿邪为患；故方用补虚缓急佐以化湿之方，药后诸症皆平。

10【便秘】石**，女，23 岁。

初诊 2015 年 4 月 12 日，便秘（2 周大便 1 次），月经正常，畏寒，舌淡，苔白厚，脉弱。

【诊断】气虚湿困。

【治法】补气、利湿、通便。

【处方】

黄芪 20g	陈皮 6g	升麻 6g	当归 12g
酒制大黄 12g	牛膝 20g	枳壳 12g	熟地黄 20g
桃仁 10g	桂枝 12g	佛手 10g	淫羊藿 10g

1 天 1 付，5 付，水煎服。

复诊 2015 年 4 月 22 日，诉药后症减，畏寒，舌淡，苔白润，脉沉细。

【诊断】脾虚。

【治法】温阳、健脾、通便。

【处方】

黄芪 20g	陈皮 6g	升麻 6g	当归 20g
柴胡 15g	白术 30g	枳壳 12g	肉苁蓉 20g
桃仁 10g	桂枝 12g	佛手 10g	淫羊藿 10g
甘草 6g			

1 天 1 付，5 付，水煎服。

【按语】气虚则使胃肠运化功能减弱，又能使肌肤腠理失于温煦，故见便秘、畏寒之症；在治疗时用益气之法需配以活血行气之药，使气得补之时，经脉之气血亦通畅。

11【便溏】冯**，男，47 岁。

初诊 2015 年 4 月 1 日，平素常便溏或大便不爽，偶感腹胀，舌淡，苔白，脉细。

【诊断】脾虚。

【治法】健脾利湿。

【处方】

法半夏 20g	茯苓 30g	藿香 10g	佩兰 10g
槟榔 12g	木香 6g	葛根 20g	党参 20g
白术 15g	炙甘草 6g	桔梗 12g	莲子 15g

1 天 1 付，7 付，水冲服。

复诊 2015 年 4 月 15 日，药后便溏症缓，腹胀未现，舌淡，苔白，脉细。

【诊断】脾虚。

【治法】补脾益气。

【处方】

藿香 10g	厚朴 12g	木香 6g	葛根 20g
川芎 10g	党参 15g	白术 15g	茯苓 20g
炙甘草 6g	白果 10g	红藤 20g	败酱草 20g

1 天 1 付，10 付，水冲服。

【按语】便溏多由气虚、湿困、湿热之邪壅塞肠胃所致。从舌脉合参可知，此应为脾虚湿困之症，故用益气化湿之法使脾气充盛，痰湿消散，肠胃自平。

12【胃溃疡】徐**，女，72 岁。

初诊 2015 年 4 月 15 日，胃溃疡 3 个月余，服西药未见好转。刻诊：胃脘部灼热，偶感隐痛，食后则舒，舌淡少苔，脉弦细。

【诊断】胃阴虚。

【治法】养阴止痛。

【处方】

败酱草 20g	川楝子 12g	延胡索 12g	玉竹 20g
生地黄 20g	麦门冬 20g	大枣 10g	甘草 6g
法半夏 20g	茯苓 20g	川芎 10g	

1 天 1 付，3 付，水煎服。

复诊 2015 年 4 月 26 日，胃脘灼热好转，舌淡，苔白，脉弦细。

【诊断】胃阴虚。

【治法】养阴止痛。

【处方】

川楝子 12g	延胡索 12g	吴茱萸 9g	仙鹤草 30g
太子参 20g	生地黄 20g	石斛 15g	玉竹 20g
枳壳 12g	白芍 15g	甘草 6g	柴胡 15g

1 天 1 付，3 付，水煎服。

三诊 2015 年 5 月 10 日，诸症大减。舌淡，苔白，脉细。

【诊断】胃阴虚。

【治法】益胃养阴。

【处方】

法半夏 20g	石菖蒲 15g	远志 10g	黄芪 20g
太子参 20g	木香 6g	枣仁 20g	当归 12g
白术 15g	玉竹 20g	茯苓 15g	川楝子 12g
延胡索 12g			

1 天 1 付，3 付，水煎服。

【按语】胃脘灼热隐痛，食后则舒，故应为虚证，再兼顾舌脉之象可知，此为胃阴不足之证，故方用滋阴清胃之药，诸症自平。

13【便秘】吴**，女，39 岁。

初诊 2015 年 5 月 3 日，便秘，时感腹胀，潮热反复发作，肩背酸痛，舌淡，苔白，脉弦细。

【诊断】脾虚湿困。

【治法】健脾利湿。

【处方】

槟榔 12g	酒制大黄 10g	桃仁 10g	牛蒡子 12g
羌活 12g	木香 6g	砂仁 6g	陈皮 6g
川芎 10g	党参 20g	白术 15g	茯苓 15g
甘草 6g			

1 天 1 付，3 付，水煎服。

复诊 2015 年 5 月 10 日，便秘、腹胀缓解，眼睛干涩，周身酸痛，口苦，头晕，舌淡，苔白，脉弱。

【诊断】脾虚。

【治法】燥湿健脾。

【处方】

六月雪 20g	法半夏 20g	茯苓 20g	金银花 9g
连翘 9g	香薷 10g	厚朴 12g	薄荷 10g
芦根 20g	炒扁豆 15g	桔梗 12g	

1 天 1 付，3 付，水煎服。

三诊　2015 年 5 月 17 日，大便已正常，唯时感头晕、头胀，眠差，舌淡，苔白厚，畏寒，脉弦。

【诊断】湿困。

【治法】温阳利湿。

【处方】

黄芪 20g	肉桂 6g	败酱草 20g	干姜 9g
党参 20g	白术 15g	茯苓 20g	厚朴 12g
白蔻 6g			

1 天 1 付，3 付，水煎服。

【按语】便秘又兼腹胀，此属气机不畅之症；又有肩背疼痛，此证应为湿邪阻滞经络所致，"气行则湿化"，故方用益气化湿之法佐以行气之药，使气盛化湿。

14【减肥综合征】蒋 **，女，18 岁。

初诊　2015 年 5 月 3 日，服减肥药后，消瘦，食则胃胀并牵引后背，便秘，心烦，舌淡，苔白，脉弦滑。

【诊断】气虚痰阻。

【治法】补气、健脾、化痰。

【处方】

黄芪 20g	甘草 6g	柴胡 15g	陈皮 6g
太子参 20g	升麻 6g	当归 12g	白术 30g
干姜 9g	淫羊藿 10g	巴戟天 20g	夏枯草 15g
玉竹 20g			

1 天 1 付，7 付，水冲服。

复诊　2015 年 5 月 10 日，自诉药后效微，舌淡嫩苔白，脉弦滑。

【诊断】脾虚。

【治法】温阳、健脾、通便。

【处方】

黄芪 20g	甘草 6g	柴胡 15g	青皮 10g
党参 20g	当归 30g	白术 30g	升麻 6g
石菖蒲 15g	郁金 10g	淫羊藿 10g	仙茅 10g
肉苁蓉 20g			

1天1付，7付，水煎服。

【按语】食减肥药后，饮食不进，伤及脾胃，脾气亏虚则脾不运化，则胃脘胀痛；脾气虚则胃肠之气不行故便秘。治疗时先以行气之法使气得行，而后再补中焦脾胃之气，使中焦得运，诸症方平。

15【胃肠不适】吴**，女，24岁。

初诊　2015年4月22日，胃脘部偶感隐痛或便溏，平素月经量少，舌淡，苔白厚，脉弱。

【诊断】肝脾不调。

【治法】疏肝健脾。

【处方】

当归 12g	红花 6g	葛根 20g	柴胡 15g
白芍 15g	陈皮 6g	法半夏 20g	党参 20g
白术 15g	茯苓 15g	炙甘草 6g	干姜 9g
徐长卿 15g			

1天1付，5付，水煎服。

复诊　2015年5月6日，药后胃脘隐痛未见复发，大便不溏，唯经量仍少，舌淡，苔白，脉弱。

【诊断】脾虚。

【治法】温阳健脾。

【处方】

黄芪 20g	肉桂 6g	干姜 9g	党参 20g
白术 15g	炙甘草 6g	川芎 10g	佩兰 10g
木香 6g	薏苡仁 20g	荷叶 10g	

1 天 1 付，5 付，水煎服。

【按语】 胃脘隐痛又有便溏、经量少之症，合参舌脉之象可知此为脾虚湿困之证。故治疗之首要为健脾，使脾运化功能正常，其次佐以化湿之药以治其标。

16【胃炎】顾**，女，55 岁。

初诊 2015 年 5 月 6 日，有胃炎史。刻诊：食则腹胀 2 周，自觉气滞腹中，舌淡，苔白，脉弦滑。

【诊断】脾虚。

【治法】理气健脾。

【处方】

法半夏 20g	枳实 12g	厚朴 12g	干姜 9g
莪术 9g	党参 20g	白术 20g	炒麦芽 12g
茯苓 20g	炙甘草 6g	黄连 6g	延胡索 12g
槟榔 12g			

1 天 1 付，5 付，水煎服。

复诊 2015 年 5 月 17 日，胃胀症缓，大便干，舌淡，苔白，脉细。

【诊断】气虚。

【治法】补气健脾。

【处方】

黄芪 20g	陈皮 6g	火麻仁 20g	桃仁 10g
郁李仁 10g	杏仁 10g	桂枝 12g	酒制大黄 10g
枳实 12g	白芍 20g	甘草 6g	柴胡 15g
当归 12g			

1 天 1 付，3 付，水煎服。

【按语】察其舌象，未有气郁之征，可知此腹胀非为气郁之腹胀，应为脾虚，为胃肠功能运化失司所致；故先用行气药使腹胀缓解，兼以补脾之药使脾气得盛。

17【便秘】黄**，女，25岁。

初诊 2015年4月26日，便秘1周余，咽喉似有痰阻难咯，面色黄，舌淡，苔白厚，脉弦滑数。

【诊断】气虚湿困。

【治法】补气、化湿、通便。

【处方】

黄芪 20g	肉桂 6g	干姜 9g	党参 20g
白术 15g	炙甘草 6g	枸杞 20g	茵陈 10g
茯苓 15g	泽泻 12g	芡实 20g	泽兰 10g
红花 6g			

1天1付，5付，水煎服。

复诊 2015年5月6日，便秘略有好转，咽部异物感缓解，舌淡，苔白润，脉滑。

【诊断】湿阻。

【治法】温阳利湿。

【处方】

黄芪 20g	肉桂 6g	干姜 9g	党参 20g
白术 30g	炙甘草 6g	当归 20g	茵陈 10g
虎杖 12g	泽泻 12g	莲子 20g	泽兰 10g
红花 6g			

1天1付，5付，水煎服。

三诊 2015年5月16日，诉诸症缓解，舌淡，苔白，脉弦。

【诊断】气虚。

【治法】补气利湿。

【处方】

黄芪 20g	肉桂 6g	干姜 9g	党参 20g

白术 30g	炙甘草 6g	枸杞 20g	连翘 10g
茯苓 15g	十大功劳 12g	芡实 20g	马鞭草 10g
凌霄花 10g			

1 天 1 付，5 付，水煎服。

【按语】从舌象、面象来判断，此便秘非单纯实证，因从脉象与咽中似有物阻之症可知，此为虚实夹杂之证；实者，为痰湿之邪阻滞；虚者则为中焦气虚无力运化肠胃所致。故方用益气健脾之药同时又有利湿祛邪之药，攻补两不误。

18**【呃逆】**胡**，男，77 岁。

初诊 2015 年 5 月 13 日，呃逆半月余，伴小腹隐痛，便溏，下肢冰凉，纳差，舌淡紫苔白厚，脉沉涩。

【诊断】下焦寒凝。

【治法】温阳散寒。

【处方】

干姜 9g	茯苓 20g	当归 12g	小茴香 6g
肉桂 6g	乌药 12g	木香 6g	槟榔 12g
黄芪 20g	砂仁 6g	草果 6g	川芎 10g

1 天 1 付，3 付，水煎服。

复诊 2015 年 5 月 20 日，药后诸症大减，舌淡，苔白厚，脉沉涩。

【诊断】寒凝。

【治法】温阳、益气、散寒。

【处方】

肉桂 6g	槟榔 12g	干姜 9g	茯苓 20g
当归 12g	小茴香 6g	乌药 12g	枸杞 20g
木香 6g	砂仁 6g	羌活 12g	川芎 10g

1 天 1 付，3 付，水煎服。

【按语】此患者下焦症状明显，一派寒象，而上部仅有呃逆之症，此应由下焦寒气上逆而中阳不足所致，故方用温中、健脾、祛湿之法。

19【纳少】张**，女，72岁。

初诊 饮食不进，大便难解，头晕，前额头痛，口苦，口渴但不欲饮，小便短赤，舌淡少苔，脉沉细。

【诊断】气阴两虚。

【治法】益气养阴。

【处方】

生地黄 20g	百合 15g	石斛 15g	柴胡 15g
白术 15g	当归 20g	黄芩 9g	法半夏 20g
泡参 20g	大枣 10g	甘草 6g	川芎 10g
花粉 15g			

1天1付，5付，水煎服。

复诊 诉药后诸症大减，证治同前，原方7付继服，以资巩固。

【按语】老年男子多阳虚，女子多阴虚。此案古稀之年胃阴不足，不欲饮食。以生地黄、百合滋阴为君药，以疏肝理气之柴胡为臣药，另以白术、当归、黄芩、法半夏、泡参为臣药分别从"气、血、痰、湿、热"五处着手。以甘草缓和诸药，以川芎治头痛，以花粉专治便秘。从整体来看，本方颇具大柴胡汤方义。

20【胁腹胀痛】韩**，女，44岁。

初诊 左胁部进食后胀痛，乳房胀痛，饮食后腹胀，咳嗽，行经时长，舌淡红，苔白，脉弦。

【诊断】肝胃不和。

【治法】疏肝、和胃、止痛。

【处方】

青蒿 10g	黄芩 9g	桔梗 12g	枳实 12g
槟榔 12g	青皮 10g	栀子 9g	泽泻 12g
牡丹皮 12g	浙贝 20g	柴胡 15g	川芎 20g

1天1付，14付，冲服。

复诊   药后诸症略有缓解，月经未行，舌淡红苔薄白，脉弦细。

【诊断】肝胃不和。

【治法】疏肝和胃。

【处方】

青蒿 10g	黄芩 9g	竹茹 6g	枳实 12g
茯苓 15g	青皮 10g	法半夏 9g	当归 20g
白术 30g	浙贝母 20g	柴胡 15g	川芎 20g
玫瑰花 6g			

1 天 1 付，14 付，冲服。

三诊   药后症减，经行正常，乳房胀痛明显减轻，已无咳嗽，舌淡红少苔，脉弦细数。

【诊断】肝阴虚。

【治法】滋补肝阴。

【处方】

青蒿 10g	黄芩 9g	当归 12g	生地黄 20g
沙参 20g	枸杞 20g	栀子 9g	泽泻 12g
牡丹皮 12g	浙贝母 20g	柴胡 15g	麦门冬 20g
川楝子 12g			

1 天 1 付，14 付，冲服。

【按语】患者食后腹胀，左胁部胀痛，行经时长，可见患者肝气瘀滞，肝气犯胃，故用当归芍药散和小柴胡加减，活血调经，疏肝理气；配合青蒿、青皮、泽泻、栀子、槟榔加强清肝理气作用；枳实和胃导滞；加少许浙贝母、桔梗理气止咳；药后症减，但久病伤阴，故以养阴之剂善其后。

21【呃逆】钟 **，女，51 岁。

初诊   呃逆，口干，口苦，胃疼，舌淡嫩，苔白润，脉沉弦。

【诊断】肝胃不和。

【治法】疏肝和胃。

【处方】

生地黄 20g	麦门冬 20g	石斛 15g	白术 15g
当归 12g	柴胡 15g	黄芩 9g	法半夏 20g
党参 20g	大枣 10g	炙甘草 6g	槟榔 12g
徐长卿 15g			

1天1付，5付，水煎服。

复诊 药后症减，舌淡，苔白润，脉沉细。

【诊断】肝胃不和。

【治法】舒肝和胃。

【处方】

生地黄 20g	麦门冬 20g	石斛 15g	苍术 12g
厚朴 12g	柴胡 15g	黄芩 9g	法半夏 20g
党参 20g	大枣 10g	炙甘草 6g	川芎 20g
徐长卿 15g			

1天1付，5付，水煎服。

【按语】患者呃逆属肝胃不和之证，口苦，口干，遂用小柴胡合增液汤加味和解少阳并滋阴，胃疼加徐长卿止痛，苔白润提示有湿气，遂加槟榔和法半夏除湿。

22【泄泻】戴 *，女，57岁。

初诊 口苦，心烦，泄泻，腰酸痛，大便黏滞难解，舌淡白，脉弦滑。

【诊断】寒湿内蕴。

【治法】温化寒湿。

【处方】

柴胡 15g	干姜 9g	酒制大黄 10g	枳实 12g
大枣 10g	黄芩 9g	法半夏 20g	白芍 15g
茯苓 20g	骨碎补 20g	泽兰 10g	牛膝 20g
苍术 12g			

1天1付，3付，水煎服。

复诊　仍诉便难腹泻，周身酸楚，舌淡，苔白润，脉滑。

【诊断】湿阻。

【治法】温阳利湿。

【处方】

柴胡 15g	干姜 9g	党参 10g	枳实 12g
大枣 10g	炙甘草 6g	法半夏 20g	白芍 15g
茯苓 20g	徐长卿 10g	泽兰 10g	当归 20g
苍术 12g			

1天1付，3付，水煎服。

三诊　药后诸症缓解，舌淡，苔白，脉弦。

【诊断】脾虚。

【治法】燥湿健脾。

【处方】

柴胡 15g	甘草 6g	党参 20g	枳实 12g
大枣 10g	黄芩 9g	法半夏 20g	白芍 15g
茯苓 20g	骨碎补 20g	陈皮 6g	牛膝 20g
苍术 12g			

1天1付，3付，水煎服。

【按语】患者口苦、心烦是小柴胡汤用药指征，又泄泻，遂要利水以实大便，遂用二陈汤加干姜、茯苓、苍术、泽兰以利水，牛膝活血化瘀，骨碎补补肾强骨、续伤止痛以治腰痛，药后症减，继以健脾化湿之剂调理善后。

23【厌食】周**，男，11岁。

初诊　厌食，嘴唇发青，舌淡，苔白，脉滑数。

【诊断】脾虚。

【治法】补气健脾。

【处方】

砂仁 6g	柴胡 10g	白芍 15g	陈皮 6g

法半夏 9g	鸡内金 10g	川芎 10g	香附 6g
山栀 6g	苍术 12g	神曲 15g	党参 10g
茯苓 15g	炙甘草 6g		

1 天 1 付，10 付，冲服。

【按语】 小孩病来得快去得也快，厌食数日，遂用越鞠丸加味，加鸡内金、神曲、砂仁促进消化，加党参改善其胃口。

24【腹胀】李 *，男，39 岁。

初诊 食后腹胀，善叹息，心烦易怒，脉弦，舌淡，舌前苔剥脱，苔薄白。

【诊断】 气郁。

【治法】 理气解郁。

【处方】

丹参 18g	香附 12g	苍术 12g	川芎 10g
栀子 9g	神曲 15g	莪术 9g	郁金 10g
虎杖 12g	绿萼梅 6g	青皮 9g	

1 天 1 付，3 付，水煎服。

复诊 药后诸证缓解，仍有腹胀，但较前有所缓解，舌淡，苔白，脉弦滑。

【诊断】 气郁湿阻。

【治法】 行气利湿。

【处方】

党参 20g	香附 12g	苍术 12g	川芎 10g
栀子 9g	神曲 15g	乌药 12g	槟榔 10g
木香 6g	绿萼梅 6g	莲子 20g	薏苡仁 30g

1 天 1 付，3 付，水煎服。

【按语】 患者食后腹胀，叹息，脉弦，与气郁有关，遂用越鞠丸加丹参、郁金、虎杖、绿萼梅、青皮行气解郁，药后症减，继以理气化湿之剂调理。

25【脘腹痞胀】吴 *，女，24 岁。

初诊　胃肠部不适，月经量少，皮疹，舌淡，苔白厚，脉弱。

【诊断】肝脾不调。

【治法】疏肝健脾。

【处方】

当归 12g	红花 6g	葛根 20g	柴胡 15g
白芍 15g	陈皮 6g	法半夏 20g	党参 20g
白术 15g	茯苓 15g	炙甘草 6g	干姜 9g
徐长卿 15g			

1 天 1 付，5 付，水煎服。

复诊　胃部不适有所缓解，月经未行，舌淡，苔白厚，脉沉细。

【诊断】湿阻。

【治法】补气化湿。

【处方】

莲子 20g	山药 20g	玫瑰花 6g	柴胡 15g
白芍 15g	陈皮 6g	法半夏 20g	党参 20g
白术 15g	茯苓 15g	炙甘草 6g	干姜 9g
沙苑子 20g			

1 天 1 付，5 付，水煎服。

三诊　药后经行，经量较前明显增加，胃脘不适继续缓解，皮疹消失，舌淡，苔白，脉细。

【诊断】脾虚。

【治法】健脾、益气、化湿。

【处方】

莲子 20g	山药 20g	玫瑰花 6g	藿香 10g
葛根 15g	陈皮 6g	法半夏 20g	党参 20g
白术 15g	茯苓 15g	炙甘草 6g	木瓜 15g
沙苑子 20g			

1 天 1 付，5 付，水煎服。

【按语】患者月经量少、苔白厚等症状源于脾失运化，遂用四君子汤补脾气，当归、白芍、红花活血，葛根、柴胡解表治皮疹，徐长卿止胃痛，起效后继续健脾化湿以资巩固。

26 【便秘】黄**，女，25 岁。

初诊 诉面黄，手部皮肤发黄，纳差腹胀，舌淡，苔白厚，脉弦滑。

【诊断】脾虚。

【治法】补气健脾。

【处方】

黄芪 20g	肉桂 6g	干姜 9g	党参 20g
白术 15g	炙甘草 6g	枸杞 20g	茵陈 10g
栀子 9g	徐长卿 12g	芡实 20g	佩兰 10g
虎杖 12g			

1 天 1 付，7 付，水煎服。

复诊 药后面黄、手黄缓解，便秘，咽喉痰阻难咯，舌淡，苔白厚，脉弦滑数。

【诊断】脾虚。

【治法】温阳健脾。

【处方】

黄芪 20g	肉桂 6g	干姜 9g	党参 20g
白术 15g	炙甘草 6g	枸杞 20g	茵陈 10g
茯苓 15g	泽泻 12g	芡实 20g	泽兰 10g
红花 6g			

1 天 1 付，7 付，水煎服。

【按语】患者症状较多，用黄芪、肉桂、干姜、党参、白术、炙甘草、枸杞补虚；用茵陈利水健脾，用五苓散化裁祛湿。

27 【胃痛】彭**，女，55 岁。

初诊 胃脘冷疼，小便多（起夜 4～5 次），饮食后胃疼加重，舌淡红，苔薄黄，脉弱。

【诊断】脾肾两虚。

【治法】脾肾双补。

【处方】

香附 12g	良姜 10g	藿香 10g	厚朴 12g
党参 20g	白术 15g	茯苓 20g	炙甘草 6g
槟榔 12g	乌药 12g	怀山药 20g	益智仁 10g
川芎 10g			

1天1付，5付，水煎服。

复诊　药后症大减，效不更方，原方7付继服。

【按语】患者疑有胃溃疡，阳虚体质，遂用六君子汤补中气，用藿香、厚朴、槟榔祛湿，用乌药止痛，用益智仁缩尿，用香附行气止痛。

28【腹胀】卓＊＊，女，62岁。

初诊　诉纳差食少，腹胀反酸，嗳气频作，眠差，舌淡苔黄腻，脉滑数。

【诊断】湿热困脾。

【治法】健脾、清热、利湿。

【处方】

徐长卿 10g	虎杖 12g	枳实 12g	厚朴 12g
党参 20g	白术 15g	茯苓 15g	炙甘草 6g
干姜 9g	藿香 10g	黄连 6g	马鞭草 10g
白芍 15g			

1天1付，5付，水煎服。

复诊　诸症缓解，腹胀，反酸，纳食可，眠可，舌淡，苔黄厚。

【诊断】气虚。

【治法】补气利湿。

【处方】

败酱草 20g	法半夏 20g	枳实 12g	厚朴 12g
党参 20g	白术 15g	茯苓 15g	炙甘草 6g

| 干姜 9g | 炒麦芽 15g | 黄连 6g | 槟榔 12g |
| 白芍 15g | | | |

1 天 1 付，5 付，水煎服。

【按语】患者腹胀来诊，又有湿热，遂用枳实消痞丸化裁以治疗气虚痞证。

29【腹痛】周 *，女，47 岁。

初诊 诉少腹绞痛，大便艰难，月经量少，白带量少，舌红少苔，脉沉弦细。

【诊断】肝肾两虚。

【治法】补肝益肾。

【处方】

白术 30g	当归 30g	枳实 12g	生地黄 20g
升麻 6g	茯苓 20g	怀山药 20g	牡丹皮 12g
山茱萸 20g	泽泻 12g	酒制大黄 10g	桃仁 10g
火麻仁 20g			

1 天 1 付，7 付，冲服。

复诊 药后大便通畅，少腹疼痛明显好转，月经未行，舌红少苔，脉沉细。

【诊断】肝肾两虚。

【治法】补肝益肾。

【处方】

白术 30g	当归 30g	枳实 12g	生地黄 20g
升麻 6g	茯苓 20g	怀山药 20g	丹皮 12g
山茱萸 20g	泽泻 12g	川芎 10g	桃仁 10g
绿萼梅 6g			

1 天 1 付，7 付，冲服。

【按语】患者腹绞痛怀疑是大便不通造成，又月经量少，白带量少，舌红少苔，脉沉弦细提示患者血虚，应在补血的基础上进行通便以缓解患者的痛苦，遂用当归芍药散合麻子仁丸化裁活血通便。

30【便溏】王 *，男，40 岁。

初诊 诉心烦，头痛，乏力，便溏，脉弦滑，舌淡苔腻。

【诊断】气郁湿阻。

【治法】理气化湿。

【处方】

香附 12g	栀子 9g	川芎 10g	神曲 15g
苍术 12g	荷叶 10g	升麻 6g	藿香 10g
厚朴 12g	枳壳 12g	白芍 20g	甘草 6g
柴胡 15g			

1 天 1 付，7 付，冲服。

复诊 诉药后症减，仍感乏力便溏，脉弦，舌淡，苔白厚。

【诊断】湿阻。

【治法】行气化湿。

【处方】

香附 12g	栀子 9g	川芎 10g	神曲 15g
苍术 12g	荷叶 10g	升麻 6g	藿香 10g
厚朴 12g	党参 20g	茯苓 20g	甘草 6g
莲子 15g			

1 天 1 付，7 付，冲服。

三诊 药后诸症若失，舌淡，苔白，脉细。

【诊断】脾虚。

【治法】健脾利湿。

【处方】

党参 20g	茯苓 20g	虎杖 10g	神曲 15g
苍术 12g	荷叶 10g	升麻 6g	藿香 10g
厚朴 12g	枳壳 12g	白芍 20g	甘草 6g
柴胡 15g			

1 天 1 付，7 付，冲服。

【按语】患者因气郁湿困而引起多个症状，遂用越鞠丸理气祛湿，藿香、荷叶祛湿，升麻升举阳气，厚朴、枳壳调理气机，柴胡和解少阳，药后症减，继以健脾化湿善其后。

31【胃炎】黄*，女，20岁。

初诊 纳食不爽，胃脘隐痛，时感呃逆，既往有胃炎病史，舌淡嫩苔白润，边有齿痕，脉弦滑。

【诊断】肝胃不和。

【治法】疏肝和胃。

【处方】

川芎 10g	怀山药 20g	苍术 12g	厚朴 12g
陈皮 6g	当归 20g	柴胡 15g	黄芩 9g
党参 20g	法半夏 12g	大枣 10g	甘草 6g
肉桂 6g			

1天1付，5付，水煎服。

复诊 药后症减，纳食尚可，舌淡嫩苔白，脉滑。

【诊断】肝胃不和。

【治法】疏肝和胃。

【处方】

川芎 10g	黄芪 20g	苍术 12g	厚朴 12g
陈皮 6g	当归 20g	柴胡 15g	黄芩 9g
党参 20g	法半夏 12g	升麻 6g	甘草 6g
肉桂 6g			

1天1付，5付，水煎服。

【按语】患者有胃炎，脾气虚，遂用补中益气汤化裁补中益气，当归、川芎活血化瘀，小柴胡汤调和少阳。

32【腹痛】徐*，女，41岁。

初诊 诉腹痛频作，心烦易怒，纳差，眠差，白带色黄，舌尖红，苔白，脉弦滑。

【诊断】气郁湿困。

【治法】理气化湿。

【处方】

茵陈 10g	陈皮 6g	赤芍 15g	白术 15g
防风 12g	柴胡 15g	枳壳 12g	川芎 10g
甘草 6g	虎杖 12g	红藤 20g	败酱草 20g
怀山药 20g			

1天1付，5付，水煎服。

复诊　药后症减，纳食尚可，眠差，白带色黄，舌尖红苔白厚，脉滑。

【诊断】气郁湿困。

【治法】行气化湿。

【处方】

茵陈 10g	陈皮 6g	赤芍 15g	白术 15g
防风 12g	莲子 20g	桃仁 10g	虎杖 12g
延胡索 12g	党参 20g	红藤 20g	败酱草 20g
紫花地丁 20g			

1天1付，5付，水煎服。

三诊　药后诸症明显减轻，纳眠俱可，舌淡，苔白润，脉滑。

【诊断】气郁湿阻。

【治法】理气利湿。

【处方】

薏苡仁 30g	陈皮 6g	赤芍 15g	白术 15g
防风 12g	延胡索 12g	郁金 12g	川芎 20g
甘草 6g	虎杖 12g	红藤 20g	败酱草 20g
十大功劳 10g			

1天1付，5付，水煎服。

【按语】患者气郁湿困而腹痛，遂用小柴胡汤化裁和解少阳，茵陈、虎杖、败酱草清热解毒，枳壳理气，防风祛风止痛，药后起效，继以理气化湿之剂坚持治疗，终于痊愈。

33【脘痞】顾 **，女，54 岁。

初诊 诉胃脘饱胀，纳差，嗳气呃逆，大便黏滞不爽，舌淡，苔白腻，脉弦细。

【诊断】肝胃不和。

【治法】舒肝和胃。

【处方】

法半夏 12g	枳实 12g	厚朴 12g	干姜 9g
炒麦芽 15g	黄连 6g	党参 20g	白术 20g
茯苓 20g	甘草 6g	当归 12g	莲子 20g
川芎 20g			

1 天 1 付，3 付，水煎服。

复诊 诉药后胃胀缓解，大便不爽，溏结不调，舌麻，脉弦细，舌淡，苔白腻。

【诊断】肝胃不和。

【治法】舒肝和胃。

【处方】

法半夏 12g	枳实 12g	厚朴 12g	干姜 9g
炒麦芽 15g	黄连 6g	党参 20g	白术 20g
茯苓 20g	甘草 6g	当归 12g	火麻仁 20g
生地黄 20g			

1 天 1 付，3 付，水煎服。

【按语】患者胃胀，大便不爽，舌淡，苔白腻，遂用黄连消痞丸；心下痞满，壅滞不散，又加当归、火麻仁、生地黄以通便，便通则邪去，诸症缓解。

34【胃胀】顾 **，女，54 岁。

初诊 诉大便干结，脘腹胀满，乏力气短，舌淡，苔白，脉沉细。

【诊断】气血两虚。

【治法】气血双补。

【处方】

黄芪 20g	陈皮 6g	火麻仁 20g	桃仁 10g
郁李仁 10g	杏仁 10g	白术 30g	乌药 10g
枳实 12g	白芍 20g	甘草 6g	柴胡 15g
当归 20g			

1 天 1 付，5 付，水煎服。

复诊 诉大便干结缓解，胃胀略有改善，仍感乏力，脉细，舌淡，苔白。

【诊断】气血两虚。

【治法】补气生血。

【处方】

黄芪 20g	陈皮 6g	火麻仁 20g	桃仁 10g
郁李仁 10g	杏仁 10g	桂枝 12g	酒制大黄 10g
枳实 12g	白芍 20g	甘草 6g	柴胡 15g
当归 12g			

1 天 1 付，3 付，水煎服。

【按语】 患者大便不通而致胃胀，饮食口味在大便未解时不佳，而舌淡、苔白、脉细提示气血两虚，遂用火麻仁丸加三仁、当归化裁以润肠通便，以黄芪补气，以柴胡调和少阳。

35【腹胀】彭 **，男，62 岁。

初诊 诉腹胀纳差，两胁气胀，大便溏结不调，舌淡，苔白腻，脉弦滑。

【诊断】肝脾不调。

【治法】疏肝健脾。

【处方】

柴胡 15g	白芍 15g	枳壳 12g	陈皮 6g
法半夏 20g	党参 20g	白术 15g	茯苓 20g
甘草 6g	络石藤 20g	川芎 10g	槟榔 12g
虎杖 12g			

1天1付，5付，水煎服。

复诊　药后症减，唯感纳差，两胁微满，眠差，舌淡，苔白厚，脉弦。

【诊断】肝脾不调。

【治法】疏肝健脾。

【处方】

柴胡 15g	白芍 15g	枳壳 12g	陈皮 6g
法半夏 20g	党参 20g	白术 15g	茯苓 20g
甘草 6g	绿萼梅 6g	川芎 10g	佛手 10g
虎杖 12g			

1天1付，5付，水煎服。

【按语】 肝脾不调，以四逆散加减为常方。而杨在纲教授特别重视后天脾胃的调护，在治疗肝脾不和时往往以六君子汤合入；同时杨在纲教授认为"肝藏血"，血行畅通，则肝木自然调达，故以络石藤、川芎、槟榔、虎杖入药，活血通络，以助血行。

36【便难】黄**，女，25岁。

初诊　大便干结难行，乏力气短，面白畏寒，舌淡，苔白，脉细。

【诊断】气血两虚。

【治法】补气生血。

【处方】

炙黄芪 20g	肉苁蓉 20g	淫羊藿 10g	陈皮 6g
党参 15g	白术 30g	茯苓 20g	炙甘草 6g
当归 12g	川芎 10g	白芍 15g	生地黄 20g
枳实 12g			

1天1付，7付，水煎服。

复诊　诉药后大便每日1次，便质较前改善，月经来潮，经量较前有所增加，精神好转，仍感畏寒，舌淡，苔白，脉沉细。

【诊断】气血两虚。

【治法】气血双补。

【处方】

炙黄芪 20g	肉苁蓉 20g	淫羊藿 10g	升麻 6g
党参 15g	白术 30g	茯苓 20g	炙甘草 6g
当归 12g	川芎 10g	白芍 15g	生地黄 20g
桃仁 10g			

1 天 1 付，7 付，水煎服。

【按语】便秘一症，除润肠通便外，还需考虑其他因素。如胃肠道的蠕动、肠道的润滑情况等。杨在纲教授治疗便秘、结石等症时，往往配合以补气、活血的药物。此案处方以八珍汤加减，以黄芪补气，以肉苁蓉、淫羊藿滋阴壮阳，共奏通便之效。

37【胃胀】顾 **，女，54 岁。

初诊 诉胃胀，纳差，情绪急躁，便秘，舌淡，苔白，脉弦滑。

【诊断】肝脾不调。

【治法】疏肝健脾。

【处方】

干姜 9g	莪术 9g	酒制大黄 10g	槟榔 12g
柴胡 15g	白芍 15g	陈皮 6g	法半夏 9g
党参 20g	白术 15g	茯苓 15g	炙甘草 6g
枳实 12g			

1 天 1 付，3 付，水煎服。

复诊 药后症略减，仍感脘腹胀满，舌淡，苔白，脉弦。

【诊断】肝脾不调。

【治法】疏肝健脾。

【处方】

淫羊藿 10g	桃仁 10g	凌霄花 10g	当归 20g
柴胡 15g	白芍 15g	陈皮 6g	法半夏 9g
党参 20g	白术 30g	茯苓 15g	炙甘草 6g
枳实 12g			

1天1付，3付，水煎服。

三诊 药后胃胀大减，大便通畅，诸症明显缓解，舌淡，苔白，脉弦。

【诊断】脾虚。

【治法】理气健脾。

【处方】

干姜 9g	佛手 10g	莲子 20g	淫羊藿 10g
柴胡 15g	白芍 15g	陈皮 6g	法半夏 9g
党参 20g	白术 15g	茯苓 15g	炙甘草 6g
枳实 12g			

1天1付，3付，水煎服。

【**按语**】该患者胃胀而便秘、脉弦滑，诊之为肝脾不调。方用四逆散加减。以莪术、酒制大黄通调其便、通降以下行，兼用槟榔通肝气；以加减四君子汤健脾燥湿，健安脾土，药到症安，坚持疏肝健脾，终获良效。

38【脘胀】言**，男，58岁。

初诊 诉胃脘饱胀，食后尤甚，大便完谷不化，眠差，舌淡，苔白滑，脉弦滑。

【诊断】脾虚。

【治法】补气健脾。

【处方】

法半夏 20g	茯苓 20g	枳实 12g	厚朴 12g
槟榔 12g	党参 20g	白术 15g	茯苓 15g
炙甘草 6g	干姜 9g	炒麦芽 20g	黄连 6g

1天1付，5付，水煎服。

复诊 诉药后诸症缓解，仍感胃脘胀满不适，舌淡，苔白润，脉弦。

【诊断】肝脾两虚。

【治法】疏肝健脾。

【处方】

法半夏 20g	茯苓 20g	枳实 12g	沉香 3g
槟榔 12g	党参 20g	白术 15g	茯苓 15g
炙甘草 6g	干姜 9g	乌药 12g	木香 6g

1天1付，5付，水煎服。

【按语】 该患者胃脘胀，食后尤甚。诊断为脾虚，方用参苓白术散加减，健脾益气。以其脉弦滑，故以炒麦芽疏利肝气，以黄连清里热，药后症减，继以调理肝脾而愈。

39【便溏】肖**，男，47岁。

初诊 晨起腹泻，大便溏薄，腰膝酸软，夜尿频多，舌淡，苔白厚，脉弱。

【诊断】 脾肾阳虚。

【治法】 温补脾肾。

【处方】

炙黄芪 20g	肉桂 6g	干姜 9g	党参 20g
白术 15g	炙甘草 6g	仙鹤草 30g	杜仲 20g
菟丝子 20g	骨碎补 20g	当归 12g	法半夏 20g

1天1付，5付，水煎服。

复诊 药后症减，仍诉腰膝酸软，舌淡，苔白润，脉沉细。

【诊断】 脾肾阳虚。

【治法】 补肾双补，温阳益气。

【处方】

炙黄芪 20g	大枣 10g	干姜 9g	党参 20g
白术 15g	炙甘草 6g	仙鹤草 30g	杜仲 20g
菟丝子 20g	补骨脂 20g	当归 12g	肉豆蔻 20g

1天1付，5付，水煎服。

【按语】 脾肾阳虚者，当健脾补肾，方以四君子汤加减佐以补肾之品，仙鹤草配伍黄芪，增强其补气效果，并以肉桂引火归元、以菟丝子平补阴阳。杨在纲教授看病，常考虑瘀湿互结，故方以当归、法半夏收尾，祛湿化痰、活血化瘀，再用温补脾肾药以收全功。

40【胃脘胀痛】何 **，女，37 岁。

初诊 诉胃脘胀痛，口干苦，纳差，大便溏薄，舌淡，苔白，脉弱。

【诊断】脾虚。

【治法】补脾益气。

【处方】

法半夏 20g	枳实 12g	厚朴 12g	党参 20g
白术 15g	茯苓 20g	炙甘草 6g	干姜 9g
炒麦芽 20g	黄连 6g	怀山药 20g	川芎 10g
十大功劳 15g			

1 天 1 付，5 付，水煎服。

复诊 药后症减，纳食可，舌淡，苔白，脉沉细。

【诊断】脾虚湿困。

【治法】健脾利湿。

【处方】

法半夏 20g	枳实 12g	厚朴 12g	党参 20g
白术 15g	茯苓 20g	炙甘草 6g	干姜 9g
炒麦芽 20g	黄连 6g	莲子 20g	玫瑰花 6g
十大功劳 15g			

1 天 1 付，5 付，水煎服。

【按语】脾虚多因湿困，易生痰饮。法当健脾化湿，以四君子汤并加入化痰之法半夏；胃脘胀痛，为脾运不足，故加入枳实、厚朴、炒麦芽。患者脉弱，以怀山药、川芎、十大功劳健脾活血，药到症减，复诊继续健脾利湿以巩固疗效。

41【胁痛】李 **，女，63 岁。

初诊 诉右胁部疼痛伴灼热感，心烦易怒，大便黏滞不爽，舌红苔白，脉细。

【诊断】湿热困阻。

【治法】清利湿热。

【处方】

石膏 20g （先煎）	麦门冬 20g	生地黄 20g	知母 12g
牛膝 20g	当归 12g	黄连 6g	升麻 6g
丹皮 12g	刺蒺藜 15g	十大功劳 15g	

1 天 1 付，5 付，水煎服。

复诊 药后诸症明显好转，舌红苔白腻，脉弦细。

【诊断】湿热困脾。

【治法】健脾、清热、利湿。

【处方】

石膏 20g （先煎）	山药 20g	生地黄 20g	知母 12g
牛膝 20g	当归 12g	黄连 6g	甘草 6g
苍术 12g	刺蒺藜 15g	十大功劳 15g	

1 天 1 付，5 付，水煎服。

【按语】该患者湿热困阻，热象明显，故以石膏为君药，佐以滋阴清热去湿之品，以升麻升清阳之性。右胁部为肝经所在，加入刺蒺藜；年事花甲，故以十大功劳收尾，药后症减，继以白虎加苍术汤化裁巩固疗效。

42【胃痛】王**，女，52 岁。

初诊 口舌麻木，食则胃脘灼热，偶感胀，口干苦，舌淡嫩苔白，脉细。

【诊断】脾阳虚。

【治法】温阳健脾。

【处方】

炙黄芪 20g	肉桂 6g	干姜 9g	党参 20g
白术 15g	炙甘草 6g	败酱草 20g	川芎 10g
郁金 10g	虎杖 12g	白蔻 6g	

1 天 1 付，5 付，水煎服。

复诊 药后症减，舌淡嫩苔白润，脉沉细。

【诊断】脾阳虚。

【治法】温阳健脾。

【处方】

炙黄芪 20g	肉桂 6g	干姜 9g	党参 20g
白术 15g	炙甘草 6g	败酱草 20g	川芎 10g
郁金 10g	虎杖 12g	白蔻 6g	九香虫 6g
石斛 15g			

1 天 1 付，5 付，水煎服。

【按语】脾阳虚则燥湿健运失常致气血不足，无力推动水谷下行，故食则胃脘灼热、偶胀。饮食精微不化，则口舌麻木、脉细。投以炙黄芪、肉桂，升阳补气，以川芎、郁金活血解郁，兼以虎杖、白蔻化湿醒中，复诊以原方加九香虫温阳理气，以石斛养阴，力求达到阴阳双补之疗效。

七、肾、膀胱、水液代谢病证

1【小便不尽】赵**，女，21 岁。

初诊 2014 年 11 月 5 日，自诉小便淋漓不尽 1 周余，伴腰痛，月经正常，舌红苔薄黄，脉弦滑。

【诊断】湿热下注。

【治法】清热利湿。

【处方】

滑石 20g	甘草 6g	酒制大黄 10g	栀子 9g
萹蓄 10g	苦参 10g	夏枯草 15g	石韦 10g
冬葵子 12g	续断 20g	杜仲 20g	

1 天 1 付，3 付，水煎服。

复诊 2014 年 11 月 12 日，药后症减，舌红苔薄黄，脉弦数。

【诊断】湿热下注。

【治法】清利湿热。

【处方】

滑石 20g	甘草 6g	酒制大黄 10g	山栀 9g
萹蓄 10g	苦参 10g	夏枯草 15g	石韦 10g
冬葵子 12g	续断 20g	杜仲 20g	徐长卿 10g
竹叶 6g			

1 天 1 付，3 付，水煎服。

【按语】据脉症合参而用石韦散化裁，清热利湿之效显著，患者药后诸症皆平。

2【水肿】倪 **，男，75 岁。

初诊　2014 年 10 月 8 日，眼睑浮肿，下肢水肿 1 周，舌淡苔厚腻，脉细。

【诊断】气虚湿困。

【治法】益气利湿。

【处方】

黄芪 20g	白术 15g	黄柏 12g	苍术 12g
牛膝 15g	薏苡仁 30g	木瓜 15g	徐长卿 15g
竹叶 6g			

1 天 1 付，5 付，水煎服。

复诊　2014 年 10 月 19 日，下肢水肿痊愈，但晨起时眼睑仍浮肿，晨后正常，舌淡苔厚微黄，脉弦滑。

【诊断】湿困。

【治法】健脾利湿。

【处方】

黄芪 20g	白术 15g	苦参 10g	金银花 9g
黄连 6g	黄柏 12g	藿香 10g	厚朴 12g
茯苓 20g	法半夏 2g	仙鹤草 30g	十大功劳 15g

1 天 1 付，5 付，水煎服。

【按语】患者年事已高，肾气不足，故在利湿之同时，兼以补肾健脾，是以药到起效。

3【水肿】李 *，女，24 岁。

初诊 2014 年 8 月 27 日，下肢肿胀，小便少，畏寒，舌淡紫，苔白，脉沉细。

【诊断】脾肾两虚。

【治法】补脾益肾。

【处方】

黄芪 20g	杜仲 20g	桂枝 12g	续断 30g
补骨脂 20g	陈皮 6g	党参 20g	白术 15g
茯苓 15g	炙甘草 6g	川芎 10g	

1 天 1 付，5 付，水煎服。

复诊 2014 年 9 月 3 日，症状较前好转，后用真武汤合附子汤加减治愈。

【按语】脾肾阳虚，故而畏寒，小便短少，下肢水肿，以"四君"为主，兼以补气之黄芪，温肾之杜仲、补骨脂、续断，再以桂枝、川芎温行气血，故而药到效起，继以真武汤温阳利水而诸症痊愈。

4【水肿】胡 **，女，76 岁。

初诊 2015 年 5 月 6 日，四肢水肿 10 余年，下肢水肿尤甚，行走则自觉下肢胀紧，口干，体倦乏力，舌淡苔黄，脉沉。

【诊断】气虚湿困。

【治法】补气化湿。

【处方】

黄芪 20g	薏苡仁 20g	白术 15g	仙鹤草 30g
金银花 9g	桂枝 12g	茯苓 20g	丝瓜络 15g
泽泻 12g	杜仲 20g	泽兰 20g	牛膝 20g

1 天 1 付，5 付，水煎服。

复诊　2015 年 5 月 13 日，水肿症缓，上肢水肿已消，舌淡，苔白厚微黄，脉沉。

【诊断】湿困。

【治法】理气化湿。

【处方】

秦皮 10g	杜仲 20g	红花 6g	茺蔚子 12g
桂枝 12g	茯苓 20g	白术 15g	瓜蒌壳 12g
泽泻 12g	猪苓 15g	杏仁 10g	谷精草 15g
薏苡仁 20g			

1 天 1 付，5 付，水煎服。

三诊　2015 年 5 月 20 日，下肢水肿好转，咽部不适，舌淡苔中根部厚微黄，脉沉。

【诊断】气虚湿困。

【治法】补气利湿。

【处方】

黄芪 20g	知母 12g	杜仲 20g	仙鹤草 20g
川芎 10g	桂枝 12g	茯苓 20g	骨碎补 20g
白术 15g	泽泻 12g	猪苓 12g	大腹皮 12g
石斛 10g			

1 天 1 付，5 付，水煎服。

【按语】水肿之病，气虚则水湿不运，水饮留滞肌肤则见水肿；水湿重浊，下肢尤甚；水湿不化，津不上承，则见口渴。而此水肿之症，病根主要在脾肾，故治疗之法为补益肝肾与利湿并行，使肝肾之气得盛，水湿得消。

5【劳淋】李**，男，79 岁。

初诊　2015 年 5 月 3 日，前列腺切除后，少腹坠胀，小便淋漓不尽，舌淡紫，苔白，脉沉弦。

【诊断】下焦湿阻。

【治法】补肾利湿。

【处方】

黄芪 30g	知母 12g	杜仲 20g	王不留行 15g
丹参 18g	泽兰 10g	川芎 10g	瓜蒌壳 12g
桂枝 12g	甘草 6g	茯苓 20g	白芍 15g

1 天 1 付，5 付，水煎服。

复诊 药后诸症大减，证治同前，原方继服 7 剂，以资巩固。

【按语】 术后正气已伤，气化失司，湿邪下注而运化无权，水湿停滞则少腹坠胀、淋漓不尽，故方用益气利湿之法，扶正而祛邪。

6【尿频】解*，女，32 岁。

初诊 夜尿频数，月经量少，心烦，失眠，舌边尖红，苔厚，脉沉细。

【诊断】湿困。

【治法】理气利湿。

【处方】

香附 12g	栀子 9g	川芎 10g	神曲 15g
苍术 12g	荷叶 10g	升麻 6g	法半夏 20g
茯苓 20g	草果 6g	槟榔 12g	黄芩 9g
合欢花 9g			

1 天 1 付，5 付，水煎服。

复诊 药后心烦、失眠明显减轻，但夜尿仍频，月经未行，舌边尖红苔黄腻，脉沉细。

【诊断】湿阻。

【治法】理气化湿。

【处方】

香附 12g	栀子 9g	川芎 10g	神曲 15g
苍术 12g	当归 12g	白芍 15g	生地黄 20g
杜仲 20g	草果 6g	槟榔 12g	黄芩 9g
合欢花 9g			

　　　　　　　　　　1 天 1 付，5 付，水煎服。

　　三诊　药后夜尿减少，月经已行，经量较前增多，舌淡红苔白厚，脉细。

　　【诊断】脾虚。

　　【治法】健脾利湿。

　　【处方】

香附 12g	栀子 9g	川芎 10g	神曲 15g
苍术 12g	当归 12g	白芍 15g	生地黄 20g
杜仲 20g	党参 15g	白术 15g	莲子 20g
合欢花 9g			

　　　　　　　　　　1 天 1 付，5 付，水煎服。

　　【按语】患者夜尿频数影响睡眠和心情，苔厚提示湿气困阻，遂用越鞠丸和达原饮化裁理气化湿，湿去则邪去，药后症减，继以健脾利湿之方收全功。

　　7【尿频】谢＊，女，32 岁。

　　初诊　诉心烦失眠，易怒，小便频数，腰酸，月经推后量少，舌淡，苔白，脉细。

　　【诊断】气郁湿困。

　　【治法】理气化湿。

　　【处方】

香附 12g	川芎 10g	栀子 9g	神曲 15g
苍术 12g	杜仲 20g	淫羊藿 10g	玫瑰花 6g
茯苓 20g	金樱子 15g	芡实 20g	草果 6g
川牛膝 20g			

　　　　　　　　　　1 天 1 付，5 付，水煎服。

　　复诊　药后诸症缓解，唯有尿频，经量少，舌淡，苔白，脉沉细。

　　【诊断】气郁湿困。

　　【治法】行气利湿。

【处方】

香附 12g	川芎 10g	栀子 9g	神曲 15g
苍术 12g	荷叶 10g	升麻 6g	法半夏 20g
茯苓 20g	金樱子 15g	芡实 20g	草果 6g
黄芩 9g			

1天1付，5付，水煎服。

【按语】患者月经量少，又尿频，肯定影响生活，虽未说心烦却能感知，其苔白脉沉提示湿困血虚，但当前应先解决湿困和尿频问题，遂用越鞠丸加升麻以理气解郁、宽中除满，以草果、黄芩、法半夏、茯苓、芡实以祛湿，以金樱子固精缩尿。

8【小便涩痛】吕 **，男，35 岁。

初诊 诉小腹胀痛，小便涩痛，腰膝酸软，头晕乏力，大便黏滞不爽，舌边尖红苔黄腻，脉弦滑数。

【诊断】湿热下注。

【治法】清热利湿。

【处方】

酒制大黄 10g	栀子 9g	萹蓄 10g	夏枯草 15g
苦参 10g	滑石 20g	甘草 6g	干姜 9g
茯苓 20g	当归 12g	乌药 12g	怀山药 20g
益智仁 10g			

1天1付，5付，水煎服。

复诊 药后诸症大减，效不更方，原方继服 7 剂，嘱患者加强运动。

【按语】此例小腹胀痛、小便涩痛，相当于西医所谓"前列腺炎"者，方用八正散配伍天乌药药散加减。方中苦参一味价廉效佳，专治湿热有奇效。

9【小便不利】张 **，男，35 岁。

初诊 诉乏力气短，小便频数，淋漓不尽，腰膝酸软，舌淡嫩少苔，脉沉细。

【诊断】气虚湿阻。

【治法】补气利湿。

【处方】

川芎 10g	黄芪 30g	红花 6g	当归 12g
赤芍 15g	桃仁 10g	杜仲 20g	桑螵蛸 15g
乌药 12g	怀山药 20g	益智仁 10g	沙苑子 20g

1 天 1 付，7 付，水煎服。

复诊　药后诸症略有缓解，舌淡嫩少苔，脉弱。

【诊断】脾肾两虚。

【治法】补脾益肾。

【处方】

莲子 20g	黄芪 30g	知母 12g	当归 12g
赤芍 15g	桃仁 10g	杜仲 20g	老鹳草 15g
乌药 12g	怀山药 20g	益智仁 10g	沙苑子 20g

1 天 1 付，7 付，水煎服。

三诊　诉药后诸症明显缓解，舌淡苔薄白，脉细。

【诊断】脾肾两虚。

【治法】补脾益肾。

【处方】

莲子 20g	黄芪 30g	知母 12g	桔梗 12g
柴胡 15g	升麻 6g	杜仲 20g	老鹳草 15g
乌药 12g	怀山药 20g	益智仁 10g	骨碎补 20g

1 天 1 付，7 付，水煎服。

【按语】气虚者，方用补阳还五汤。湿阻小便不利，以桑螵蛸、乌药利之。杨在纲教授对小便不利者，多兼用补气、活血化瘀药。补气以顺气，活血以通络，药后症减。久病及肾，后以补脾益肾之方善其后。

10【下肢水肿】蒋＊＊，女，48 岁。

初诊　乏力气短，面白少华，纳差，下肢水肿反复发作，口黏腻，小便正常，舌胖大，苔薄黄，脉沉细。

【诊断】脾虚湿困。

【治法】健脾利湿。

【处方】

炙黄芪 20g	当归 12g	佛手 10g	杜仲 10g
骨碎补 10g	淫羊藿 10g	桂枝 12g	茯苓 20g
丝瓜络 10g	车前子 20g ^(布包)	金银花 9g	

1 天 1 付，5 付，水煎服。

复诊　乏力气短缓解，纳食向好，下肢水肿减轻，舌胖大苔白，脉沉细。

【诊断】脾虚湿困。

【治法】健脾化湿。

【处方】

炙黄芪 20g	当归 12g	佛手 10g	杜仲 10g
骨碎补 10g	淫羊藿 10g	川芎 20g	莲子 20g
丝瓜络 10g	车前子 20g ^(布包)	金银花 9g	
川牛膝 20g			

1 天 1 付，5 付，水煎服。

三诊　诸症明显缓解，舌淡，苔白，脉细。

【诊断】脾虚。

【治法】补脾益气。

【处方】

炙黄芪 20g	当归 12g	佛手 10g	杜仲 10g
骨碎补 10g	淫羊藿 10g	川芎 20g	莲子 20g
菟丝子 20g	党参 20g	白术 15g	茯苓 20g
川牛膝 20g			

1 天 1 付，5 付，水煎服。

【按语】本案女患者兼有贫血，故以黄芪、当归补其气血；

其口黏腻、舌胖大、舌薄黄，提示脾虚、内有湿困。《本草图经》记载骨碎补可作为妇女调气和血用药；佛手药性平和，用于气机不畅。全方补气、理气，更以桂枝、茯苓、丝瓜络、车前子利湿通络，共奏健脾化湿之效，药后起效。健脾、益肾、利湿贯穿始终。

11【夜尿频多】曾**，男，50岁。

初诊　诉腰酸胀反复发作5年余，乏力气短，指尖麻木，动则汗出，夜尿频数，舌淡苔薄黄，脉沉细。

【诊断】肝肾两虚。

【治法】滋补肝肾。

【处方】

炙黄芪 20g	知母 12g	山茱萸 30g	当归 12g
川芎 20g	白芍 20g	熟地黄 20g	茯苓 15g
木瓜 15g	乌药 12g	怀山药 20g	益智仁 10g

1天1付，5付，水煎服。

复诊　药后腰胀已好转，汗多，夜尿频，大便干结，舌淡，苔薄黄，脉弱。

【诊断】肝肾不足。

【治法】补肝益肾。

【处方】

炙黄芪 20g	知母 12g	山茱萸 30g	白术 30g
杜仲 20g	骨碎补 20g	干姜 9g	茯苓 15g
甘草 6g	乌药 12g	怀山药 20g	益智仁 10g

1天1付，5付，水煎服。

【按语】腰胀、夜尿频、脉弱，诊断为肝肾不足。汗多当益气敛阴止汗，投以炙黄芪、山茱萸。白术健脾化湿，配伍茯苓、乌药、怀山药、益智仁，以利湿、理气、缩尿。骨碎补补肾强骨、活血止痛，专治肾虚腰痛、遗尿，配伍补肝肾、强筋骨之杜仲，强化其治腰脊酸痛、小便余沥之功效。

八、失眠多梦

1【多梦】张*，男，28岁。

初诊 多梦6年余，纳差，心烦，舌尖红，苔白，脉弦。

【诊断】气郁。

【治法】理气解郁。

【处方】

法半夏 20g	茯苓 15g	红花 15g	白芷 12g
薄荷 12g	虎杖 12g	瓜蒌壳 15g	苍术 15g
栀子 9g	神曲 15g	川芎 10g	香附 15g

1天1付，5付，水煎服。

复诊 诉药后诸症若失，证治同前，原方继服7剂，以资巩固。

【按语】从脉症来看，该患者平素心烦，肝气失疏。气滞则血脉不通，心失所养，故见多梦，甚则失眠。杨在纲教授以越鞠丸为主化裁，先理其气，后调其血，再兼以化痰利湿，故而患者药到病除。

2【多梦】杨**，男，48岁。

初诊 2014年12月3日，自诉多梦，眼睛干涩，常欲寐，体倦乏力，性急时则感头晕，舌红苔白厚，脉弦滑。

【诊断】气郁湿困。

【治法】行气化湿。

【处方】

黄芪 20g	法半夏 20g	茯苓 20g	知母 12g
柴胡 15g	白芍 15g	茺蔚子 10g	石菖蒲 15g
郁金 10g	川芎 10g	枳壳 12g	八月札 10g
甘草 6g			

一天一付，5付，水煎服。

复诊 2014年12月14日，诸症缓解，舌红苔白微厚，脉弦滑。

【诊断】湿阻。

【治法】健脾利湿。

【处方】

怀山药20g	党参20g	薏苡仁20g	茯苓15g
白术15g	法半夏12g	石菖蒲15g	远志10g
莲子15g	桔梗12g	炒扁豆6g	甘草6g

1天1付，5付，水煎服。

【按语】该患者气郁化火则头晕，舌象表现为舌红，多梦、眼涩、乏力多因湿邪阻滞经络所致，故用四逆散佐疏肝药以治气郁，以益气化湿药治湿。症状缓解后则用参苓白术散化裁，益气、化湿以善后。

3【失眠】徐*，男，32岁。

初诊 2014年4月30日，失眠多梦4年余，难入睡，畏寒，舌边尖微红，苔白厚，脉细。

【诊断】气虚湿困。

【治法】补气化湿。

【处方】

柴胡15g	法半夏20g	太子参20g	黄芩9g
大枣10g	甘草6g	干姜9g	茯苓20g
白芍15g	当归12g	白术15g	

1天1付，3付，水煎服。

复诊 2014年5月7日，诉诸症缓解，舌淡，苔白厚，脉滑。

【诊断】湿阻。

【治法】行气利湿。

【处方】

柴胡15g	法半夏20g	太子参20g	黄芩9g

| 大枣 10g | 干姜 9g | 茯苓 15g | 白芍 15g |
| 当归 20g | 白术 15g | 陈皮 6g | |

1 天 1 付，5 付，水煎服。

【按语】失眠日久，又伴畏寒，此乃气虚之症；又见舌边尖微红，此乃气郁之象；故在治疗过程中使用疏肝行气之方佐以补益气血之药。

4【失眠】杨 *，男，43 岁。

初诊　失眠 10 余年，自汗，畏寒，全身无力，舌淡，苔白，脉沉缓。

【诊断】气血两虚。

【治法】益气、生血、助眠。

【处方】

白术 15g	炙甘草 6g	干姜 9g	党参 15g
丹参 18g	知母 12g	柴胡 15g	桔梗 12g
升麻 6g	黄芪 20g	熟地黄 20g	当归 12g

1 天 1 付，5 付，冲服。

复诊　药后症减，舌淡，苔白，脉沉细。

【诊断】气血两虚。

【治法】气血双补。

【处方】

法半夏 20g	茯苓 30g	川芎 20g	党参 15g
石菖蒲 15g	知母 12g	柴胡 15g	桔梗 12g
升麻 6g	黄芪 20g	熟地黄 20g	合欢花 10g

1 天 1 付，7 付，冲服。

三诊　诸症明显缓解，舌淡，苔白，脉细。

【诊断】气血两虚。

【治法】益气生血。

【处方】

| 法半夏 20g | 茯苓 30g | 川芎 20g | 枣仁 20g |

石菖蒲 15g	知母 12g	柴胡 15g	莲子 20g
升麻 6g	黄芪 20g	玫瑰花 6g	合欢花 10g

1 天 1 付，7 付，冲服。

【按语】从脉症合参可见，此属典型的气血亏虚，以致心神失养之失眠，故用益气养血之方，甚是对症。

5【焦虑】杨**，男，49 岁。

初诊 2014 年 8 月 31 日，自诉平素焦虑，近期发现汗出，心悸，乏力，心神不宁，舌淡，苔白厚，脉弦滑。

【诊断】气郁痰阻。

【治法】理气解郁化痰。

【处方】

香附 12g	川芎 10g	栀子 9g	神曲 15g
苍术 12g	荷叶 10g	升麻 6g	法半夏 20g
茯苓 15g	丹参 18g	黄芪 20g	山茱萸 30g
绿萼梅 6g			

1 天 1 付，5 付，水煎服。

复诊 2014 年 9 月 7 日，药后诸症缓解，但仍自觉体倦乏力，欲寐，舌淡，苔白厚，脉弦滑。

【诊断】气虚痰阻。

【治法】补气化痰。

【处方】

黄芪 20g	仙鹤草 30g	山茱萸 30g	川芎 10g
法半夏 20g	绿萼梅 6g	茯苓 20g	知母 12g
柴胡 15g	桔梗 12g	怀山药 20g	升麻 6g

1 天 1 付，5 付，水煎服。

【按语】患者平素焦虑多忧，多有气郁，苔白厚则示痰湿亦有所阻，故用越鞠丸以行气解郁，佐以益气化湿，气行则湿化，经络乃通，各有所养，诸症皆缓。复诊时以益气、疏肝、化痰之药善后。

6【失眠】姜 **，女，51 岁。

初诊 2015 年 3 月 4 日，失眠 2 年余，平素心烦性急，大便干，舌红苔滑，脉弦滑。

【诊断】气郁。

【治法】理气、解郁、助眠。

【处方】

法半夏 20g	茯苓 20g	白芍 15g	甘草 6g
白术 30g	当归 12g	柴胡 15g	枳壳 12g
陈皮 6g	川芎 10g	香附 12g	枣仁 20g
知母 12g			

1 天 1 付，5 付，水煎服。

复诊 药后症减，舌红苔白厚，脉弦滑。

【诊断】气郁痰阻。

【治法】行气化痰。

【处方】

法半夏 20g	茯苓 20g	白芍 15g	苍术 12g
白术 30g	当归 12g	柴胡 15g	枳壳 12g
栀子 9g	川芎 10g	香附 12g	枣仁 20g
神曲 15g			

1 天 1 付，5 付，水煎服。

三诊 药后症又减，舌淡，苔白，脉弦。

【诊断】气郁。

【治法】理气解郁。

【处方】

法半夏 20g	茯苓 20g	白芍 15g	甘草 6g
白术 30g	神曲 15g	柴胡 15g	苍术 12g
栀子 9g	川芎 10g	香附 12g	枣仁 20g
合欢花 10g			

1 天 1 付，5 付，水煎服。

【按语】从舌、脉、症来推断，该患者有明显的肝气郁结之征；气机郁滞不通则经脉失养，心神不宁，故不得眠。治则应为疏肝解郁，使经脉得通，心有所养，诸症方可得解。

7【失眠】陈**，女，32岁。

初诊 2015年4月15日，自诉失眠多梦1年余，夜尿频，平素月经后期，经量少，下肢酸麻，舌淡，苔白，脉弱。

【诊断】心脾两虚。

【治法】健脾、益心、助眠。

【处方】

法半夏 20g	茯苓 30g	远志 10g	石菖蒲 15g
黄芪 20g	木香 6g	枣仁 20g	太子参 20g
当归 12g	木瓜 15g	白术 20g	藿香 10g
荷叶 10g			

1天1付，7付，水冲服。

复诊 2015年4月22日，药后自觉各症皆减，舌淡，苔白，脉弱。

【诊断】心脾两虚。

【治法】补脾益心。

【处方】

黄芪 20g	茯苓 20g	法半夏 20g	太子参 15g
木香 6g	枣仁 20g	当归 12g	白术 15g
远志 10g	川芎 10g	大枣 10g	怀山药 20g
佛手 10g			

1天1付，7付，水煎服。

【按语】心脾气血两虚，心脉失养则见失眠多梦，脾虚气血生化无源则月事异常，气虚失于运化则见尿频、痰湿不化，痰湿下至肢节则酸麻，故用补益气血之法兼以行气祛湿。

8【失眠】党*，女，47岁。

初诊 诉双脚僵硬，腰膝酸软，月经稀发，心烦易怒，潮热汗出，睡后易醒，畏寒，舌淡嫩，苔白润，脉弱。

【诊断】脾肾两虚。

【治法】健脾益肾。

【处方】

鹿角霜 10g	肉桂 6g	怀山药 20g	枸杞 20g
杜仲 10g	当归 12g	熟地黄 20g	干姜 9g
党参 20g	白术 15g	炙甘草 6g	续断 20g
鹿含草 10g			

1 天 1 付，5 付，水煎服。

复诊 药后腰膝酸软明显缓解，月经已行，量少，潮热汗出有所缓解，仍感乏力眠差，舌淡，苔白润，脉沉细。

【诊断】脾肾两虚。

【治法】补脾益肾。

【处方】

鹿角霜 10g	肉桂 6g	怀山药 20g	枸杞 20g
杜仲 10g	当归 12g	熟地黄 20g	淫羊藿 10g
仙茅 10g	凌霄花 10g	月季花 6g	骨碎补 20g

1 天 1 付，5 付，水煎服。

三诊 药后诸症明显好转，舌淡，苔白，脉沉细。

【诊断】脾肾两虚。

【治法】补脾益肾。

【处方】

鹿角霜 10g	肉桂 6g	莲子 20g	黄芪 20g
淫羊藿 10g	仙茅 10g	川芎 20g	玫瑰花 6g
党参 20g	白术 15g	炙甘草 6g	白芍 20g
茯苓 20g			

1 天 1 付，5 付，水煎服。

【按语】足为下部，关乎于肾。本元不足，致心肾不交，故睡后易醒。畏寒提示阳虚，方用起阳之鹿角霜、肉桂为君药，加入平补平泻之怀山药、枸杞，已无滥补之嫌；后添健脾之品，希冀中土建安。鹿含草为个人经验，与杜仲、续断同用，具有强筋骨、祛风化湿之效，药后效起，继续补脾、益肾以巩固疗效。

9【失眠】程**，女，32岁。

初诊 诉失眠纳差，月经量少，心烦易怒，面色晦暗，舌淡白，尖微红，脉沉弦细。

【诊断】肝血虚。

【治法】滋补肝血。

【处方】

黄芪 20g	山茱萸 20g	肉桂 6g	甘草 6g
枣仁 20g	麦门冬 20g	木瓜 15g	当归 12g
川芎 10g	白芍 15g	熟地黄 20g	茯苓 20g
法半夏 20g			

1天1付，5付，水煎服。

复诊 药后症减，纳食向好，睡眠有所好转，舌淡，苔白，脉沉细弦。

【诊断】肝血虚。

【治法】滋补肝血。

【处方】

黄芪 20g	山药 20g	莲子 20g	玫瑰花 6g
石菖蒲 15g	麦门冬 20g	炙远志 10g	当归 12g
川芎 10g	白芍 15g	熟地黄 20g	茯苓 20g
法半夏 20g			

1天1付，5付，水煎服。

三诊 服药后能安然入眠，余症皆缓，舌淡少苔，脉弦细数。

【诊断】肝阴虚。

【治法】养阴柔肝。

【处方】

黄芪 20g	山茱萸 20g	沙参 20g	枸杞 20g

枣仁 20g	麦门冬 20g	川楝子 12g	当归 12g
川芎 10g	白芍 15g	熟地黄 20g	沙苑子 20g
合欢花 10g			

1天1付，5付，水煎服。

【按语】 患者因血虚而引起的一系列症状，补血即可，用四物汤补血，以黄芪补气，以麦门冬、山茱萸滋阴，以枣仁、肉桂安眠，以木瓜、法半夏去湿热，药到症减，血虚日久，必然及阴，终以补益肝阴肝血之剂收全功。

10 **【失眠】** 严 **，女，33 岁。

初诊 诉心烦眠差，腰酸背痛，经行推后，量少，舌淡苔薄黄，脉弦。

【诊断】 肾气不足。

【治法】 补益肾气。

【处方】

黄芪 30g	知母 12g	柴胡 15g	升麻 6g
苍术 12g	荷叶 10g	杜仲 20g	骨碎补 20g
当归 12g	桃仁 10g	红藤 20g	桔梗 12g
桂枝 12g			

1天1付，5付，水煎服。

复诊 药后经行，经量仍少，但腰背酸痛减轻，睡眠有所缓解，舌淡苔黄厚，脉弦滑。

【诊断】 肝肾两虚。

【治法】 补肝益肾。

【处方】

黄芪 30g	知母 12g	柴胡 15g	升麻 6g
苍术 12g	荷叶 10g	杜仲 20g	马齿苋 20g
虎杖 12g	紫花地丁 20g	红藤 20g	桔梗 12g
徐长卿 10g			

1天1付，5付，水煎服。

三诊 药后诸症缓解，舌淡，苔白，脉沉弦。

【诊断】肝肾两虚。

【治法】补肝、益肾、助眠。

【处方】

黄芪 30g	知母 12g	柴胡 15g	升麻 6g
苍术 12g	莲子 20g	杜仲 20g	马齿苋 20g
蒲公英 20g	紫花地丁 20g	红藤 20g	桔梗 12g
徐长卿 10g			

1天1付，5付，水煎服。

【按语】患者肾气不足，应从脾胃开始，遂用补中益气汤化裁，以桂枝、当归、桃仁、红藤活血化瘀，以杜仲、骨碎补补肾强骨，药到效起，继续补肝益肾。

11【失眠】江＊＊，女，49岁。

初诊 诉失眠（睡后易醒），潮热汗出，心烦易怒，月经稀发，已3个月未行，高血压，舌淡红瘦小，少苔，脉弱。

【诊断】气阴两虚。

【治法】益气养阴。

【处方】

黄芪 20g	淫羊藿 10g	仙茅 10g	杜仲 20g
补骨脂 20g	黄柏 12g	知母 12g	茯苓 20g
怀山药 20g	熟地黄 20g	牡丹皮 12g	山茱萸 20g
泽泻 12g			

1天1付，5付，水煎服。

复诊 诉药后情绪有所平复，仍诉睡后易惊醒，月经未行，仍感潮热汗出，已有少许白带，舌淡红少苔，脉弦细数。

【诊断】气阴两虚。

【治法】益气、养阴、助眠。

【处方】

黄芪 20g	淫羊藿 10g	仙茅 10g	杜仲 20g

补骨脂 20g	仙茅 10g	川芎 10g	月季花 6g
玫瑰花 6g	凌霄花 10g	莲子 20g	山茱萸 20g
覆盆子 20g			

1 天 1 付，5 付，水煎服。

三诊 药后经行，诸症明显好转，舌淡少苔，脉沉细。

【诊断】气阴两虚。

【治法】益气养阴。

【处方】

黄芪 20g	淫羊藿 10g	仙茅 10g	柴胡 15g
补骨脂 20g	知母 10g	月季花 6g	玫瑰花 6g
凌霄花 10g	莲子 20g	桔梗 12g	覆盆子 20g

1 天 1 付，5 付，水煎服。

【按语】 阳入阴而昧，患者舌瘦小、少苔、脉弱提示阴血虚，又患有高血压，遂用知柏地黄丸滋阴清热，再加黄芪、"二仙"、杜仲、补骨脂补阳气，以阴阳调和，药后症减，继以"二仙""三花"① 饮补益肝肾，最终经行而诸症若失。

12【失眠】李 **，女，46 岁。

初诊 面部皮疹，眠差，汗出易惊，纳差食少，腰膝酸软，白带清稀量多，大便溏薄，舌淡嫩，苔薄白，脉弱。

【诊断】脾肾不足。

【治法】补脾益肾。

【处方】

黄芪 20g	肉桂 6g	干姜 9g	党参 20g
白术 15g	炙甘草 6g	防风 12g	当归 12g
川芎 10g	白芍 15g	茯苓 15g	泽泻 12g
徐长卿 15g			

---

① 月季花、玫瑰花、凌霄花。

1天1付，5付，水煎服。

复诊　药后诸症明显好转，舌淡，苔白，脉沉细。

【诊断】脾肾阳虚。

【治法】温补脾肾。

【处方】

黄芪 20g	肉桂 6g	干姜 9g	党参 20g
白术 15g	炙甘草 6g	防风 12g	当归 12g
川芎 10g	杜仲 20g	茯苓 15g	骨碎补 20g
桑寄生 15g			

1天1付，5付，水煎服。

【按语】患者汗出而不寐，遂用当归芍药散和四君子汤化裁补气、活血、行水，玉屏风散合甘草干姜汤加肉桂止汗，药后症减，继续补益脾肾之阳气，以善其后。

13【失眠】杨**，女，49岁。

初诊　心烦，失眠，月经量多，纳差食少，腹胀便溏，时感潮热汗出，面白少华，舌淡，苔黄，脉弱。

【诊断】心脾两虚。

【治法】补脾、养心、助眠。

【处方】

黄芪 20g	肉桂 6g	干姜 9g	党参 20g
白术 15g	炙甘草 6g	巴戟天 20g	川芎 10g
枣仁 20g	茯苓 20g	知母 12g	法半夏 20g
柏子仁 20g			

1天1付，5付，水煎服。

复诊　药后仍诉潮热汗出，但心烦、失眠有所缓解，月经未行，白带量少，腰酸胀，舌淡苔薄白，脉细。

【诊断】脾肾两虚。

【治法】补脾益肾。

【处方】

黄芪 20g	肉桂 6g	干姜 9g	党参 20g
白术 15g	炙甘草 6g	巴戟天 20g	淫羊藿 10g
枣仁 20g	茯苓 20g	杜仲 20g	法半夏 20g
合欢花 10g			

1天1付，5付，水煎服。

三诊　药后经行，余症大减，舌淡，苔白，脉沉细。

【诊断】脾肾两虚。

【治法】补脾益肾。

【处方】

黄芪 20g	仙茅 10g	干姜 9g	党参 20g
白术 15g	炙甘草 6g	巴戟天 20g	淫羊藿 10g
续断 20g	莲子 20g	杜仲 20g	月季花 6g
合欢花 10g			

1天1付，5付，水煎服。

【按语】失眠能影响人的各个方面，而月经量多是由于气不摄血导致的，所以在安眠之时宜巩固气血，以调理月经，遂用四君子汤和黄芪补气，以酸枣仁汤和柏子仁安神，以肉桂补火助阳，以巴戟天补肾阳，药后效起，继以补益脾肾之方巩固疗效。

14【失眠】刘＊＊，女，63岁。

初诊　眠后易醒，醒后难寐1月余，动后腰胀，形寒肢冷，舌淡紫，苔白，脉弦弱。

【诊断】脾阳虚。

【治法】温阳、益气、健脾。

【处方】

| 黄芪 20g | 仙鹤草 30g | 肉桂 6g | 干姜 9g |
| 党参 20g | 白术 15g | 炙甘草 6g | 茯苓 20g |

法半夏 20g   石菖蒲 15g   郁金 10g   远志 10g
川芎 10g

1 天 1 付，5 付，水煎服。

复诊 药后症减，仍感睡眠欠佳，腰膝酸软，舌淡紫苔白润，脉沉弦。

【诊断】脾肾两虚。

【治法】健脾益肾。

【处方】

黄芪 20g   仙鹤草 30g   肉桂 6g   干姜 9g
党参 20g   白术 15g   炙甘草 6g   茯苓 20g
法半夏 20g   莲子 20g   杜仲 20g   骨碎补 20g
川牛膝 20g

1 天 1 付，5 付，水煎服。

三诊 药后症大减，舌淡，苔白，脉沉细。

【诊断】脾肾两虚。

【治法】补脾益肾。

【处方】

黄芪 20g   仙鹤草 30g   肉桂 6g   干姜 9g
党参 20g   白术 15g   炙甘草 6g   沙苑子 20g
桑葚 20g   莲子 20g   杜仲 20g   骨碎补 20g
川牛膝 20g

1 天 1 付，5 付，水煎服。

【按语】患者年过六旬，有衰退之症，舌淡紫、苔白、脉弦弱提示体内有瘀血和痰湿，又正气不足，遂用十全大补丸合仙鹤草化裁温补气血，再加法半夏、石菖蒲、郁金、远志祛痰利湿，药后症减，继续补脾益肾。

15【失眠】陈**，男，46 岁。

初诊 眠后易醒，难入眠，心悸气短，面白少华，头晕乏力，记忆力减退，舌淡，苔白滑，脉弦细。

【诊断】心脾两虚。

【治法】益气养心，健脾安神。

【处方】

黄芪 20g	干姜 9g	枣仁 20g	木香 6g
太子参 20g	当归 12g	白术 15g	远志 10g
茯苓 20g	法半夏 20g	川芎 10g	知母 12g
刺蒺藜 15g			

1 天 1 付，5 付，水煎服。

复诊　诉药后诸症明显好转，舌淡，苔白润，脉细。

【诊断】心脾两虚。

【治法】健脾养心。

【处方】

黄芪 20g	干姜 9g	枣仁 20g	木香 6g
太子参 20g	当归 12g	白术 15g	远志 10g
柏子仁 20g	苏木 12g	川芎 10g	淫羊藿 10g
刺蒺藜 15g			

1 天 1 付，5 付，水煎服。

【按语】患者眠后易醒、难以入眠，属于睡眠障碍。由其舌淡苔滑、脉弦细，诊断为心脾两虚，方用归脾汤合酸枣仁汤加减，共奏养血安神、补心益脾之效。肝藏血，肝血亏虚则魂不内守，方中以知母、刺蒺藜清泻虚火、平抑肝阳，则患者眠安如常。

16【失眠】李 **，女，62 岁。

初诊　胸闷 1 个月，神疲乏力，眠差，四肢发凉，脉沉细，舌淡，苔白。

【诊断】心阳虚。

【治法】温通心阳，安神助眠。

【处方】

黄芪 20g	知母 12g	柴胡 15g	桔梗 12g

升麻 6g	丹参 18g	苦参 10g	玄参 20g
太子参 20g	麦门冬 20g	五味子 15g	茯苓 20g
法半夏 20g			

1 天 1 付，5 付，水煎服。

复诊 诉药后乏力症状明显好转，但仍感睡眠欠佳，舌淡，苔白润，脉沉细。

【诊断】心阳虚。

【治法】温补心阳。

【处方】

黄芪 20g	知母 12g	柴胡 15g	桔梗 12g
升麻 6g	丹参 18g	苦参 10g	玄参 20g
太子参 20g	麦门冬 20g	五味子 15g	桂枝 12g
薤白 10g			

1 天 1 付，5 付，水煎服。

三诊 药后症又减，舌淡，苔白，脉细。

【诊断】心阳虚。

【治法】温补心阳。

【处方】

黄芪 20g	知母 12g	柴胡 15g	桔梗 12g
升麻 6g	丹参 18g	杜仲 20g	淫羊藿 10g
补骨脂 20g	麦门冬 20g	五味子 15g	桂枝 12g
薤白 10g			

1 天 1 付，5 付，水煎服。

【按语】该患胸闷、眠差，伴神疲、脉沉细、舌淡，苔白，以黄芪配伍升麻、柴胡提升脾阳，补气以安中，更以变味生脉散加减养阴生津、清心除烦。茯苓、法半夏同用是杨在纲教授常用的治疗失眠的药对。

17【失眠】王 *，女，65 岁。

初诊 失眠 10 余年，发热盗汗，全身无力，双眼干涩，视物昏花，口渴，舌红少苔，脉沉细。

【诊断】肝阴虚。

【治法】养阴柔肝。

【处方】

法半夏 20g	茯苓 20g	北沙参 20g	麦门冬 20g
生地黄 12g	石斛 15g	大枣 10g	川芎 10g
知母 12g	枣仁 20g	怀山药 20g	

1 天 1 付，5 付，水煎服。

复诊 仍诉失眠，但发热汗出有所减轻，已无口渴，舌红少苔，脉弦细。

【诊断】肝阴虚。

【治法】养阴柔肝，安神助眠。

【处方】

法半夏 20g	茯苓 20g	北沙参 20g	麦门冬 20g
生地黄 12g	石斛 15g	大枣 10g	川芎 10g
知母 12g	枣仁 20g	怀山药 20g	当归 12g
枸杞 20g			

1 天 1 付，5 付，水煎服。

三诊 药后失眠明显减轻，余症缓解，舌红少苔，脉沉细。

【诊断】肝阴虚。

【治法】养阴柔肝。

【处方】

茺蔚子 10g	谷精草 10g	北沙参 20g	麦门冬 20g
生地黄 12g	石斛 15g	大枣 10g	川芎 10g
枸杞 20g	枣仁 20g	怀山药 20g	仙鹤草 30g
当归 12g			

1 天 1 付，5 付，水煎服。

【按语】一贯煎合酸枣仁汤加上法半夏、茯苓，以助睡眠，此例患者以一贯煎加减贯穿始终，终获良效。

18【失眠】周 **，男，55 岁。

初诊　失眠 3 周，性急，体倦乏力，大便黏滞不爽，舌淡，苔白腻，脉弱。

【诊断】气虚湿困。

【治法】行气、化湿、助眠。

【处方】

法半夏 20g	茯苓 20g	黄芪 20g	当归 12g
干姜 9g	党参 20g	白术 15g	炙甘草 6g
枣仁 20g	知母 12g	川芎 10g	白芍 20g
熟地黄 20g			

1 天 1 付，7 付，冲服。

复诊　药后症大减，舌淡，苔白厚，脉沉细。

【诊断】气虚湿困。

【治法】补气利湿。

【处方】

法半夏 20g	茯苓 20g	黄芪 20g	当归 12g
干姜 9g	党参 20g	白术 15g	炙甘草 6g
莲子 20g	虎杖 12g	川芎 10g	马鞭草 10g
六月雪 20g			

1 天 1 付，7 付，冲服。

【按语】该患者失眠 3 周，性急，急需补眠以安神，故投以酸枣仁汤。因其体倦乏力、舌淡，苔白、脉弱，故以六君子汤加减，健脾安神，以收全功。

九、疼痛病证

1【疼痛】王 *，女，36 岁。

初诊　2014 年 6 月 25 日，四肢酸痛 15 天，遇寒尤重，夜间疼甚，舌淡嫩，苔白腻，脉细。

【诊断】气虚湿阻。

【治法】补气、利湿、止痛。

【处方】

黄芪 20g	白术 15g	防风 12g	羌活 12g
灵仙 12g	石藤 20g	桂枝 12g	白芍 15g
大枣 10g	甘草 6g	薏苡仁 20g	

1 天 1 付，5 付，水煎服。

复诊　2014 年 7 月 5 日，诉药后疼痛缓解，舌淡，苔白腻，脉细。

【诊断】气虚湿困。

【治法】补气利湿。

【处方】

黄芪 20g	白术 15g	防风 12g	羌活 12g
灵仙 12g	络石藤 20g	桂枝 12g	白芍 15g
大枣 10g	甘草 6g	薏苡仁 20g	当归 12g
细辛 6g			

1 天 1 付，5 付，水煎服。

复诊　2014 年 7 月 15 日，药后诸症皆缓，舌淡，苔白滑，脉沉细。

【诊断】湿阻。

【治法】理气化湿。

【处方】

黄芪 20g	薏苡仁 20g	海风藤 15g	羌活 12g
淫羊藿 12g	络石藤 20g	桂枝 12g	白芍 15g
大枣 10g	伸筋草 10g	薏苡仁 20g	当归 12g
细辛 6g			

1 天 1 付，5 付，水煎服。

【按语】湿性重着黏滞，湿邪为患，故见四肢酸痛；寒性收引凝滞，故遇寒入夜即疼痛加剧，方用益气通络祛湿之法，取得成效。

2【腰痛】陈*，男，23 岁。

初诊 腰酸痛 10 余天，两胁胀满，舌边尖红，苔白，脉弦滑。

【诊断】气郁湿困。

【治法】补肾、益气、利湿。

【处方】

苍术 12g	荷叶 10g	升麻 6g	藿香 10g
厚朴 12g	枳壳 12g	白芍 15g	甘草 6g
柴胡 15g	川芎 10g	虎杖 12g	骨碎补 20g

1 天 1 付，5 付，水煎服。

复诊 药后诸症大减，效不更方，原方继服 7 付，以资巩固。

【按语】患者以腰痛为主诉，苔白提示有湿困，遂用平胃散合四逆散加藿香以理气祛湿，再加川芎活血，骨碎补补肾、强筋骨，虎杖散瘀、定痛。

3【头痛】许**，女，24 岁。

初诊 头痛（嗅香味或阳光照射更加明显），月经量少，白带量多，舌淡少苔，脉弦。

【诊断】肝血虚。

【治法】滋补肝血。

【处方】

黄芪 20g	山茱萸 30g	麦门冬 15g	木瓜 15g
甘草 6g	枣仁 20g	当归 12g	川芎 10g
白芍 15g	熟地黄 20g	鹿含草 10g	泽泻 10g
鸡血藤 20g			

1 天 1 付，5 付，水煎服。

复诊 药后症减，月经未行，白带有所减少，舌淡少苔，脉沉弦。

【诊断】肝血虚。

【治法】养肝、生血、止痛。

【处方】

黄芪 20g	山茱萸 30g	麦门冬 15g	菟丝子 20g
甘草 6g	枣仁 20g	当归 12g	骨碎补 20g
白芍 15g	熟地黄 20g	鹿含草 10g	淫羊藿 10g
凌霄花 10g			

1天1付，5付，水煎服。

三诊 药后症又减，月经已行，经量增加，舌淡苔薄白，脉沉细。

【诊断】肝脾两虚。

【治法】疏肝健脾。

【处方】

黄芪 20g	仙鹤草 30g	大枣 10g	菟丝子 20g
川芎 20g	徐长卿 10g	当归 12g	骨碎补 20g
白芍 15g	柴胡 15g	鹿含草 10g	淫羊藿 10g
凌霄花 10g			

1天1付，5付，水煎服。

【按语】患者目前血虚较为明显，头痛很大程度上与此有关，又白带量多，遂用四物汤合黄芪、枣仁、山茱萸、鸡血藤补血，用木瓜、泽泻祛湿以减少白带，用鹿含草强筋骨，药后起效，继以调理肝脾收功。

4【腰酸痛】潘*，女，52岁。

初诊 诉畏寒乏力，下肢肿胀，腰酸痛，心烦意乱，大便溏薄，舌淡苔黄厚，脉弦细。

【诊断】脾肾阳虚。

【治法】温阳止痛，健脾益肾。

【处方】

附子 15g ^{（先煎）}	肉桂 6g	黄芪 20g	知母 12g
杜仲 20g	川芎 10g	菟丝子 20g	茯苓 20g
怀山药 20g	生地黄 20g	牡丹皮 12g	山茱萸 20g

泽泻 12

　　　　　　　　1 天 1 付，5 付，水煎服。

　　复诊　药后已无畏寒，腰酸痛明显减轻，余症缓解，舌淡，苔白润，脉沉细。

　　【诊断】脾肾阳虚。

　　【治法】温阳健脾益肾。

　　【处方】

附子 15g^(先煎)	肉桂 6g	山药 20g	鹿角霜 10g
杜仲 20g	川芎 10g	菟丝子 20g	枸杞 20g
续断 20g	生地黄 20g	当归 12g	山茱萸 20g
泽泻 12g			

　　　　　　　　1 天 1 付，5 付，水煎服。

　　三诊　药后症又减，舌淡，苔白，脉沉细。

　　【诊断】脾肾阳虚。

　　【治法】温阳、健脾、益肾。

　　【处方】

附子 15g^(先煎)	肉桂 6g	山药 20g	鹿角霜 10g
杜仲 20g	川芎 10g	菟丝子 20g	枸杞 20g
续断 20g	生地黄 20g	当归 12g	山茱萸 20g
泽泻 12g			

　　　　　　　　1 天 1 付，5 付，水煎服。

　　【按语】患者严重畏寒，湿气重，诊断为脾肾阳虚，遂用桂附地黄丸补肾阳兼利湿，药后起效，故继续补脾益肾。

　　5【肢痛】邹 **，男，40 岁。

　　初诊　上肢胀痛，眉心周围疼痛，心悸气短，腹胀便溏，舌淡，苔白微厚，脉沉细。

　　【诊断】心脾两虚。

　　【治法】补气养心，健脾止痛。

【处方】

川芎 10g	白芷 10g	桃仁 10g	黄芪 20g
太子参 20g	木香 6g	枣仁 20g	当归 12g
白术 15g	远志 10g	茯苓 20g	杜仲 20g
王不留行 20g	丹参 18g		

1 天 1 付，10 付，冲服。

复诊 药后诸症缓解，舌淡，苔白，脉细。

【诊断】脾虚。

【治法】益气健脾。

【处方】

川芎 10g	白芷 10g	莲子 20g	黄芪 20g
太子参 20g	砂仁 6g	薏苡仁 20g	老鹳草 10g
白术 15g	远志 10g	茯苓 20g	月季花 6g
王不留行 20g	苏木 12g		

1 天 1 付，10 付，冲服。

【按语】患者上肢胀痛，遂用桃仁、川芎、当归、王不留行、丹参以活血通络；眉心周围疼痛加白芷；便溏、舌淡，苔白微厚提示有湿，遂加木香、白术、远志、茯苓以祛湿；脉沉细提示气血虚，遂加太子参、枣仁、当归、杜仲补气血，继以健脾之方善后。

6【背痛】黄 **，男，48 岁。

初诊 诉后背疼痛，眠差，头晕乏力，大便黏滞不爽，舌淡紫，苔白腻微黄，脉沉弦。

【诊断】湿困。

【治法】健脾、利湿、止痛。

【处方】

黄芩 9g	藿香 10g	莲子 15g	滑石 20g
射干 10g	橘红 9g	石菖蒲 15g	薄荷 10g
白蔻 6g	木通 6g	法半夏 20g	茯苓 20g
骨碎补 20g			

1天1付，7付，水煎服。

复诊　药后头晕乏力缓解，睡眠好转，仍诉后背酸痛，舌淡，苔白腻，脉沉细。

【诊断】湿困。

【治法】清利湿热。

【处方】

黄连 3g	藿香 10g	莲子 15g	羌活 12g
葛根 30g	橘红 9g	石菖蒲 15g	薄荷 6g
白蔻 6g	木通 6g	刘寄奴 12g	姜黄 12g
骨碎补 20g			

1天1付，7付，水煎服。

三诊　药后症又减，舌淡，苔白，脉细。

【诊断】脾虚。

【治法】健脾利湿。

【处方】

黄连 3g	藿香 10g	莲子 15g	羌活 12g
葛根 30g	橘红 9g	党参 15g	薄荷 6g
茯苓 20g	川牛膝 20g	刘寄奴 12g	苍术 12g
骨碎补 20g			

1天1付，7付，水煎服。

【按语】该患者舌淡紫、苔白腻微黄，为湿邪化热。法当清热利湿，健脾醒中。方用藿香、薄荷去上焦之湿热；黄芩、莲子、白蔻清中除热；石菖蒲、法半夏、茯苓健脾化痰；滑石、木通洁净腑。骨碎补常用于后背疼痛的治疗，药后效起，继续健脾利湿以资巩固。

7【头身疼痛】彭*，女，52岁。

初诊　头胀痛，胸部痛，乏力气短，纳差，舌淡紫，苔白，脉沉细。

【诊断】暑湿夹杂。

【治法】清暑利湿。

【处方】

藿香 10g	金银花 9g	连翘 9g	香薷 10g
厚朴 12g	炒扁豆 15g	紫苏 9g	陈皮 6g
秦艽 10g	蔓荆子 12g	川芎 10g	柴胡 15g
黄芩 9g			

1 天 1 付，3 付，水煎服。

复诊　药后症减，舌淡，苔白腻，脉沉细。

【诊断】暑湿夹杂。

【治法】清暑利湿。

【处方】

藿香 10g	金银花 9g	连翘 9g	香薷 10g
厚朴 12g	炒扁豆 15g	茯苓 20g	法半夏 12g
秦艽 10g	蔓荆子 12g	川芎 10g	柴胡 15g
黄芩 9g			

1 天 1 付，3 付，水煎服。

【按语】头胀痛，全身沉重。诊断为暑湿夹杂，方用香薷饮加减。金银花、连翘为温病常用药物，以攻上焦之邪，故用秦艽、蔓荆子、川芎祛湿通络。伴随胸部症状，加入柴胡、黄芩以期全功。

十、体虚

1【体虚】冯＊＊，女，24 岁。

初诊　2015 年 3 月 22 日，自诉头晕伴呕恶，体倦乏力，经量少，白带异味，舌淡，苔白，脉弱。

【诊断】气血两虚。

【治法】补气生血。

【处方】

黄芪 20g	肉桂 6g	薏苡仁 20g	厚朴 12g
藿香 10g	干姜 9g	党参 20g	白术 15g

当归 12g　　　川芎 10g　　　白芍 15g　　　　熟地黄 20g

炙甘草 6g

　　　　　　　1 天 1 付，3 付，水煎服。

复诊　2015 年 3 月 29 日，药后诸症缓解，舌淡，苔白，脉细。

【诊断】气血两虚。

【治法】补气生血。

【处方】

黄芪 20g　　　知母 12g　　　柴胡 15g　　　桂枝 12g

升麻 6g　　　　干姜 9g　　　当归 12g　　　仙鹤草 30g

川芎 10g　　　白芍 15g　　　熟地黄 20g

　　　　　　　1 天 1 付，5 付，水煎服。

三诊　2015 年 4 月 12 日，药后诸症大大改善，头晕症状未见复发，舌淡，苔白，脉细。

【诊断】气血两虚。

【治法】气血双补。

【处方】

黄芪 20g　　　山茱萸 20g　　　杜仲 20g　　　仙鹤草 30g

当归 12g　　　川芎 10g　　　　白芍 15g　　　太子参 20g

熟地黄 20g　　桂枝 12g　　　　桃仁 10g

　　　　　　　1 天 1 付，5 付，水煎服。

【按语】气血不足，清窍失养，肝血不充，头晕、月事不调之症实属正常，法当益气养血，气血得盛，诸症方可皆平。

2【伤口难愈】龙 **，女，50 岁。

初诊　2015 年 5 月 17 日，胫骨部受伤处理后伤口经久不愈合，平素体倦乏力，舌淡，苔白，脉弱。

【诊断】气血两虚。

【治法】补气生血。

【处方】

黄芪 20g　　　肉桂 6g　　　鹿角霜 10g　　熟地黄 20g

干姜 9g	太子参 20g	白术 15g	茯苓 20g
炙甘草 6g	当归 12g	川芎 10g	白芍 15g
怀山药 20g			

1 天 1 付，3 付，水煎服。

复诊 2015 年 5 月 24 日，服药后胫骨部受伤处已在结痂，神疲，舌淡，苔白厚，脉细。

【诊断】脾肾不足。

【治法】补脾益肾。

【处方】

炙黄芪 20g	熟地黄 20g	鹿角霜 10g	干姜 9g
太子参 30g	白术 15g	茯苓 20g	甘草 6g
当归 12g	川芎 10g	白芍 15g	骨碎补 20g
肉桂 6g			

1 天 1 付，3 付，水煎服。

【按语】该患者平素气短乏力，已有气血亏虚之证，而下肢受伤更是耗伤气血；而气血温煦濡养肌肉，故伤口难愈，因此方用益气养血之法尤为对症。

3【倦怠】成**，男，58 岁。

初诊 畏寒，乏力，头痛咽痒，咳嗽痰白清稀，口渴欲饮，舌淡，苔白润，脉浮滑。

【诊断】气虚外感。

【治法】益气健脾。

【处方】

木香 6g	紫苏 9g	陈皮 6g	前胡 12g
法半夏 20g	茯苓 20g	炙甘草 6g	枳壳 12g
桔梗 12g	党参 20g	葛根 20g	麦门冬 20g

1 天 1 付，5 付，水煎服。

复诊 外感已愈，眠差，口渴欲饮，疲惫，纳食可，舌淡，苔白滑，脉弦滑有力。

【诊断】气郁湿困。

【治法】理气化湿。

【处方】

黄芪 20g	仙鹤草 30g	陈皮 6g	竹茹 6g
法半夏 20g	茯苓 20g	炙甘草 6g	枳壳 12g
干姜 9g	党参 20g	白术 15g	川芎 10g

1 天 1 付，5 付，水煎服。

【按语】患者素体虚弱，故畏寒乏力，药后外感痊愈，但仍感疲惫乏力，用补气化痰之方调理以期全效。

4 **【倦怠】**陈**，女，36 岁。

初诊　子宫粘连，葡萄胎，手术后，诊断为"宫腔粘连"，面色㿠白，乏力气短，腰膝酸软，舌淡，苔白，脉弱。

【诊断】肾气不足。

【治法】益气养肾。

【处方】

附子 15g	肉桂 6g	鹿角霜 10g	怀山药 20g
炙甘草 6g	枸杞 20g	杜仲 20g	当归 12g
熟地黄 20g	山茱萸 20g	菟丝子 20g	党参 20g
白术 15g			

1 天 1 付，7 付，水煎服。

复诊　药后症减，舌淡，苔白润，脉沉细。

【诊断】肾阳虚。

【治法】温阳益肾。

【处方】

附子 15g	肉桂 6g	鹿角霜 10g	怀山药 20g
莲子 20g	枸杞 20g	杜仲 20g	当归 12g
熟地黄 20g	山茱萸 20g	菟丝子 20g	党参 20g
黄芪 20g			

1 天 1 付，7 付，水煎服。

三诊 诸症明显缓解，舌淡，苔白，脉沉细。

【诊断】肾气虚。

【治法】益气养肾。

【处方】

附子 15g	肉桂 6g	鹿角霜 10g	怀山药 20g
莲子 20g	茯苓 20g	杜仲 20g	泽泻 12g
熟地黄 20g	山茱萸 20g	五味子 15g	党参 20g
黄芪 20g			

1天1付，7付，水煎服。

【按语】患者精神不振，面色㿠白，脉弱，一副肾阳虚衰的样子，杨在纲教授用右归丸加减，再加上补脾气的白术和党参，促进药物的吸收，综合改善患者的体质，药后症减，继以温肾之药调理，终以固肾之药收全功。

5【倦怠】李**，女，63岁。

初诊 体检发现胆碱酯酶升高，神疲乏力，头晕腹胀，纳差便溏，舌淡紫苔白，脉弱。

【诊断】气虚湿阻。

【治法】补气利湿。

【处方】

黄芪 20g	红花 6g	丹参 18g	苦参 10g
玄参 20g	太子参 20g	柴胡 15g	黄芩 9g
川芎 10g	葛根 20g	佛手 10g	淫羊藿 10g

1天1付，3付，水煎服。

复诊 药后诸症缓解，舌淡紫苔白，脉沉细。

【诊断】气虚湿困。

【治法】益气利湿。

【处方】

黄芪 20g	红花 6g	丹参 18g	苦参 10g
玄参 20g	太子参 20g	柴胡 15g	黄芩 9g

川芎 10g　　　葛根 20g　　　佛手 10g　　　淫羊藿 10g

刺蒺藜 15g

1 天 1 付，5 付，水煎服。

【按语】患者的精神状态较差，舌淡紫，苔白，需要活血和祛湿，遂用小柴胡汤和解少阳，加黄芪、太子参、淫羊藿补气，用丹参、红花、苦参、川芎活血，用葛根生津，药后效起，原方加刺蒺藜以调节胆碱酯酶。

6【多汗】黄 **，女，55 岁。

初诊 诉多汗难忍，动则尤甚，心慌气短，咽部不适，乏力多梦，舌淡边有齿痕，苔白，脉细。

【诊断】心气虚。

【治法】益气养心。

【处方】

黄芪 20g　　　山茱萸 20g　　　麦门冬 20g　　　法半夏 20g

白术 15g　　　桔梗 12g　　　射干 10g　　　藿香 10g

厚朴 12g　　　红花 6g　　　黄连 6g　　　怀山药 20g

川芎 10g

1 天 1 付，5 付，水煎服。

复诊 药后汗出有所缓解，咽部不适明显好转，但仍感心慌气短，乏力多梦，舌淡嫩苔白润，脉细。

【诊断】心气虚。

【治法】益气养心。

【处方】

黄芪 20g　　　山茱萸 20g　　　党参 20g　　　麦门冬 20g

白术 15g　　　桔梗 12g　　　五味子 15g　　　桂枝 12g

淫羊藿 10g　　　红花 6g　　　黄连 6g　　　骨碎补 20g

川芎 10g

1 天 1 付，5 付，水煎服。

三诊 药后诸症明显缓解，舌淡，苔白，脉细。

【诊断】心气虚。

【治法】益气养心。

【处方】

黄芪 20g	山茱萸 20g	党参 20g	麦门冬 20g
丹参 18g	桔梗 12g	五味子 15g	桂枝 12g
淫羊藿 10g	红花 6g	葛根 20g	骨碎补 20g
补骨脂 20g			

1天1付，5付，水煎服。

【按语】患者多汗、心慌，遂用黄芪、山茱萸、麦门冬滋阴，苔白提示有湿气，遂用藿香真气散化裁祛湿；祛湿应助阳，遂加红花、川芎活血以助祛湿，患者有咽炎，遂加桔梗、射干消痰利咽，咽部症状缓解后，专注于补益心气。

7【多汗】陈*，女，53岁。

初诊　诉心烦易怒，乏力气短，畏寒与潮热交替出现，多汗（夜间较甚），腰膝酸软，舌淡，苔白，脉弱。

【诊断】脾肾阳虚。

【治法】温肾健脾。

【处方】

黄芪 30g	淫羊藿 10g	仙茅 10g	鹿角霜 10g
附子 12g	桂枝 12g	怀山药 20g	白芍 15g
茯苓 20g	桃仁 10g	牡丹皮 12g	杜仲 20g
苏木 10g			

1天1付，10付，冲服。

复诊　药后诸症略有缓解，舌淡，苔白润，脉沉细。

【诊断】脾肾阳虚。

【治法】温肾健脾。

【处方】

黄芪 30g	淫羊藿 10g	仙茅 10g	鹿角霜 10g
莲子 20g	合欢花 10g	怀山药 20g	玫瑰花 6g

茯苓 20g　　　桃仁 10g　　　巴戟天 20g　　杜仲 20g
月季花 6g

1 天 1 付，10 付，冲服。

三诊　诉药后汗出，明显好转，已无畏寒潮热，腰膝酸软减轻，舌淡，苔白，脉细。

【诊断】脾肾阳虚。

【治法】温肾健脾。

【处方】

黄芪 30g　　　淫羊藿 10g　　仙茅 10g　　　鹿角霜 10g
莲子 20g　　　合欢花 10g　　怀山药 20g　　玫瑰花 6g
鹿含草 10g　　川芎 10g　　　巴戟天 20g　　杜仲 20g
月季花 6g

1 天 1 付，10 付，冲服。

【按语】此患者为阳气虚弱之盗汗，遂用桂枝汤化裁调和阴阳，以黄芪补气，以"二仙"、鹿角霜、附子补益阳气，以苏木行血祛瘀，药后症减，但患者根本问题在于脾肾两虚，故以"二仙""三花"饮继续调理，以收全功。

8【畏寒】丁**，女，60 岁。

初诊　诉乏力畏寒，心悸，腹胀纳呆，大便溏薄，舌胖大苔白，脉细。

【诊断】心脾阳虚。

【治法】温阳、养心、健脾。

【处方】

黄芪 20g　　　桂枝 12g　　　炙甘草 6g　　　淫羊藿 10g
佛手 10g　　　杜仲 20g　　　补骨脂 20g　　太子参 20g
五味子 15g　　麦门冬 20g　　柏子仁 20g　　远志 10g
川芎 10g

1 天 1 付，7 付，水煎服。

复诊　诉药后诸症大减，证治同前，原方 7 付继服。

【按语】患者一副阳虚血虚之象，遂用桂枝甘草汤和增液汤化裁补心阴阳，以淫羊藿、补骨脂补肾阳，以佛手理气，以远志和柏子仁交通心肾，用药精当，故药到病除。

9【头晕】黄**，女，30岁。

初诊 诉头晕，脘腹胀气，便秘，月经量少，舌淡嫩，边有齿痕，苔白，脉弦细。

【诊断】气血两虚。

【治法】益气、健脾、生血。

【处方】

黄芪 30g	桂枝 12g	桃仁 10g	酒制大黄 12g
当归 40g	白术 40g	枳实 12g	熟地黄 20g
川芎 10g	莪术 10g	太子参 20g	茯苓 20g
白芍 15g			

1天1付，7付，冲服。

复诊 诉药后便通，头晕好转，月经未行，舌淡嫩苔白润，脉弦细。

【诊断】气血两虚。

【治法】健脾、益气、生血。

【处方】

黄芪 30g	党参 20g	桃仁 10g	凌霄花 10g
当归 20g	白术 30g	枳实 12g	熟地黄 20g
川芎 10g	莲子 20g	太子参 20g	茯苓 20g
白芍 15g			

1天1付，7付，冲服。

三诊 药后月经已行，余症继减，舌淡，苔白，脉沉细。

【诊断】气血两虚。

【治法】健脾、益气、生血。

【处方】

黄芪 30g	党参 20g	甘草 6g	凌霄花 10g

当归 20g	白术 30g	枳实 12g	熟地黄 20g
川芎 10g	莲子 20g	骨碎补 20g	茯苓 20g
白芍 15g			

1 天 1 付，7 付，冲服。

【按语】患者乃气虚便秘之症，故而补气活血则便通，气血运行正常则头晕自除。

10 **【倦怠】**叶 *，女，43 岁。

初诊 诉神疲乏力，两胁胀满，月经提前，眠差，不欲食，舌淡嫩苔白，脉沉弦。

【诊断】肝脾不调。

【治法】疏肝健脾。

【处方】

柴胡 15g	白芍 15g	陈皮 6g	法半夏 20g
茯苓 20g	党参 20g	白术 15g	炙甘草 6g
干姜 9g	川芎 10g	枳壳 12g	荷叶 10g
枣仁 20g			

1 天 1 付，7 付，冲服。

复诊 药后两胁胀满明显缓解，仍感乏力，月经未行，舌淡嫩苔白，脉弦细。

【诊断】肝脾不调。

【治法】疏肝健脾。

【处方】

柴胡 15g	白芍 15g	陈皮 6g	法半夏 20g
茯苓 20g	党参 20g	白术 15g	炙甘草 6g
焦楂 20g	川芎 10g	枳壳 12g	炒莱菔子 20g
月季花 6g			

1 天 1 付，7 付，冲服。

三诊 药后月经已行，经前腹胀，经期 27 天，乏力气短明显好转，余症继减，舌淡，苔白，脉细。

【诊断】脾虚。

【治法】益气健脾。

【处方】

黄芪 20g	莲子 20g	陈皮 6g	法半夏 20g
茯苓 20g	党参 20g	白术 15g	炙甘草 6g
焦楂 20g	骨碎补 20g	佛手 10g	炒莱菔子 20g
月季花 6g			

1天1付，7付，冲服。

【按语】患者乏力，舌淡嫩，苔白，脉沉弦，脾气虚弱，肝气不调，又有少量湿气，遂用四君子汤补气，枣仁滋阴，枳壳理气，川芎活血，二陈汤和荷叶祛湿，柴胡调和少阳，药后症减，继以调理肝脾，终以健脾益气收全功。

11【神疲】余**，女，39岁。

初诊 诉神疲懒言，头晕畏寒，乏力气短，腰膝酸软，纳差，舌淡嫩，苔白，脉弱。

【诊断】气虚痰阻。

【治法】补脾化痰。

【处方】

黄芪 20g	肉桂 6g	干姜 9g	党参 20g
白术 15g	炙甘草 6g	淫羊藿 10g	佛手 10g
法半夏 20g	茯苓 20g	荷叶 10g	川芎 10g
佩兰 10g			

1天1付，7付，冲服。

复诊 药后仍感乏力，余症减轻，舌淡嫩苔白，脉沉细。

【诊断】气虚痰阻。

【治法】补脾化痰。

【处方】

| 黄芪 20g | 肉桂 6g | 干姜 9g | 党参 20g |
| 白术 15g | 炙甘草 6g | 陈皮 10g | 石菖蒲 15g |

法半夏 20g   茯苓 20g   荷叶 10g   郁金 12g

佩兰 10g

1 天 1 付，7 付，冲服。

【按语】从舌、脉看，患者乏力源于阳气虚弱兼痰湿困阻，遂用理中丸化裁，加肉桂、黄芪、淫羊藿、佛手、川芎以温中祛寒，补气健脾；再加法半夏、茯苓、荷叶、佩兰以祛痰利湿；药到效起，继续补气化痰以资巩固。

12【体虚】王 **，女，53 岁。

初诊 乏力气短，不欲食，腰膝酸软，形寒肢冷，舌淡，苔白润，脉沉细。

【诊断】脾肾不足。

【治法】补脾益肾。

【处方】

黄芪 20g   肉桂 6g   干姜 9g   党参 20g

白术 15g   炙甘草 6g   当归 12g   川芎 10g

白芍 15g   茯苓 20g   泽泻 12g   菟丝子 20g

杜仲 20g

1 天 1 付，5 付，水煎服。

复诊 诸症缓解，舌淡嫩苔白，脉沉细。

【诊断】脾肾两虚。

【治法】健脾益肾。

【处方】

黄芪 20g   肉桂 6g   干姜 9g   党参 20g

白术 15g   炙甘草 6g   当归 12g   补骨脂 20g

沙苑子 20g   莲子 20g   泽泻 12g   菟丝子 20g

杜仲 20g

1 天 1 付，5 付，水煎服。

【按语】本案女患者已过知天命之年，其脾肾不足，故以八珍汤加减处之，调和气血、补后天以安先天。以肉桂潜阳，以菟

丝子、杜仲补肾。杨在纲教授认为，脾不足者，应燥湿、化湿以
健脾，用茯苓、泽泻即此意也。

13【倦怠】张＊，女，37岁。

初诊 诉月经量少，色黑暗淡，形寒肢冷，腰膝酸软，白带
清稀，精神欠佳，舌淡嫩苔白润，脉弱。

【诊断】肾阳虚。

【治法】温阳益肾。

【处方】

附子 15g	肉桂 6g	怀山药 20g	鹿角霜 10g
枸杞 20g	杜仲 20g	当归 12g	熟地黄 20g
淫羊藿 10g	菟丝子 20g	川芎 20g	凌霄花 10g
川牛膝 20g			

1天1付，7付，冲服。

复诊 诉药后经行色不暗，仍诉畏寒，但体倦乏力减轻，纳
差，舌淡，苔白，脉弱。

【诊断】肾阳虚。

【治法】温阳益肾。

【处方】

附子 15g	肉桂 6g	怀山药 20g	鹿角霜 10g
枸杞 20g	杜仲 20g	当归 12g	熟地黄 20g
山茱萸 20g	菟丝子 20g	砂仁 6g	白术 15g
茯苓 20g			

1天1付，14付，冲服。

三诊 诉药后诸症大减，精神可，白带正常，微感畏寒，舌
淡，苔白，脉沉细。

【诊断】肾阳虚。

【治法】温阳益肾。

【处方】

黄芪 20g	莲子 20g	怀山药 20g	鹿角霜 10g

枸杞 20g	杜仲 20g	当归 12g	熟地黄 20g
山茱萸 20g	菟丝子 20g	骨碎补 20g	月季花 6g
覆盆子 20g			

1 天 1 付，14 付，冲服。

【按语】 患者畏寒，脉弱，月经异常，诊断为肾阳虚，方用右归丸加减，药后诸症缓解，既然起效，继续温补肾阳。

14【畏寒】洪 *，女，75 岁。

<u>初诊</u>　诉口腔溃疡反复发作，形寒肢冷，腰膝酸软，纳差，大便干结，舌淡嫩苔白滑，脉弦。

【诊断】 阳气不足。

【治法】 温阳益肾。

【处方】

龟板 20g	黄柏 12g	砂仁 6g	甘草 6g
天门冬 20g	生地黄 20g	太子参 20g	肉桂 6g
干姜 9g	附子 12g	百合 15g	麦门冬 20g
益智仁 10g			

1 天 1 付，5 付，水煎服。

复诊　诉药后诸症缓解，仍感畏寒，舌淡苔薄黄，脉弦滑。

【诊断】 阳虚。

【治法】 滋阴补阳。

【处方】

龟板 20g	黄柏 12g	砂仁 6g	甘草 6g
天门冬 20g	生地黄 20g	太子参 20g	肉桂 6g
干姜 9g	法半夏 20g	茵陈 6g	黄芩 9g
益智仁 10g			

1 天 1 付，3 付，水煎服。

【按语】 该患者年事已高，畏寒而苔薄黄、脉弦滑，为阳虚在表、内有痰热的表现，故以封髓潜阳丹加减治疗。以法半夏、茵陈、黄芩、益智仁从痰、热、湿三方面清其里患，终获良效。

15【倦怠】肖 *，女，42岁。

初诊 诉体倦乏力，潮热汗出，心烦易怒，两胁胀满，月经紊乱，常两月一行或一月两行，白带量少，舌淡胖苔白腻，脉弱。

【诊断】脾肾两虚。

【治法】健脾益肾。

【处方】

炙黄芪 20g	仙鹤草 30g	淫羊藿 10g	川芎 10g
杜仲 20g	骨碎补 20g	藿香 10g	厚朴 12g
枳壳 12g	白芍 15g	甘草 6g	柴胡 15g
绿萼梅 6g			

1天1付，5付，水煎服。

复诊 诉药后诸症略有缓解，月经未行，白带有所增加，舌淡嫩苔白厚，脉沉细。

【诊断】脾肾两虚。

【治法】补脾益肾。

【处方】

炙黄芪 20g	仙茅 10g	淫羊藿 10g	川芎 10g
杜仲 20g	骨碎补 20g	凌霄花 10g	玫瑰花 6g
枳壳 12g	白芍 15g	甘草 6g	柴胡 15g
绿萼梅 6g			

1天1付，5付，水煎服。

三诊 药后症大减，月经已行，本次经行正常，舌淡，苔白润，脉细。

【诊断】脾虚。

【治法】益气健脾。

【处方】

炙黄芪 20g	仙茅 10g	淫羊藿 10g	川芎 10g
杜仲 20g	骨碎补 20g	凌霄花 10g	玫瑰花 6g
知母 12g	桔梗 12g	升麻 6g	柴胡 15g
绿萼梅 6g			

1 天 1 付，5 付，水煎服。

【按语】《黄帝内经》云："女子六七，三阳脉衰于上，面皆焦，发始白。"故以二仙汤加减，以黄芪补亏耗之气。其体倦乏力，故添加健脾化湿之藿香、厚朴，更以四逆散调肝理脾，以绿萼梅疏肝和胃，以收全功。

十一、头痛、眩晕、脱发

1【眩晕】周 **，女，48 岁。

初诊 2014 年 9 月 10 日，眩晕，闭目则天旋地转，伴汗出，舌红苔白微厚，脉弦滑。

【诊断】气郁湿困。

【治法】理气化湿。

【处方】

黄芪 20g	仙鹤草 30g	牡丹皮 12g	栀子 9g
赤芍 15g	甘草 6g	白术 15g	当归 12g
茯苓 20g	柴胡 15g	淫羊藿 10g	佛手 10g
川芎 10g			

1 天 1 付，7 付，冲服。

复诊 2014 年 9 月 17 日，诸症缓解，舌淡，苔白微厚，脉弦滑。

【诊断】气虚湿困。

【治法】补气利湿。

【处方】

黄芪 20g	山茱萸 20g	仙鹤草 30g	藿香 10g
厚朴 12g	苍术 12g	枳壳 12g	白芍 15g
甘草 6g	柴胡 15g	虎杖 12g	

1 天 1 付，7 付，冲服。

【按语】患者的眩晕，从舌、脉症来推测，属于肝经气滞，兼有湿邪，因此首先疏肝行气佐以利湿取得疗效。复诊见舌淡，可知气滞已通，因此以益气化湿而善后。

2【眩晕】吕*，女，84岁。

初诊　2015年3月1日，头晕，心慌，汗多，眠差，舌淡，苔黄厚，脉弦，重按无力。

【诊断】气虚痰阻。

【治法】补气化痰。

【处方】

龙牡①(各)20g	桂枝 12g	甘草 6g	五味子 15g
丹参 18g	柏子仁 12g	太子参 20g	枣仁 10g
桔梗 12g	生地黄 20g	茯苓 15g	法半夏 20g

1天1付，7付，水煎服。

复诊　2015年3月15日，头晕、心慌、汗多、眠差等症较前好转，舌淡红，苔黄厚，脉弦，重按无力。

【诊断】气虚痰阻。

【治法】补气化痰。

【处方】

龙牡(各)20g	桂枝 12g	甘草 6g	黄芪 20g
天麻 6g	香附 15g	苍术 12g	栀子 9g
神曲 15g	川芎 10g	柏子仁 20g	

1天1付，5付，水煎服。

复诊　2015年3月25日，诸症继续缓解，舌红，苔黄厚，脉弦。

【诊断】痰阻。

【治法】行气化痰。

【处方】

| 龙牡(各)20g | 桂枝 12g | 甘草 6g | 柏子仁 20g |

---

①　生龙骨、生牡蛎。

| 黄芪 20g | 山茱萸 20g | 当归 12g | 黄连 6g |
| 黄芩 9g | 黄柏 9g | 二地^(各)20g | |

1天1付，5付，水煎服。

【按语】该患者眩晕，证属心气亏虚；又见苔黄厚，故可知亦有湿邪为患。故治疗之法为益气化湿，佐以清热。

3【眩晕】张 *，男，41岁。

初诊 2015年3月8日，头晕，心烦易怒，腹胀便溏，舌红，苔白腻，脉弦滑。

【诊断】气郁湿困。

【治法】理气、解郁、利湿。

【处方】

天麻 20g	钩藤 20g	石决明 20g	夜交藤 15g
桑寄生 20g	白术 15g	甘草 6g	泽兰 10g
牛膝 20g	橘红 10g	法半夏 20g	茯苓 20g

1天1付，5付，水冲服。

复诊 诉药后症减，舌淡红苔白厚，脉弦滑。

【治法】理气化湿。

【诊断】气郁湿困。

【处方】

天麻 20g	钩藤 20g	石决明 20g	夜交藤 15g
桑寄生 20g	茺蔚子 12g	谷精 10g	泽兰 10g
牛膝 20g	橘红 10g	石菖蒲 15g	郁金 12g

1天1付，5付，水冲服。

【按语】肝气不疏，郁久则上犯于清窍，故见头晕；湿蕴脾胃，故见便溏。治疗之要领，则为平肝下气，燥湿利湿。诸症药后皆平。

4【眩晕】谭 *，男，48岁。

初诊 2014年11月16日，头晕、头痛半月，牙疼，大便干结，舌淡红，少苔，脉沉细。

【诊断】气阴两虚。

【治法】益气养阴。

【处方】

石膏 20g	麦门冬 15g	生地黄 15g	知母 12g
牛膝 20g	苍术 12g	荷叶 10g	升麻 6g
法半夏 20g	绿萼梅 9g	柏子仁 20g	

1 天 1 付，5 付，水煎服。

复诊 2014 年 11 月 30 日，诸症缓解，舌淡紫，脉细。

【诊断】气阴两虚。

【治法】益气养阴。

【处方】

黄芪 20g	山茱萸 20g	柏子仁 20g	茯苓 15g
怀山药 20g	川芎 10g	太子参 2g	杭菊 9g
法半夏 20g	石菖蒲 15g	郁金 10g	

1 天 1 付，5 付，水煎服。

【**按语**】脉症合参，此为气阴两虚之证，虚火上炎则见头晕头疼、牙疼等症，故方用滋阴降火之法，患者服药后诸症皆平。

5【脱发】姚 **，女，46 岁。

初诊 2014 年 8 月 27 日，自诉头发掉落严重半月余，面白少华，体倦乏力，食少，舌淡，苔白滑，脉弱。

【诊断】气血不足。

【治法】补益气血。

【处方】

黄芪 20g	怀山药 20g	丹参 18g	鸡血藤 20g
制首乌 20g	补骨脂 20g	茯苓 15g	当归 12g
牛膝 20g	枸杞 20g	菟丝子 20g	

1 天 1 付，7 付，水煎服。

复诊 2014 年 9 月 10 日，脱发有所减轻，仍乏力，心烦，舌淡，苔白，左脉弱右脉沉弦。

【诊断】气血不足。

【治法】补气生血。

【处方】

黄芪 20g	丹参 18g	肉桂 6g	陈皮 6g
太子参 20g	白术 15g	茯苓 15g	甘草 6g
当归 12g	川芎 10g	白芍 15g	熟地黄 20g
绿萼梅 6g			

1 天 1 付，7 付，水煎服。

【按语】发为血之余，该患者一派气血不足之证，故用补气养血方治疗甚是对症。

6【头晕】普 **，女，27 岁。

初诊 2015 年 3 月 22 日，高血压，有盆腔结核史。头晕、心悸几年，经前头痛，左侧少腹隐痛，白带色黄，四肢厥逆，舌红苔白，脉弱。

【诊断】阴虚夹湿。

【治法】滋阴利湿。

【处方】

黄芩 9g	黄连 6g	当归 12g	女贞子 15g
川芎 10g	赤芍 15g	生地黄 20g	旱莲草 10g
百合 15g	苍术 12g	干姜 10g	延胡索 12g
徐长卿 15g			

1 天 1 付，5 付，水煎服。

复诊 2015 年 4 月 8 日，药后诸症皆有缓解，舌边尖红苔白，脉弱。

【诊断】湿困。

【治法】理气化湿。

【处方】

柴胡 15g	黄芩 9g	甘草 6g	青皮 6g

| 知母 12g | 厚朴 12g | 草果 6g | 槟榔 12g |
| 桔梗 12g | 青蒿 10g | 十大功劳 15g | |

1 天 1 付，7 付，水煎服。

【按语】 阴血亏虚，清窍失养则见头晕，心失所养则见心悸；湿邪犯内，肌肉失温则见厥逆，阻滞下焦故见带下之症，故方用滋阴养血佐以行气化湿之法，服药调理 1 个月，取得疗效。

7【头晕】郭 **，女，59 岁。

初诊 2015 年 4 月 8 日，头晕半月余，晨起尤甚，胸闷心悸，欲寐，大便溏薄，舌淡，苔白厚，脉沉细。

【诊断】 气虚湿困。

【治法】 补气化湿。

【处方】

黄芪 20g	苍术 12g	荷叶 10g	仙鹤草 20g
茯苓 20g	怀山药 20g	山茱萸 20g	升麻 6g
川芎 10g	党参 20g	菊花 9g	桃仁 10g
六月雪 20g			

1 天 1 付，5 付，水煎服。

复诊 2015 年 4 月 19 日，药后头晕症状缓解，唯又增肩背疼痛，舌淡紫苔白厚，脉沉弦。

【诊断】 寒湿困阻。

【治法】 温阳利湿。

【处方】

羌活 12g	葛根 30g	白芷 10g	川芎 10g
千年健 15g	络石藤 20g	当归 12g	桂枝 12g
白芍 15g	大枣 10g	炙甘草 6g	泽兰 10g
牛膝 20g			

1 天 1 付，5 付，水煎服。

三诊 2015 年 4 月 29 日，药后诸症好转，前额头痛，舌淡，苔白厚，脉沉细。

【诊断】气虚痰阻。

【治法】补气化痰。

【处方】

川芎 10g	羌活 12g	白芷 10g	蔓荆子 12g
黄芪 20g	甘草 6g	柴胡 15g	仙鹤草 30g
党参 20g	陈皮 6g	升麻 6g	当归 20g
白术 30g			

1天1付，3付，水煎服。

【按语】气虚使头目失养则见头晕；心脉失养则见心悸；痰湿之邪阻滞经络，气机不畅故见胸闷或疼痛之症，故选用益气化湿活络之法，使气得补，使脉得通，使湿得化。

8【头晕】范**，女，83岁。

初诊 2015年4月1日，头晕1周，伴潮热汗出，眠而易醒，口淡，舌红苔白厚，脉细。

【诊断】阴虚夹湿。

【治法】滋阴利湿。

【处方】

黄芪 20g	知母 12g	柴胡 15g	桂枝 12g
升麻 6g	苍术 12g	荷叶 10g	百合 15g
百部 10g	玉竹 20g	山茱萸 20g	桑叶 20g
徐长卿 15g			

1天1付，5付，水煎服。

复诊 2015年4月12日，诸症有所缓解，仍感头晕，腰膝酸软，舌红苔白润，脉沉细。

【诊断】阴虚夹湿。

【治法】滋阴利湿。

【处方】

黄芪 20g	知母 12g	柴胡 15g	桂枝 12g
升麻 6g	苍术 12g	荷叶 10g	百合 15g

| 柴胡 15g | 桔梗 12g | 山茱萸 20g | 桑叶 20g |
| 女贞子 20g | | | |

1 天 1 付，5 付，水煎服。

三诊 2015 年 4 月 22 日，诸症又减，舌红少苔，脉沉细。

【诊断】气阴两虚。

【治法】益气养阴。

【处方】

黄芪 20g	知母 12g	柴胡 15g	桂枝 12g
升麻 6g	莲子 20g	当归 12g	百合 15g
柴胡 15g	桔梗 12g	山茱萸 20g	桑葚 20g
女贞子 20g			

1 天 1 付，5 付，水煎服。

【按语】肝血亏虚可使清窍失养而头晕；又有潮热汗出、眠差之症，可见此为阴虚之证，又合参舌脉之象，故用滋阴化湿之法，终以气阴双补收全功。

9【梅尼埃综合征】申 **，女，57 岁。

初诊 2015 年 4 月 29 日，外院诊断为梅尼埃综合征；刻诊：头晕，下肢疼痛，尿酸指标高，舌淡紫苔薄黄，脉沉。

【诊断】气虚痰阻。

【治法】补气化痰。

【处方】

金银花 9g	甘草 6g	当归 12g	玄参 20g
黄芪 20g	茯苓 20g	怀山药 20g	仙鹤草 20g
山茱萸 20g	川芎 10g	菊花 9g	太子参 30g
黄芩 9g			

1 天 1 付，5 付，水煎服。

复诊 2015 年 5 月 13 日，药后头晕大减，下肢疼痛已愈，舌淡，苔白，脉沉。

【诊断】气虚痰阻。

【治法】补气化痰。

【处方】

黄芪 20g	柴胡 15g	黄芩 9g	淫羊藿 10g
槟榔 12g	莪术 9g	当归 12g	生地黄 20g
枸杞 20g	麦门冬 20g	金银花 9g	川楝子 12g
北沙参 20g			

1 天 1 付，5 付，水煎服。

【按语】此为气血亏虚、清窍失养所致头晕；湿邪阻滞经络且湿性重着，故见下肢疼痛，所以治此之法，补益为本，清热、化痰、祛湿以解头晕之症。

10【头晕】廖**，男，80 岁。

初诊 诉头晕，眼花，纳差，便溏，舌淡，苔白，脉弦。

【诊断】湿困。

【治法】行气利湿。

【处方】

千年健 15g	鹿含草 10g	杜仲 20g	骨碎补 20g
丹参 18g	石菖蒲 15g	苏子 10g	白芥子 10g
莱菔子 10g	怀山药 20g	瓜蒌壳 12g	川芎 10g

1 天 1 付，7 付，水煎服。

复诊 诉药后症减，仍乏力头晕，舌淡，苔白，脉弦滑。

【诊断】气虚湿困。

【治法】补气化湿。

【处方】

千年健 15g	鹿含草 10g	杜仲 20g	骨碎补 20g
丹参 18g	石菖蒲 15g	苏子 10g	白芥子 10g
莱菔子 10g	杜仲 20g	瓜蒌壳 12g	矮地茶 20g

1 天 1 付，7 付，水煎服。

【按语】患者年事已高，这些都是身体功能退化之后显现出来的症状，应在祛湿的基础上补虚，遂用三子养亲汤消食化痰，以怀山药健脾，以石菖蒲开窍豁痰、醒神益智，以千年健、鹿含草、杜仲、骨碎补强筋骨，以丹参、川芎活血通窍，改善头晕症状，药后症减，继续补气化痰。

11【头晕】伍＊，女，33岁。

初诊 头晕，头胀，眠差，畏寒，周身酸楚，白带量多清稀，舌淡，苔白厚，脉弦。

【诊断】湿困。

【治法】健脾利湿。

【处方】

黄芪 20g	肉桂 6g	败酱草 20g	干姜 9g
党参 20g	白术 15g	茯苓 20g	厚朴 12g
白蔻 6g			

1天1付，3付，水煎服。

复诊 药后诸症略有缓解，舌淡，苔白厚，脉弦滑。

【诊断】湿困。

【治法】健脾利湿。

【处方】

黄芪 20g	肉桂 6g	败酱草 20g	干姜 9g
党参 20g	白术 15g	茯苓 20g	厚朴 12g
白蔻 6g	川芎 20g	马齿苋 20g	紫花地丁 20g
蒲公英 20g			

1天1付，5付，水煎服。

三诊 药后诸症大减，舌淡，苔白润，脉细。

【诊断】脾虚。

【治法】温阳、健脾、化湿。

【处方】

黄芪 20g	肉桂 6g	红藤 20g	干姜 9g
党参 20g	白术 15g	莲子 20g	徐长卿 12g
白蔻 6g	川芎 20g	马齿苋 20g	紫花地丁 20g

蒲公英 20g

1 天 1 付，5 付，水煎服。

【按语】患者舌淡，苔白厚，畏寒，怀疑是寒凝湿困引起的头晕，头胀，眠差，遂用四君子合黄芪化裁益气补中，温养脾胃，以肉桂、干姜暖中焦，以厚朴、白蔻仁下气除湿，药到起效，继续健脾利湿以收全功。

12**【头晕】**李＊，女，41 岁。

初诊　头晕，下肢疲软，气短，纳眠俱差，舌淡，苔白中根部微厚，脉弱。

【诊断】气虚瘀阻。

【治法】补气化瘀。

【处方】

天麻 15g	三七粉 10g（冲服）	黄芪 20g	黄精 20g
枸杞 20g	西洋参 15g	川芎 10g	菊花 9g
茯苓 20g	怀山药 20g	山茱萸 10g	牛膝 20g
钩藤 15g			

1 天 1 付，5 付，水煎服。

复诊　诉药后诸症明显减轻，舌淡，苔白润，脉沉细。

【诊断】气虚瘀阻。

【治法】补气化瘀。

【处方】

天麻 15g	三七粉 10g（冲服）	黄芪 20g	骨碎补 20g
菟丝子 20g	西洋参 15g	川芎 10g	菊花 9g
茯苓 20g	怀山药 20g	山茱萸 10g	牛膝 20g
丹参 18g			

1 天 1 付，5 付，水煎服。

【按语】患者在外院久服中药无效，杨在纲教授以一剂天麻钩藤饮加减处之。患者头晕，下肢疲软，气短，眠差，兼舌苔微厚、脉弱，一派气血亏虚之象，因其久服中药无效，则大补无益，故处以枸杞、茯苓、怀山药等平补之剂，以黄芪配伍黄精，增加补气之效，更添三七粉冲服，以期活血化瘀，通络行气，药到症平。

13【脑梗】郭*，女，69岁。

初诊　脑梗后遗症，诉手足心热，但平素畏寒，乏力气短，腰膝酸软，纳差，舌淡，苔白，脉沉细。

【诊断】气虚痰阻。

【治法】补气化痰。

【处方】

黄芪 30g	川芎 10g	红花 6g	当归 12g
赤芍 15g	地龙 6g	桃仁 10g	丹参 18g
女贞子 15g	旱莲草 15g	石斛 15g	怀山药 20g
络石藤 20g			

1天1付，5付，水煎服。

复诊　诉药后症减，精神状况有所缓解，纳食好转，余症均减，舌淡，苔白，脉细。

【诊断】气虚痰阻。

【治法】补气化痰。

【处方】

黄芪 30g	川芎 10g	红花 6g	当归 12g
赤芍 15g	地龙 6g	桃仁 10g	丹参 18g
女贞子 15g	旱莲草 15g	石斛 15g	郁金 12g
川牛膝 20g			

1天1付，5付，水煎服。

三诊　诸症明显缓解，舌淡，苔白，脉细。

【诊断】气虚。

【治法】补气行血利湿。

【处方】

黄芪 30g	川芎 10g	红花 6g	当归 12g

赤芍 15g	地龙 6g	桃仁 10g	丹参 18g
知母 12g	柴胡 15g	桔梗 12g	升麻 6g
川牛膝 20g			

1天1付，5付，水煎服。

【按语】患者年近古稀，有脑梗史，畏寒、舌淡，苔白、脉沉细，诊断为气虚痰阻，故以补阳还五汤加减。女贞子、旱莲草、石斛均属养肝益肾之品。怀山药平补平泻。丹参活血调经、清心除烦。络石藤性微寒，味苦，祛风通络、凉血消肿。三药同用以期清里热断手足心之热，药后症减，继以补气化痰巩固疗效。

14【头晕】廖**，男，80岁。

初诊 诉头晕眼花，乏力气短，腰膝酸软，舌淡紫，苔白腻，脉弦。

【诊断】肝肾不足。

【治法】补肝益肾。

【处方】

天麻 15g	桑叶 20g	夜交藤 20g	茯苓 20g
怀山药 20g	山茱萸 20g	川芎 10g	党参 20g
菊花 9g	白术 15g	泽泻 12g	石菖蒲 15g

1天1付，7付，水煎服。

复诊 药后症减，舌淡紫苔白润，脉弦滑。

【诊断】肝肾不足。

【治法】补肝益肾。

【处方】

天麻 15g	桑叶 20g	夜交藤 20g	茯苓 20g
怀山药 20g	山茱萸 20g	川芎 10g	菟丝子 20g
菊花 9g	杜仲 20g	牛膝 20g	骨碎补 20g

1天1付，7付，水煎服。

三诊 药后症继减，舌淡紫苔白，脉弦细。

【诊断】肝肾两虚。

【治法】补益肝肾。

【处方】

天麻 15g	桑叶 20g	黄芪 20g	莲子 20g
怀山药 20g	山茱萸 20g	川芎 10g	菟丝子 20g
巴戟天 20g	杜仲 20g	牛膝 20g	骨碎补 20g

1 天 1 付，7 付，水煎服。

【按语】天麻为头部眩晕要药，该患者头晕眼花伴舌苔白腻，肝肾不足同时伴痰浊困扰，故应补肝肾同时加入化痰去湿之药。年老体衰，方入怀山药、党参，健脾运而扶正气，药到效起，继续补益肝肾以收全效。

十二、外感

1【外感】李 *，男，88 岁。

初诊 2014 年 4 月 6 日，感冒，汗出，畏寒，四肢关节疼痛，肩背酸痛，咳嗽咯痰，痰黏稠，舌淡，苔白厚，中根部微黄，脉弦滑。

【诊断】寒湿困表。

【治法】温阳、利湿、解表。

【处方】

葛根 20g	羌活 12g	芦根 20g	厚朴 12g
泡参 20g	苏子 10g	桂枝 12g	白芍 15g
大枣 10g	甘草 6g	茯苓 15g	

1 天 1 付，3 付，水煎服。

复诊 2014 年 4 月 13 日，诉诸症缓解，便难，舌淡，苔白厚，中根部微黄，脉弦滑。

【诊断】湿困。

【治法】解表利湿。

【处方】

杏仁 10g	紫苏 9g	法半夏 12g	茯苓 15g
甘草 6g	桔梗 12g	熟地黄 20g	前胡 12g
当归 20g	矮地茶 15g	陈皮 6g	枳壳 12g

1天1付，3付，水煎服。

【按语】该患者证属寒湿并存之外感，故有肢背疼痛、畏寒咳嗽之症，首方用散寒除湿之法佐以调和营卫，兼以益气化痰，可见杨在纲教授辨证之精当；复诊之时，诸症缓解，唯剩湿邪作祟，故主要用燥湿化痰行气之法，此方妙在使用当归，可使便通，进而使肺气得宣，故而诸症皆平。

2【外感身痛】李 *，男，29 岁。

初诊 2014 年 12 月 28 日，一身尽疼，畏寒，无汗，舌淡苔黄，脉浮数。

【诊断】湿邪困表，郁而发热。

【治法】清热、利湿、解表。

【处方】

麻黄 6g	桂枝 12g	杏仁 10g	甘草 6g
石膏 20g	白芍 15g	大枣 10g	葛根 30g
生姜 9g	羌活 12g		

1天1付，3付，水煎服。

复诊 2015 年 1 月 6 日，诸症缓解，舌淡，苔白厚，脉浮。

【诊断】寒湿困表。

【治法】温阳、利湿、解表。

【处方】

麻黄 6g	桂枝 12g	杏仁 10g	甘草 6g
苍术 12g	白芍 15g	大枣 10g	葛根 30g
生姜 9g	羌活 12g	柴胡 15g	薏苡仁 20g

1天1付，3付，水煎服。

【按语】从脉、症来看，此证属大青龙汤证，但患者苔黄、脉浮数，故杨在纲教授用大青龙汤加石膏治疗，此方重用葛根，其目的在于疏经，与羌活相配可使疼痛尽除，故药到症减，复诊去石膏，加苍术、薏苡仁利湿。

3【感冒】谭**，女，21岁。

初诊　2014年9月24日，鼻塞，咽喉疼痛3天，自觉难受前来就诊。刻诊：无汗，口微渴，舌淡，苔白，脉浮滑。

【诊断】寒湿困表。

【治法】温阳、利湿、解表。

【处方】

羌活 12g	防风 12g	白芷 10g	芦根 20g
黄芩 9g	川芎 10g	甘草 6g	生地黄 15g
苍术 12g	细辛 6g	桔梗 12g	

1天1付，5付，水冲服。

2014年9月29日，诉药后诸症大减，舌淡，苔白润，脉浮。

【诊断】寒湿困表。

【治法】温阳、利湿、解表。

【处方】

羌活 12g	防风 12g	白芷 10g	泡参 20g
黄芩 9g	川芎 10g	甘草 6g	生地黄 15g
苍术 12g	细辛 6g	桔梗 12g	葛根 20g
牛蒡子 12g			

1天1付，5付，水冲服。

【按语】寒湿上犯导致咽痛，寒湿困于中焦，水液不布则口渴，故用羌活胜湿汤化裁，以除湿利咽，药证相应，故效果良好。

4【感冒】邓**，女，28岁。

初诊　2014年11月16日，自诉感冒近1周，咽痛，畏寒，体倦乏力，便溏，舌淡，苔白，脉浮滑。

【诊断】风寒束表。

【治法】疏风、散寒、解表。

【处方】

白术 15g	桂枝 12g	麦门冬 20g	法半夏 20g
桔梗 12g	柴胡 15g	黄芩 9g	泡参 20g
大枣 10g	防风 12g	甘草 6g	

1 天 1 付，3 付，水煎服。

复诊　2014 年 11 月 23 日，诉药后畏寒、咽痛等症明显缓解，唯感乏力，舌淡，苔白，脉浮滑。

【诊断】风寒外束。

【治法】疏散风寒。

【处方】

白术 15g	桂枝 12g	麦门冬 20g	法半夏 20g
桔梗 12g	柴胡 15g	黄芩 9g	泡参 20g
大枣 10g	防风 12g	甘草 6g	前胡 12g
白芍 15g			

1 天 1 付，3 付，水煎服。

【按语】寒湿困表，郁久化热，故见咽痛，但表寒未解，故畏寒仍存；因此，方用疏风以祛寒，再佐以疏散风热之药而痊愈。此方妙在重用法半夏、麦门冬，以桂枝、白术相伍可起到化痰、利咽、止痛之功，故药到病除。

5【咳嗽】龙 **，男，6 岁。

初诊　2014 年 10 月 15 日，自诉受凉后感冒咳嗽 3 天，咳吐白痰，伴汗出，舌淡，苔白，脉浮。

【诊断】风寒袭表。

【治法】疏风、散寒、解表。

【处方】

泡参 9g	桂枝 6g	紫苏 6g	白芍 6g
大枣 6g	甘草 6g	厚朴 6g	杏仁 6g
前胡 6g	芦根 12g	生姜 6g	

1天1付，3付，水煎服。

复诊　2014年10月21日，诉药后症减，舌淡，苔白，脉浮。

【诊断】风寒袭表。

【治法】疏散风寒。

【处方】

泡参 9g	桂枝 6g	紫苏 6g	白芍 6g
大枣 6g	甘草 6g	厚朴 6g	杏仁 6g
前胡 6g	芦根 12g	生姜 6g	法半夏 3g

1天1付，3付，水煎服。

【按语】证属风寒袭表，营卫不和以致咳嗽汗出，治则当疏风散寒，调和营卫，故用桂枝加厚朴杏子汤化裁而治愈，由此可见杨在纲教授之善用经方。

6【咳嗽】陈**，女，4岁。

初诊　2015年3月29日，家属诉频繁感冒、咳嗽，因咳嗽1周在外院治疗，未见好转，夜间咳嗽尤甚。刻诊：咳嗽，伴汗出，气短，舌淡，苔白，脉细。

【诊断】气虚外感。

【治法】益气解表。

【处方】

黄芪 6g	五味子 6g	蝉蜕 6g	地龙 6g
防风 10g	牛蒡子 10g	甘草 6g	前胡 6g
射干 6g	白术 10g	芦根 15g	

1天1付，3付，冲服。

复诊　2015年4月1日，药后咳嗽、汗出症状大大缓解，用原方去蝉蜕、地龙、五味子，加薄荷 6g、杏仁 6g、百部 6g，再服三剂而痊愈。

【按语】患者平素易外感，现咳嗽又伴汗出，故用玉屏风散以益气固表，佐以疏风、宣散、利咽药，药证相符，故而效如桴鼓。杨在纲教授常谓治疗小儿药味宜轻，中病即止，因小儿稚阴稚阳之体，攻伐补益皆不可太过。

7【咳嗽】碧*，女，42岁。

初诊 2014年10月12日，咳嗽，胸闷半月，舌淡，苔润，脉滑。

【诊断】湿邪犯肺。

【治法】宣肺利湿。

【处方】

桃仁 10g	杏仁 10g	陈皮 6g	枇杷叶 9g
香附 10g	炙冬花 10g	桔梗 12g	甘草 6g
法半夏 20g	茯苓 20g	矮地茶 15g	

1天1付，3付，水煎服。

【按语】该患者之咳嗽是由痰湿之邪阻滞、肺络不通所致，故用宣肺化痰宽胸之法，以二陈汤加活血化痰之药治疗，甚是对症，故药后而愈。

8【咳嗽】李*，男，50岁。

初诊 2014年6月25日，咳嗽，咽喉疼痛，干咳，全身无力，纳食差，舌淡嫩，苔白，脉浮缓。

【诊断】卫表不固、痰湿困阻。

【治法】益气、化湿、固表。

【处方】

桂枝 12g	白芍 15g	大枣 10g	甘草 6g
泡参 20g	紫苏 9g	桔梗 12g	芦根 20g
牛蒡子 12g	防风 12g	前胡 12g	射干 10g
生姜 3片			

1天1付，3付，水煎服。

【按语】从脉症看，该患者为卫表不固、湿邪困阻致水津不化，故而患者咽痛干咳，湿困中焦，故不欲食，杨在纲教授治之以桂枝汤加味，三剂而平。

9【气虚外感】夏 **，女，57 岁。

初诊　2015 年 3 月 22 日，自诉平素易外感。刻诊：头痛伴呕吐，体倦乏力，汗出畏风，面色无泽，舌淡，苔白，脉沉。

【诊断】气虚。

【治法】益气解表。

【处方】

黄芪 20g	白术 15g	防风 12g	桂枝 12g
白芍 15g	大枣 10g	炙甘草 6g	泡参 20g
荆芥 12g	川芎 10g	白芷 10g	蔓荆子 10g
石菖蒲 15g			

1 天 1 付，5 付，水煎服。

复诊　2015 年 4 月 1 日，药后诸症皆平，唯体倦乏力感仍在，舌淡，苔白，脉沉。

【诊断】气虚。

【治法】益气解表。

【处方】

黄芪 20g	太子参 20g	山茱萸 20g	当归 12g
川芎 10g	白芍 15g	生地黄 20g	枳壳 12g
甘草 6g	柴胡 10g	牡丹皮 12g	

1 天 1 付，5 付，水煎服。

【按语】气虚则清窍失养，卫表不固，邪气犯逆，故见头痛、呕吐之症，卫阳不固则汗出、畏风不止；方用益气扶正、驱邪外出之法，使正气充盛，外来邪气无处所置。

10【气虚外感】戴 **，女，60 岁。

初诊　2015 年 4 月 15 日，感冒 1 周，经输液未见痊愈；刻诊：体倦乏力，鼻塞咽干，头疼，舌淡，苔白，脉弱。

【诊断】气虚外感。

【治法】益气解表。

【处方】

黄芪 20g	白术 15g	防风 12g	羌活 12g
泡参 20g	白芷 10g	薄荷 10g	桂枝 12g
白芍 15g	大枣 10g	炙甘草 6g	葛根 20g
川芎 10g			

1 天 1 付，3 付，水煎服。

复诊 药后症减，唯感乏力，舌淡，苔白，脉沉细。

【诊断】气虚。

【治法】益气解表。

【处方】

黄芪 20g	白术 15g	防风 12g	紫苏 9g
泡参 20g	白芷 10g	荆芥 12g	桂枝 12g
白芍 15g	大枣 10g	炙甘草 6g	蔓荆子 12g
川芎 10g			

1 天 1 付，3 付，水煎服。

【按语】久病多虚。正气亏虚，则见体倦乏力；病后经久不愈耗伤正气，气虚则津液运化无力，则见鼻咽症状，故方用益气祛风之法，尤为对症。

11 【咳嗽】杜**，女，43 岁。

初诊 外感 1 个月，咳嗽，痰黄，畏寒，背部发凉，乏力，舌淡，苔白，脉弦细。

【诊断】寒湿困表。

【治法】温阳、化湿、解表。

【处方】

厚朴 12g	杏仁 10g	葛根 20g	泡参 30g
紫苏 9g	薄荷 10g	牛蒡子 12g	桂枝 12g
白芍 15g	大枣 10g	甘草 6g	生姜 6g
芦根 20g			

1 天 1 付，5 付，冲服。

复诊　诉药后症减，唯感咳嗽，痰清白量多，舌淡，苔白润，脉沉细。

【诊断】痰阻。

【治法】理气化痰。

【处方】

厚朴 12g	杏仁 10g	葛根 20g	泡参 30g
紫苏 9g	陈皮 6g	法半夏 12g	桂枝 12g
白芍 15g	大枣 10g	甘草 6g	生姜 6g
茯苓 20g			

1 天 1 付，5 付，冲服。

【按语】寒湿困表，以葛根汤合杏苏散化裁取效，患者服药后症减，继以桂枝汤合二陈汤化裁温化痰湿。

12【外感】王**，男，34 岁。

初诊　外感，输液后感口渴，咽痒咳嗽，乏力气短，伴身痒，舌淡少苔，脉细数。

【诊断】气虚外感。

【治法】益气解表。

【处方】

泡参 20g	紫苏 9g	陈皮 6g	法半夏 20g
茯苓 20g	甘草 6g	肉桂 12g	白前 10g
桔梗 12g	荆芥 12g	紫菀 10g	杏仁 10g
炙冬花 10g			

1 天 1 付，5 付，水煎服。

复诊　药后症减，唯感咳嗽，痰白易咯，身痒已无，舌淡少苔，脉细。

【诊断】气虚。

【治法】益气解表。

【处方】

泡参 20g	紫苏 9g	陈皮 6g	法半夏 20g

茯苓 20g	甘草 6g	木香 6g	前胡 12g
桔梗 12g	葛根 20g	紫菀 10g	川芎 10g
炙冬花 10g			

1 天 1 付，5 付，水煎服。

【按语】 输液后身体一般是寒性体质，又伴有口干和身痒，说明患者阳虚伴有表证，故用参苏饮化裁治疗气虚表证，再配合肉桂补火助阳，药后症减，继以参苏饮化裁调理而愈。

13 **【外感】** 彭 **，女，58 岁。

初诊 头身困重，肩背酸楚疼痛，纳差，舌淡，苔白腻，脉浮滑。

【诊断】 寒湿困表。

【治法】 温阳、利湿、解表。

【处方】

葛根 20g	柴胡 15g	防风 12g	白芷 10g
黄芩 9g	川芎 10g	甘草 6g	生地黄 20g
苍术 12g	细辛 6g	羌活 12g	白芍 15g
桔梗 12g			

1 天 1 付，3 付，水煎服。

复诊 诸症缓解，外感，腹胀气，舌淡，苔白厚，脉浮滑。

【诊断】 寒湿困表。

【治法】 温阳、利湿、解表。

【处方】

黄芪 20g	白术 15g	防风 12g	白芷 10g
黄芩 9g	川芎 10g	甘草 6g	生地黄 20g
苍术 12g	细辛 6g	羌活 12g	薄荷 10g
桔梗 12g			

1 天 1 付，3 付，水煎服。

【按语】 患者寒湿外感兼体弱，遂用补中益气汤补中气，以防风、细辛、羌活、薄荷治疗外感，卫气得复，故邪去正安。

14【发热】罗 *，女，26 岁。

初诊 发热 1 周，周身酸楚疼痛，颈部淋巴结肿大，腹胀纳呆，舌淡，苔白厚，脉滑。

【诊断】湿困。

【治法】利湿解表。

【处方】

草果 6g	黄芩 9g	槟榔 12g	甘草 6g
知母 12g	厚朴 12g	赤芍 15g	柴胡 15g
重楼 10g	虎杖 12g	郁金 10g	葛根 20g

1 天 1 付，5 付，水煎服。

复诊 药后热退，颈部淋巴结减小，舌淡，苔白，脉滑。

【诊断】湿困。

【治法】利湿解表。

【处方】

草果 6g	黄芩 9g	槟榔 12g	甘草 6g
知母 12g	厚朴 12g	赤芍 15g	柴胡 15g
重楼 10g	虎杖 12g	郁金 10g	夏枯草 20g
川芎 20g			

1 天 1 付，5 付，水煎服。

【**按语**】患者发热遂用小柴胡加葛根，又有颈部淋巴结肿大，舌淡、苔白厚提示有湿遏热伏，遂用达原饮化裁，加重楼、虎杖清热解毒，郁金行气化瘀，用药得当，故药到证安。

15【感冒】王 *，女，36 岁。

初诊 诉畏寒，头身困重疼痛，咽干口渴，汗出，舌淡，苔白润，脉浮缓。

【诊断】风寒袭表。

【治法】疏风散寒。

【处方】

| 桂枝 12g | 白芍 15g | 玄参 20g | 羌活 12g |

前胡 15g	葛根 15g	荆芥 12g	法半夏 20g
泡参 20g	大枣 10g	甘草 6g	薏苡仁 20g
麦门冬 20g			

1 天 1 付，3 付，水煎服。

复诊 诉服药后 2 天外感又复发，反复发作，口干，口渴，全身酸痛，纳差，舌淡苔薄黄，脉弦滑。

【诊断】邪犯少阳。

【治法】和解少阳。

【处方】

桂枝 12g	白芍 15g	僵蚕 6g	射干 10g
前胡 15g	柴胡 15g	黄芩 9g	法半夏 20g
泡参 20g	大枣 10g	甘草 6g	牛蒡子 12g
麦门冬 20g			

1 天 1 付，3 付，水煎服。

【按语】风寒外感，用桂枝汤化裁治疗后诸症缓解，但患者疏于调养，故药后复发，因其症在少阳，用柴胡桂枝汤化裁解表，以牛蒡子、射干利咽，泡参、麦门冬补气滋阴，嘱患者注意休息，后三剂而平。

16【感冒】刘**，男，18 岁。

初诊 外感 1 周，咽喉痛，服西药未见明显好转，咳嗽，畏寒，舌淡，苔白厚，脉沉细。

【诊断】湿邪困表。

【治法】利湿解表。

【处方】

射干 10g	僵蚕 6g	前胡 12g	白术 15g
法半夏 20g	麦门冬 20g	桂枝 12g	葛根 20g
牛蒡子 20g	芦根 20g	金银花 10g	

1 天 1 付，3 付，水煎服。

复诊 诉药后症减，舌淡，苔白润，脉细。

【诊断】湿邪困表。

【治法】化湿解表。

【处方】

射干 10g	僵蚕 6g	前胡 12g	白术 15g
法半夏 20g	麦门冬 20g	桂枝 12g	薏苡仁 20g
贯仲 10g	泡参 20g	金银花 10g	藁本 12g

1天1付，3付，水煎服。

【按语】外感未解，遂用桂枝、葛根解表；咳嗽加前胡、射干；苔白厚提示湿气重，遂加法半夏、白术、芦根、金银花祛湿；以牛蒡子利咽；药后症减，继以化湿解表之剂善其后。

17【感冒】陈**，女，4岁。

初诊 外感，咳嗽，气喘，流清涕，舌淡，苔白，脉浮数。

【诊断】风寒外感。

【治法】疏风散寒。

【处方】

荆芥 6g	防风 6g	薄荷 6g	生姜 6g
杏仁 6g	麻黄 6g	薏苡仁 10g	甘草 6g
泡参 15g	羌活 6g	芦根 15g	

1天1付，5付，冲服。

复诊 诉药后症大减，证治同前，原方三剂继服以巩固疗效。

【按语】小孩用药宜轻，外感咳嗽遂用荆防败毒散合麻杏苡甘汤化裁治疗风寒外感，以芦根滋阴，用药精当，故药到病除。

18【感冒】陆**，女，66岁。

初诊 既往有高血压、脑梗死病史，外感咳嗽，口干咽痒，头晕畏寒，汗出，舌红苔白，脉浮数。

【诊断】风寒束表。

【治法】疏散风寒。

【处方】

杏仁 10g	厚朴 12g	枇杷叶 10g	炙冬花 10g
法半夏 20g	前胡 10g	泡参 20g	桂枝 12g
白芍 15g	大枣 10g	甘草 6g	生姜 3g^(后下)

1 天 1 付，3 付，水煎服。

复诊　诉药后症减，舌淡，苔白润，脉浮滑。

【诊断】风寒束肺。

【治法】宣肺、疏风、散寒。

【处方】

杏仁 10g	厚朴 12g	枇杷叶 10g	炙冬花 10g
法半夏 20g	前胡 10g	泡参 20g	桂枝 12g
白芍 15g	大枣 10g	甘草 6g	紫苏 9g
生姜 3g^(后下)			

1 天 1 付，3 付，水煎服。

【按语】患者外感明显，遂用参苏饮合桂枝汤化裁治疗风寒外感。

19【感冒】赵**，女，67 岁。

初诊　外感，咳嗽，咽喉疼痛，多汗，舌淡紫，苔黄，脉浮数。

【诊断】气虚外感。

【治法】益气解表。

【处方】

黄芪 20g	白术 15g	防风 12g	泡参 20g
柴胡 15g	黄芩 9g	杏仁 10g	厚朴 12g
桂枝 12g	白芍 15g	大枣 10g	甘草 6g
芦根 20g	生姜 3g^(后下)		

1 天 1 付，3 付，水煎服。

【按语】患者年事已高，身体欠佳，遂用玉屏风散合桂枝汤合小柴胡化裁，标本兼治，用药精当，故服药 3 付而安。

20【背寒】陈 **，女，29 岁。

初诊 背心发凉，肩背酸痛，畏寒汗出，舌淡紫，苔薄黄，脉沉弦。

【诊断】寒凝。

【治法】解肌散寒。

【处方】

葛根 20g	羌活 12g	防风 12g	黄芪 20g
白术 15g	泡参 20g	桂枝 12g	白芍 15g
大枣 10g	甘草 6g	生姜 6g	

1 天 1 付，7 付，冲服。

复诊 药后症减，唯感头身酸楚，舌淡紫苔薄白，脉沉细。

【诊断】寒凝。

【治法】解肌散寒。

【处方】

葛根 20g	羌活 12g	防风 12g	黄芪 20g
白术 15g	泡参 20g	桂枝 12g	白芍 15g
大枣 10g	甘草 6g	生姜 6g	蔓荆子 12g
藁本 12g			

1 天 1 付，7 付，冲服。

【按语】患者背部发凉，"项背强几几"，是葛根汤的指征，再加玉屏风散合羌活加强疗效，并嘱咐患者夜里洗热水澡，用生姜煎水洗脚促进发汗，多喝水。

21【感冒】易 **，女，26 岁。

初诊 外感，乏力气喘，咽痒口渴，舌淡嫩，苔白，边有齿痕，脉细弦。

【诊断】湿邪困表。

【治法】化湿解表。

【处方】

金银花 15g	连翘 10g	牛蒡子 12g	芦根 20g

泡参 20g	紫苏 9g	薄荷 10g	香薷 10g
厚朴 12g	扁豆 15g	藿香 10g	

1 天 1 付，7 付，冲服。

【按语】患者湿困外感，遂用银翘散合香薷饮化裁治疗，患者发病之时在夏季，故用芳香利湿解表之剂。

22【感冒咳嗽】赵**，女，67 岁。

初诊　头身疼痛，乏力困倦，咳嗽咯清痰，咽痒口渴，舌淡，苔白润，脉浮。

【诊断】气虚外感。

【治法】益气解表。

【处方】

泡参 20g	紫苏 9g	木香 6g	枳壳 12g
荆芥 12g	茯苓 20g	前胡 12g	薄荷 10g
桔梗 12g	陈皮 6g	法半夏 12g	葛根 20g
甘草 6g			

1 天 1 付，3 付，水煎服。

复诊　诸症缓解，咳嗽，咽痒，舌淡紫，苔厚，中根部微黄，脉弦滑。

【诊断】气虚外感。

【治法】益气解表。

【处方】

泡参 20g	紫苏 9g	杏仁 10g	厚朴 12g
荆芥 12g	防风 12g	前胡 12g	薄荷 10g^(后下)
桔梗 12g	桂枝 12g	白芍 15g	大枣 10g
甘草 6g			

1 天 1 付，3 付，水煎服。

【按语】患者复诊时诸症缓解，外感尚有，由于年高体衰，遂用荆防败毒散合桂枝汤化裁继续治疗。

23【感冒】韦 *，女，60 岁。

初诊 外感，乏力，多汗，周身酸楚，舌淡，苔白，脉弱。

【诊断】气虚外感。

【治法】益气解表。

【处方】

黄芪 20g	山茱萸 30g	知母 12g	柴胡 15g
桔梗 12g	升麻 6g	川芎 10g	桃仁 10g
当归 12g	石菖蒲 15g	郁金 10g	

1 天 1 付，5 付，水煎服。

复诊 药后症减，唯感咳嗽咯痰，汗出乏力有所缓解，舌淡，苔白润，脉沉细。

【诊断】气虚外感。

【治法】益气解表。

【处方】

黄芪 20g	山茱萸 30g	知母 12g	柴胡 15g
桔梗 12g	升麻 6g	川芎 10g	桃仁 10g
当归 12g	石菖蒲 15g	郁金 10g	茯苓 20g
瓜蒌壳 12g			

1 天 1 付，5 付，水煎服。

【按语】患者气虚外感，遂用柴胡、升麻、桔梗发表、升举阳气，黄芪补气，山茱萸滋阴，四物汤补血，石菖蒲化湿开胃，郁金行气化瘀，药后效起，微咳嗽咯痰，故复诊以原方加茯苓、瓜蒌壳去其痰。

24【咳嗽】余 **，女，39 岁。

初诊 咳嗽咯大量清稀白痰，乏力气短，周身酸楚，经行提前，眠差食少，舌淡边有齿痕，苔白厚，脉弱。

【诊断】痰阻。

【治法】理气化痰。

【处方】

黄芪 30g	仙鹤草 30g	法半夏 20g	茯苓 20g

瓜蒌壳 12g	红花 6g	佩兰 10g	厚朴 12g
生姜 6g	紫苏 9g	桔梗 12g	苍术 12g
槟榔 12g			

1 天 1 付，7 付，冲服。

复诊　诉药后症减，舌淡，苔白润，脉沉细。

【诊断】痰阻。

【治法】理气化痰。

【处方】

黄芪 30g	仙鹤草 30g	法半夏 20g	茯苓 20g
瓜蒌壳 12g	陈皮 6g	川芎 10g	厚朴 12g
石韦 10g	紫苏 9g	桔梗 12g	苍术 12g
槟榔 12g			

1 天 1 付，7 付，冲服。

【按语】患者苔白厚，脉弱又经期提前，疑因痰凝湿困导致胞宫气机紊乱，遂以二陈平胃散化裁祛湿，以瓜蒌壳开胸化痰，以黄芪、仙鹤草补虚，以桔梗、紫苏止咳，药后症减，继续服用补气化痰之剂以收全功。

25【感冒】徐＊，女，29 岁。

初诊　外感 1 周，输液后未见好转，咳嗽痰黄，鼻塞，脓鼻涕，汗出，口干，舌淡紫，苔白，脉弱。

【诊断】气虚外感。

【治法】益气解表。

【处方】

薄荷 10g	泡参 20g	紫苏 9g	木香 6g
前胡 12g	枳壳 12g	葛根 20g	桔梗 12g
陈皮 6g	法半夏 12g	茯苓 20g	甘草 6g
杏仁 10g			

1 天 1 付，7 付，冲服。

复诊　药后咳嗽明显缓解，已无鼻塞流涕，汗出依旧，舌淡，苔白，脉弱。

【诊断】气虚外感。

【治法】益气解表。

【处方】

薄荷 10g	泡参 20g	紫苏 9g	生姜 6g
前胡 12g	桂枝 12g	白芍 15g	大枣 10g
陈皮 6g	法半夏 12g	茯苓 20g	甘草 6g
杏仁 10g			

1天1付，7付，冲服。

【按语】一般输液后体内多有寒，且体质相对较弱，遂用参苏饮化裁治疗气虚外感，药后效起，但仍感汗出，故以参苏饮与桂枝汤化裁调理。

26【感冒】伍*，女，39岁。

初诊 畏寒乏力，气喘咳嗽，头身困重，双目干涩，腹胀纳呆，口苦咽干，舌淡，苔白润，脉弱。

【诊断】寒湿困表。

【治法】温阳、化湿、解表。

【处方】

黄连 6g	法半夏 20g	茯苓 20g	金银花 9g
连翘 9g	香薷 10g	厚朴 12g	薄荷 10g
芦根 20g	炒扁豆 15g	桔梗 12g	苍术 12g
贯众 10g			

1天1付，3付，水煎服。

复诊 诉药后腹胀缓解，但仍感眼睛干涩，周身酸痛，口苦，头晕，舌淡，苔白厚，脉弱。

【诊断】湿邪困表。

【治法】利湿解表。

【处方】

六月雪 20g	法半夏 20g	茯苓 20g	金银花 9g

连翘 9g	香薷 10g	厚朴 12g	薄荷 10g
芦根 20g	炒扁豆 15g	桔梗 12g	

1 天 1 付，3 付，水煎服。

【按语】患者症状较多，与血虚有关，舌淡，苔白厚提示湿气较重，血易补而湿应先除，遂用银翘散合新加香薷饮化裁祛风除湿，以六月雪疏风解表，疏通经络，故药到证安。

27**【感冒】**黄**，女，67 岁。

初诊 感冒，支气管炎，输液 1 周未见好转，感咽部不适，畏寒咳嗽，咯痰清稀，眠差，纳食可，舌淡，苔白，脉沉细。

【诊断】寒痰阻肺。

【治法】宣肺、散寒、化痰。

【处方】

荆芥 12g	防风 12g	前胡 10g	薄荷 10g
枳壳 12g	桔梗 12g	僵蚕 6g	射干 10g
陈皮 6g	法半夏 12g	茯苓 20g	甘草 6g
杏仁 10g			

1 天 1 付，3 付，水煎服。

复诊 药后诸症明显缓解，舌淡，苔白润，脉弦细。

【诊断】寒痰阻肺。

【治法】宣肺、散寒、化痰。

【处方】

荆芥 12g	防风 12g	前胡 10g	薄荷 10g
枳壳 12g	桔梗 12g	僵蚕 6g	射干 10g
川芎 10g	枳壳 12g	茯苓 20g	甘草 6g
泡参 20g			

1 天 1 付，3 付，水煎服。

【按语】患者年事已高，又有外感影响起居饮食，当前应先治好外感后调理身体，遂用止嗽散化裁祛风寒之咳喘，以二陈汤祛痰，以僵蚕化痰散结，以射干清热解毒、利咽，药后症状明显缓解，继以荆防败毒散加味益气化痰巩固疗效。

28【感冒】代**，女，15岁。

初诊 诉畏寒，咳嗽咯清白痰，头痛，头晕，鼻塞咽痒，舌淡，苔白，脉细。

【诊断】风寒外感。

【治法】疏风、散寒、解表。

【处方】

杏仁 10g	桃仁 10g	枇杷叶 9g	射干 10g
前胡 10g	百部 12g	甘草 6g	陈皮 6g
桔梗 12g	荆芥 12g	羌胡 12g	炙紫菀 10g

1天1付，3付，水煎服。

【按语】小孩用药不宜过重，风寒外感咳嗽明显，遂用止嗽散化裁止嗽化痰，宣肺解表，荆芥、羌活祛风解表，桃仁活血，枇杷叶、杏仁止咳，射干利咽，此案可见杨在纲教授用药之精当，故三剂而愈。

29【感冒】刘**，男，54岁。

初诊 鼻塞，多汗，畏寒，盗汗，乏力气短，舌淡紫少苔，脉弱。

【诊断】阳虚外感。

【治法】温阳益气解表。

【处方】

附子 12g	川芎 10g	桂枝 12g	大枣 10g
甘草 6g	生姜 6g	泡参 20g	黄芪 20g
细辛 6g	白芍 15g	羌活 12g	防风 12g
白术 15g			

1天1付，7付，冲服。

复诊 药后诸症明显减轻，唯感颈项僵硬疼痛，舌淡紫，苔白，脉弱。

【诊断】阳虚外感。

【治法】温阳益气解表。

【处方】

附子 12g	川芎 10g	桂枝 12g	大枣 10g
甘草 6g	生姜 6g	泡参 20g	黄芪 20g
细辛 6g	白芍 15g	羌活 12g	防风 12g
葛根 30g			

1 天 1 付，7 付，冲服。

【按语】患者鼻塞，多汗，脉弱，遂用桂枝加附子细辛汤调和营卫，再用玉屏风散加羌活以加强疗效，以泡参、黄芪补气。药后阳气来复，诸症缓解，唯感颈项僵硬疼痛，故原方去白术加葛根以舒筋解痉。

30【感冒】严 **，女，29 岁。

初诊　诉咳嗽痰白黏稠，畏寒乏力，头晕困重，大便黏滞不爽，舌淡，苔白腻，脉浮滑。

【诊断】湿邪困表。

【治法】解表化湿。

【处方】

藿香 10g	茯苓 20g	石菖蒲 15g	郁金 10g
金银花 9g	连翘 9g	前胡 12g	泡参 20g
香薷 10g	厚朴 12g	炒扁豆 15g	黄连 3g
苍术 12g			

1 天 1 付，3 付，水煎服。

复诊　诉药后咳嗽症缓，舌淡，苔白厚，脉浮数。

【诊断】湿邪困表。

【治法】解表利湿。

【处方】

| 藿香 10g | 茯苓 20g | 石菖蒲 15g | 郁金 10g |
| 金银花 9g | 连翘 9g | 前胡 12g | 泡参 20g |

香薷 10g　　　厚朴 12g　　　炒扁豆 15g

1 天 1 付，3 付，水煎服。

【按语】患者有咳嗽，又舌淡，苔白厚，脉浮数，提示有湿热，随用香薷饮加藿香、茯苓、石菖蒲、郁金以祛痰利水，以金银花、连翘清热解毒，以前胡止咳，以泡参补气。

31【感冒】陈*，女，44 岁。

初诊　诉畏寒乏力汗出，头疼鼻塞，腰酸胀，小便清白，舌淡，苔白，脉浮滑。

【诊断】风寒袭表。

【治法】疏散风寒。

【处方】

黄芪 20g　　　白术 15g　　　防风 12g　　　泡参 30g

羌活 12g　　　芦根 20g　　　麦门冬 30g　　桂枝 12g

白芍 15g　　　大枣 10g　　　炙甘草 6g　　　贯众 10g

葛根 20g

1 天 1 付，3 付，水煎服。

复诊　尚有外感，腰胀，咽部不适，舌淡，舌尖有点刺，苔白，脉弦滑。

【诊断】气虚外感。

【治法】益气解表。

【处方】

黄芪 20g　　　白术 15g　　　防风 12g　　　泡参 30g

紫苏 9g　　　法半夏 20g　　　麦门冬 30g　　桂枝 12g

白芍 15g　　　大枣 10g　　　炙甘草 6g

1 天 1 付，3 付，水煎服。

【按语】病情缓和后复诊，尚有外感，腰胀，应先解表，遂用玉屏风散合桂枝汤加紫苏、泡参益气固表，等表证好后再做其他治疗。

32【感冒】何**，女，21 岁。

初诊 诉头身困重，咽部疼痛，咳嗽咯白稠痰，微恶寒，舌淡，苔白润，脉沉细。

【诊断】湿邪困表。

【治法】化湿解表。

【处方】

芦根 20g	桔梗 12g	麦门冬 20g	白术 15g
柴胡 15g	黄芩 9g	法半夏 12g	泡参 20g
大枣 10g	甘草 6g	桂枝 12g	前胡 12g
射干 10g			

1 天 1 付，3 付，水煎服。

复诊 感冒尚未痊愈，咽中痰阻，经量少，舌淡，苔白，脉细。

【诊断】湿邪困表。

治法；化湿解表。

【处方】

芦根 20g	桔梗 12g	麦门冬 20g	白术 15g
柴胡 15g	黄芩 9g	法半夏 12g	泡参 20g
大枣 10g	甘草 6g	桂枝 12g	

1 天 1 付，3 付，水煎服。

【按语】患者感冒尚未痊愈，内有痰湿，遂用柴胡桂枝汤以和解少阳、调和营卫，以芦根清热生津、除烦利尿，以麦门冬、泡参补气滋阴，以桔梗利咽。

33【感冒】荣**，女，74 岁。

初诊 外感后，咽痛 3 天，咽干不欲饮，畏寒，舌红苔白微厚，脉沉弦。

【诊断】暑湿困表。

【治法】清暑、利湿、解表。

【处方】

| 金银花 9g | 连翘 9g | 香薷 10g | 厚朴 12g |

炒扁豆 15g	牡丹皮 12g	赤芍 15g	薄荷 10g
浙贝母 10g	甘草 6g	玄参 20g	麦门冬 20g
生地黄 20g			

1 天 1 付，3 付，水煎服。

复诊　药后诸症大减，效不更方，原方 3 剂继服以资巩固。

【按语】此方为合方的经典案例，该患者年事已高，其外感后咽痛，故投以银翘散解表、香薷饮去湿、玉女煎滋阴。三方合用，一气呵成。杨在纲教授经常教育我们，裁方用药，不可拘泥。是方为证。

34【感冒】吴 **，女，33 岁。

初诊　外感头疼，周身酸楚微热，经期提前 5 天，舌淡红苔白，脉弦细。

【诊断】湿困。

【治法】化湿止痛。

【处方】

金银花 10g	连翘 9g	防风 12g	白芷 10g
黄芩 9g	川芎 10g	甘草 6g	生地黄 20g
苍术 12g	细辛 6g	羌活 12g	

1 天 1 付，3 付，水煎服。

复诊　药后症减，舌淡，苔白，脉沉细。

【诊断】湿困。

【治法】解表利湿。

【处方】

金银花 10g	连翘 9g	防风 12g	白芷 10g
黄芩 9g	川芎 10g	甘草 6g	生地黄 20g
苍术 12g	细辛 6g	羌活 12g	荷叶 10g
升麻 6g			

1 天 1 付，3 付，水煎服。

【按语】该患者外感湿困，故以银翘散为主。经行提前，舌

淡红，苔白，脉弦细，提示湿困有热，故佐以九味羌活汤。方证
相宜，故得良效。

35【感冒】易**，女，24岁。

初诊　诉畏寒头疼，咽部不适，乏力气短，舌淡嫩，苔白，
边有齿痕，脉沉细。

【诊断】气虚外感。

【治法】益气解表。

【处方】

石膏 20g	竹叶 6g	甘草 6g	法半夏 20g
泡参 30g	麦门冬 20g	怀山药 20g	紫苏 9g
苍术 12g	羌活 12g	薏苡仁 20g	

1天1付，7付，冲服。

复诊　药后症减，舌淡嫩苔白润，脉细。

【诊断】气虚。

【治法】益气解表。

【处方】

石膏 20g	竹叶 6g	甘草 6g	法半夏 20g
泡参 30g	麦门冬 20g	怀山药 20g	紫苏 9g
苍术 12g	羌活 12g	薏苡仁 20g	桂枝 12g
藿香 10g			

1天1付，7付，冲服。

【按语】气虚外感，方用竹叶石膏汤。人参宜为贵州本土之
泡参。以怀山药健脾土充实气血，扶助正气。更添紫苏、苍术、
羌活、薏苡仁，上发汗下利尿，防湿邪困阻。本方凸显了地方性
用药的特点，药后症减，继以原方加桂枝、藿香巩固疗效。

36【感冒】吴**，女，33岁。

初诊　外感1周，输液未见好转，仍诉咳嗽咯黄痰，口干
苦，两胁胀满不舒，咽痛，大便干结，舌红苔白，脉浮。

【诊断】湿热困阻。

【治法】清热利湿解表。

【处方】

牛蒡子 12g	芦根 20g	金银花 9g	竹叶 6g
柴胡 15g	酒制大黄 10g	干姜 9g	枳实 12g
大枣 10g	黄芩 9g	法半夏 20g	白芍 15g
麦门冬 20g			

1 天 1 付，3 付，水煎服。

复诊 药后症减，舌红苔白，脉浮滑。

【诊断】湿热困阻。

【治法】清热利湿解表。

【处方】

牛蒡子 12g	川芎 20g	虎杖 12g	薄荷 6g
柴胡 15g	酒制大黄 10g	干姜 9g	枳实 12g
大枣 10g	黄芩 9g	法半夏 20g	白芍 15g
麦门冬 20g			

1 天 1 付，3 付，水煎服。

【按语】一个地区的气候、环境条件，往往导致疾病的发生、发展具有地方性特色。本案外感输液未见好转，同时口干苦，提示邪入少阳，故以柴胡剂处之，同时加入利湿之品，咳嗽咽痛，合入枳实芍药散，麦门冬治疗咳嗽、咽痛有特效，药后症减，继以大柴胡汤化裁治疗。

37【感冒】杨**，男，25 岁。

初诊 周身酸痛伴发热反复发作 1 周，多为夜间低热，咽痛咳嗽，乏力气短，舌尖红，苔白，脉细。

【诊断】气虚外感。

【治法】益气解表。

【处方】

金银花 15g	连翘 10g	泡参 20g	紫苏 9g

羌活 12g	黄芩 9g	香薷 10g	厚朴 12g
扁豆 15g	藿香 10g	薄荷 10g	芦根 30g

1 天 1 付，5 付，冲服。

复诊 药后症减，舌尖红苔白润，脉细。

【诊断】湿困。

【治法】解表利湿。

【处方】

金银花 15g	连翘 10g	泡参 20g	桔梗 12g
羌活 12g	黄连 3g	香薷 10g	厚朴 12g
扁豆 15g	藿香 10g	薄荷 10g	芦根 30g

1 天 1 付，5 付，冲服。

【按语】气虚发热反复，此人多为夜间低热。邪入温病"气分"，故投以银翘散加减，佐以化湿调中之品，以黄芩清里热，以芦根退低烧，药后症减，继以黄连香薷饮化湿清余邪。

十三、五官病证

1【口腔溃疡】金 **，女，52 岁。

初诊 2014 年 8 月 31 日，口腔溃疡，伴偶尔干咳，入夜尤甚，舌红少苔，脉弦滑。

【诊断】阴虚。

【治法】养阴止痛。

【处方】

二地 (各)20g	二冬 ①(各)20g	茵陈 10g	柴胡 10g
黄芩 9g	黄连 6g	法半夏 12g	干姜 9g
大枣 10g	炙甘草 6g	益智仁 10g	

---

① 天门冬、麦门冬。

1 天 1 付，14 付，冲服。

复诊　2014 年 9 月 15 日，诉诸症缓解，舌红少苔，脉弦数。

【诊断】气阴两虚。

【治法】益气养阴。

【处方】

黄柏 12g	天门冬 20g	茵陈 10g	生地黄 20g
砂仁 6g	黄连 6g	法半夏 12g	干姜 9g
大枣 10g	炙甘草 6g	益智仁 10g	太子参 20g
薄荷 6g			

1 天 1 付，14 付，冲服。

【按语】从患者的症状来看，阴虚之证最为明显，结合舌脉可知实为阴虚，故以滋阴清热为主，药后效起，继以养阴化湿之方调理痊愈。

2【口腔溃疡】叶 *，男，47 岁。

初诊　2015 年 3 月 15 日，口腔溃疡，舌胖大，苔白厚，舌尖微红，脉沉细。

【诊断】阴虚夹湿。

【治法】滋阴利湿。

【处方】

二冬 (各) 20g	二地 (各) 20g	茵陈 9g	黄柏 12g
砂仁 6g	甘草 6g	党参 20g	干姜 9g
大枣 10g	黄芩 9g	益智仁 10g	黄连 6g

1 天 1 付，5 付，水煎服。

复诊　2015 年 3 月 29 日，诸症缓解，舌胖大，苔白厚，舌尖微红，脉沉细。

【诊断】阴虚夹湿。

【治法】滋阴利湿。

【处方】

甘草 6g	法半夏 20g	干姜 9g	益智仁 10g

| 党参 20g | 大枣 10g | 黄连 6g | 黄芩 9g |
| 黄柏 12g | 砂仁 6g | 天门冬 20g | 生地黄 20g |

1 天 1 付，5 付，水煎服。

【按语】 该患者之口疮，属于阴虚与湿邪共存，故治法采用了滋阴燥湿之法。此类患者，养阴容易导致湿邪加剧，而燥湿又易伤阴，因而临床治疗很是头疼，杨在纲教授认为此类患者治疗，多以封髓丹合甘草泻心汤化裁，既可养阴又能化湿，临床治疗口腔溃疡与口疮效果显著，故而此例患者服药 20 余天即愈。

3【口腔溃疡】赵 *，女，79 岁。

初诊　2014 年 9 月 21 日，口腔溃疡，白天欲睡，头晕，欲食无味，镜面舌，脉弱。

【诊断】 气阴两虚。

【治法】 益气养阴。

【处方】

二冬 (各)20g	二地 (各)20g	石斛 15g	茵陈 9g
干姜 9g	黄连 6g	黄芩 9g	法半夏 20g
甘草 6g	北沙参 20g	川芎 10g	

1 天 1 付，5 付，水煎服。

【复诊】 诸症缓解，舌干，咽喉有物阻，畏寒，镜面舌，脉沉。

【诊断】 气阴两虚。

【治法】 益气养阴。

【处方】

黄芪 20g	肉桂 6g	干姜 9g	党参 20g
白术 15g	炙甘草 6g	石斛 15g	玉竹 20g
川芎 10g	陈皮 6g	麦门冬 20g	法半夏 20g
生地黄 20g			

1 天 1 付，5 付，水煎服。

【按语】该患者之口疮属气阴两虚之证。首方重用滋阴药缓和症状后，益气滋阴并用，复诊养阴兼以温阳，阴得阳助则生化无穷，故而诸症痊愈。

4【舌强】韩*，男，77岁。

初诊 2014年10月19日，舌头僵硬（睡着时较严重）数月，心动过速，身体起红斑，纳食可，舌淡，苔白厚，脉弦紧有力。

【诊断】气阴不足。

【治法】益气养阴。

【处方】

葛根 20g	花粉 15g	怀山药 20g	知母 12g
当归 12g	生地黄 20g	麦门冬 20g	枸杞 15g
赤小豆 15g	连翘 9g	北沙参 20g	川楝子 12g

1天1付，3付，水煎服。

复诊 2014年10月26日，诉舌体僵硬已缓解，全身皮肤瘙痒。

【诊断】湿困。

【治法】宣肺利湿。

【处方】

麻黄 6g	连翘 9g	当归 12g	赤芍 15g
苦参 10g	土茯苓 20g	紫草 10g	杏仁 10g
万年荞 20g	甘草 6g	赤小豆 15g	桑白皮 12g

1天1付，5付，水煎服。

【按语】气阴不足，经脉失养，故见舌硬、心悸；气虚则津液不行，湿毒不化渗出皮肤则见红斑隐隐；故首方重用滋阴益气之法，待诸症得缓，则用清热通络化湿之方透邪外出。

5【眼疾】赵*，女，61岁。

初诊 2014年9月21日，左下眼睑部跳痛，心慌，视物模糊，口苦，舌淡紫，脉弦数。

【诊断】气虚痰阻。

【治法】补气化痰。

【处方】

黄芪 20g	肉桂 6g	知母 12g	防风 12g
陈皮 6g	党参 20g	白术 15g	茯苓 15g
炙甘草 6g	当归 12g	白芍 15g	熟地黄 20g

1天1付，7付，水煎服。

复诊　2014年11月30日，左下眼睑部跳痛好转，心慌，视物模糊，口苦，舌淡紫，脉弦数。

【诊断】气虚。

【治法】益气养心。

【处方】

黄芪 20g	党参 20g	麦门冬 15g	五味子 15g
川芎 10g	葛根 20g	淫羊藿 10g	丹参 18g
苦参 10g	刺蒺藜 15g	柏子仁 15g	

1天1付，5付，水煎服。

复诊　2014年12月7日，诸症缓解，舌淡嫩，脉沉弦数。

【诊断】气虚。

【治法】益气养心。

【处方】

黄芪 20g	党参 20g	麦门冬 15g	五味子 15g
淫羊藿 10g	杜仲 10g	木香 6g	当归 12g
白术 15g	茯苓 15g	川芎 10g	刺蒺藜 15g
丹参 18g			

1天1付，7付，水煎服。

【**按语**】气虚则经脉不荣，肝经失养则见眼部不适，口苦；心经失养则心慌、心悸；气虚无力则见瘀滞。故首方用益气养血药，复诊后则加活血通络之药，服药两个月，诸症皆平。

6【鼻渊】庞＊＊，女，58岁。

初诊 2015年4月15日，外院诊断为鼻窦炎。刻诊：太阳穴处头痛，眠差，鼻塞，时流黄色鼻涕，舌淡苔薄黄，脉弦滑。

【诊断】痰阻。

【治法】宣肺化痰。

【处方】

石膏 20g	麻黄 6g	细辛 6g	甘草 6g
白芍 15g	干姜 9g	桂枝 12g	五味子 15g
法半夏 20g	茯苓 20g	桃仁 10g	远志 10g
石菖蒲 15g			

1天1付，5付，水煎服。

复诊 2015年5月3日，药后头已不痛，但仍偶会鼻塞流浊涕，舌淡，苔白厚，脉弦细。

【诊断】痰瘀互结。

【治法】活血、化瘀、行痰。

【处方】

石膏 20g	桃仁 10g	薏苡仁 20g	瓜蒌仁 15g
芦根 20g	黄连 6g	干姜 9g	红花 6g
甘草 6g	五味子 15g	麻黄 6g	桂枝 12g
法半夏 20g			

1天1付，7付，水煎服。

【按语】鼻渊之病多由肺经痰湿阻滞，上壅于鼻，故见鼻面部症状。方用清热化痰之法，使肺经痰湿消散，久病多瘀，故复诊加活血之剂以收全功。

7【口腔溃疡】张＊＊，男，30岁。

初诊 2015年4月8日，口腔溃疡反复发作半年，眠差，余无特殊，舌淡，苔白厚，脉弦滑。

【诊断】湿困。

【治法】清利湿热。

【处方】

黄柏 12g	砂仁 6g	甘草 6g	天门冬 20g
生地黄 20g	党参 20g	黄连 6g	黄芩 9g
法半夏 12g	干姜 9g	大枣 10g	当归 12g
益智仁 10g			

1 天 1 付，10 付，水冲服。

复诊 2015 年 4 月 22 日，口腔溃疡大大好转，舌淡，苔白微厚，脉弦滑。

【诊断】阴阳两虚。

【治法】滋阴补阳。

【处方】

黄芪 20g	肉桂 6g	天门冬 20g	生地黄 20g
柴胡 15g	茵陈 10g	砂仁 6g	干姜 9g
党参 20g	白术 15g	炙甘草 6g	

1 天 1 付，7 付，水冲服。

【按语】湿邪为患，病症多易反复；痰湿阻滞心脉故眠差，所以治疗之本在于祛湿，而单纯祛湿易伤正气，故用益气祛湿之法，祛邪而不伤正，复诊以阴阳双补之方固其正。

8【溢泪】赖 **，女，55 岁。

初诊 2015 年 5 月 20 日，迎风则流泪，晨起尤甚，纳差，偶有多梦，舌淡，苔白滑，脉弱。

【诊断】脾虚。

【治法】健脾利湿。

【处方】

黄芪 20g	木香 6g	枣仁 20g	茺蔚子 12g
当归 12g	远志 10g	白术 15g	谷精草 10g
茯苓 20g	杜仲 20g	骨碎补 20g	

1 天 1 付，5 付，水煎服。

复诊 2015 年 5 月 31 日，诉药后症减，舌淡，苔白润，脉细。

【诊断】脾虚。

【治法】健脾利湿。

【处方】

黄芪 20g	莲子 20g	刺蒺藜 15g	茺蔚子 12g
当归 12g	远志 10g	白术 15g	谷精草 10g
茯苓 20g	杜仲 20g	骨碎补 20g	白芍 15g
沙苑子 20g			

1 天 1 付，5 付，水煎服。

【按语】气虚则津液外泄，风邪侵犯则泪流尤甚，故治之本在于益气健脾，使气能固摄而能抵御外邪，药后效起，继以补气健脾、养肝益肾之剂治疗而收全功。

9【口疮】王**，男，77 岁。

初诊 诉口渴，口腔溃疡，记忆力减退，乏力眠差，大便干结，舌红，苔黄，脉弦滑。

【诊断】气阴两虚。

【治法】气阴双补或"益气养阴"。

【处方】

二冬^(各)20g	二地^(各)20g	石斛 15g	芦根 20g
青蒿 10g	女贞子 15g	旱莲草 10g	赤芍 15g
益智仁 10g	防风 12g	重楼 10g	

1 天 1 付，3 付，水煎服。

复诊 诉药后症减，舌红苔薄黄，脉弦。

【诊断】阴阳两虚。

【治法】滋阴补阳。

【处方】

麦门冬 20g	熟地黄 20g	黄连 6g	薄荷 6g
黄芩 9g	女贞子 15g	旱莲草 10g	赤芍 15g
益智仁 10g	干姜 9g	重楼 10g	甘草 6g
法半夏 12g			

1天1付，5付，水煎服。

【按语】 患者阴虚火旺之象导致口渴和口腔溃疡，另外阴虚同时也致血虚，记忆力减退；杨在纲教授在大补阴液的同时使用少量活血的药物，如赤芍、重楼，促进阴液的再生，再加少许清热药，如青蒿等，标本兼治，寒药、热药并用以资巩固。

10 **【口疮】** 冉 *，男，49岁。

初诊　口腔溃疡反复发作，脱发，下半身潮湿，疲倦，眠可，脉细浮，沉取无力。

【诊断】 阴虚夹湿。

【治法】 滋阴利湿。

【处方】

黄柏 2g	砂仁 6g	天门冬 20g	生地黄 20g
泽兰 12g	黄连 6g	干姜 9g	甘草 6g
黄芩 9g	法半夏 12g	百合 15g	太子参 30g
益智仁 10g			

1天1付，5付，水煎服。

复诊 诉药后诸症明显缓解，效不更方，原方5剂继服。

【按语】 因溃疡反复发作，脉细浮，沉取无力，阳气虚浮在外，故用潜阳丹滋阴潜阳，另外再用半夏泻心汤化裁治疗口腔溃疡，又因下半身潮湿，用益智仁利尿，以百合促进睡眠，以太子参改善体质，用药精当，故药到效起。

11 **【目痛】** 吴 *，女，39岁。

初诊　诉眼睛疼痛，形寒肢冷，腹胀纳差，舌淡嫩，苔白，脉细。

【诊断】 气阴两虚。

【治法】 益气养阴。

【处方】

黄芪 20g	肉桂 6g	干姜 9g	党参 20g

| 炙甘草 6g | 败酱草 20g | 玉竹 20g | 麦门冬 20g |
| 生地黄 20g | 绿萼梅 9g | 法半夏 20g | |

1 天 1 付，5 付，水煎服。

复诊 诉药后症减，舌淡，苔白，脉沉细。

【诊断】气阴两虚。

【治法】益气养阴。

【处方】

黄芪 20g	肉桂 6g	干姜 9g	党参 20g
炙甘草 6g	女贞子 20g	玉竹 20g	麦门冬 20g
生地黄 20g	绿萼梅 9g	法半夏 20g	莲子 20g
川芎 20g			

1 天 1 付，5 付，水煎服。

【按语】 肝出窍于目，目得血乃视，从舌脉可以看出患者气阴两虚，故用黄芪、党参、炙甘草、玉竹、麦门冬、生地黄等大补气阴，败酱草清热解毒，法半夏祛痰，绿萼梅疏肝解郁，药到症减，继续益气养阴巩固疗效。

12【牙疼】梁＊＊，女，60 岁。

初诊 诉牙疼（服西药，吃时缓解，不服时疼痛），眼干，口苦，眠差，大便黏滞不爽，舌边尖红，苔白厚，脉滑。

【诊断】气虚湿困。

【治法】补气化湿。

【处方】

黄芪 20g	藿香 10g	金银花 9g	厚朴 12g
黄连 6g	黄柏 12g	川芎 10g	葛根 20g
苦参 10g	丹参 18g	玄参 20g	百合 15g
生地黄 20g			

1 天 1 付，5 付，水煎服。

复诊 药后症减，但仍感口苦，周身酸楚，舌边尖红苔白润，脉弦滑。

【诊断】湿困。

【治法】清热利湿。

【处方】

黄芪 20g	藿香 10g	金银花 9g	升麻 6g
黄连 6g	薄荷 6g	川芎 10g	细辛 6g
苍术 12g	丹参 18g	玄参 20g	百合 15g
荷叶 10g			

1 天 1 付，5 付，水煎服。

【按语】患者虽然牙疼，但全身症状显示气阴两虚加痰阻，故用黄芪补气，增液汤化裁加百合滋阴，配合藿香、黄连、黄柏、厚朴顺气祛痰，药后症减，继续补气化湿。

13【龈肿】罗*，男，26 岁。

初诊　高热不退，牙龈肿胀几天，颈部淋巴结肿大，大便干结，舌红苔黄厚，脉弦滑数。

【诊断】胃火盛。

【治法】清胃散火。

【处方】

石膏 20g	麦门冬 20g	生地黄 20g	知母 12g
桂枝 12g	麻黄 6g	杏仁 10g	大枣 10g
甘草 6g	生姜 6g	牛膝 20g	重楼 10g

1 天 1 付，5 付，水煎服。

复诊　药后症减，舌红苔黄，脉弦数。

【诊断】胃火盛。

【治法】清胃散火。

【处方】

石膏 20g	麦门冬 20g	生地黄 20g	知母 12g
当归 12g	麻黄 6g	杏仁 10g	升麻 6g
牡丹皮 12g	黄连 3g	牛膝 20g	重楼 10g

1 天 1 付，5 付，水煎服。

【按语】患者高热，牙龈肿胀几天，颈部淋巴结肿大，遂用麻杏石甘汤解热，麦门冬、生地黄、知母滋阴以防高热伤阴，再用牛膝活血化瘀，用重楼清热解毒治疗颈部淋巴结肿大，药后症减，继以黄连升麻汤合玉女煎化裁收全功。

14【咽喉疼】伍 *，女，39岁。

初诊　诉咽喉疼，有烧心感，经前难眠（4～5天），眼睛干涩，舌淡，苔白微黄，脉弱。

【诊断】脾虚。

【治法】健脾益气。

【处方】

黄芪 20g	干姜 9g	党参 20g	白术 15g
炙甘草 6g	黄芩 9g	黄柏 12g	藿香 10g
厚朴 12g	金银花 9g	法半夏 20g	败酱草 20g

1天1付，3付，水煎服。

复诊　诉药后症大减，证治同前，原方5剂继服。

【按语】患者症状较多，总体来说是阴虚湿热，与脾虚有关，遂用藿香正气散加减祛除湿热，再加黄芪、党参、白术补气，改善体质，金银花、败酱草清热、解毒、利咽喉，故药到病除。

15【乳蛾】张 *，男，39岁。

初诊　扁桃体炎，痰多色白，头目眩晕，眠差，舌淡白，苔白厚，脉细。

【诊断】痰阻。

【治法】清热化痰。

【处方】

黄连 6g	桂枝 12g	法半夏 20g	麦门冬 30g
射干 12g	前胡 12g	僵蚕 6g	芦根 30g
陈皮 6g	竹茹 6g	茯苓 20g	甘草 6g

1天1付，7付，冲服。

复诊 诉药后咽喉疼痛缓解，仍感痰多，舌淡，苔白润，脉沉细。

【诊断】气虚痰阻。

【治法】补气化痰。

【处方】

黄芪 20g	瓜蒌壳 12g	法半夏 20g	麦门冬 30g
红花 6g	前胡 12g	僵蚕 6g	矮地茶 20g
陈皮 6g	竹茹 6g	茯苓 20g	甘草 6g

1 天 1 付，7 付，冲服。

【按语】患者扁桃体发炎，痰多，舌淡白，苔白厚可见湿气较重，遂用黄连温胆汤化裁，芦根滋阴利水，僵蚕祛风化痰，前胡止咳，射干促进咯痰，麦门冬滋阴，药后症减，继以益气化痰之方巩固疗效。

16【口唇红疹】郭 **，女，59 岁。

初诊 唇起红疹（不是溃疡），食热性食物后诱发，疲惫，纳食可，大便正常，舌淡嫩，边有齿痕，苔白厚，脉沉细。

【诊断】脾阳虚。

【治法】温补脾阳。

【处方】

桂枝 12g	干姜 9g	党参 20g	白术 15g
天门冬 15g	生地黄 20g	黄连 6g	法半夏 20g
炙甘草 6g	川芎 10g	六月雪 20g	

1 天 1 付，3 付，水煎服。

复诊 药后症减，舌淡嫩苔白润，脉沉细。

【诊断】脾阳虚。

【治法】温补脾阳。

【处方】

肉桂 6g	干姜 9g	党参 20g	白术 15g
天门冬 15g	生地黄 20g	黄连 6g	法半夏 20g

炙甘草 6g　　　川芎 10g　　　六月雪 20g　　　陈皮 6g
竹茹 6g

1 天 1 付，3 付，水煎服。

【按语】患者食热性食物后诱发唇起红疹，苔白厚，遂用黄连温胆汤化裁清热祛痰；六月雪清热利湿，桂枝、干姜、党参、白术补虚，生地黄滋阴。

17【口干、口苦】陆 **，女，62 岁。

初诊　口干、口苦（夜间睡眠时），咽喉疼，乏力气短，舌淡紫，少苔，脉沉细。

【诊断】气阴两虚。

【治法】益气养阴。

【处方】

玄参 20g　　　麦门冬 20g　　　生地黄 20g　　　石斛 15g
法半夏 20g　　太子参 20g　　　五味子 15g　　　柴胡 15g
黄芩 9g　　　　泡参 30g　　　　紫苏 9g

1 天 1 付，3 付，水煎服。

复诊　诉口苦缓解，但仍诉口渴，乏力减轻，舌淡少苔，脉细。

【诊断】气阴两虚。

【治法】益气养阴。

【处方】

玄参 20g　　　麦门冬 20g　　　生地黄 20g　　　石斛 15g
法半夏 20g　　太子参 20g　　　五味子 15g　　　柴胡 15g
黄芩 9g　　　　泡参 30g　　　　紫苏 9g　　　　甘草 6g
葛根 20g

1 天 1 付，3 付，水煎服。

【按语】口干、口苦、咽喉疼是小柴胡汤的指征，舌淡紫、少苔、脉沉细提示阴虚，遂用增液汤加味，起效后继续益气养阴。

18【口渴】罗 **，女，49 岁。

初诊　口渴欲饮，血糖正常，眠差，心烦，多梦，疲惫，舌边尖红，苔白，脉弦滑。

【诊断】气郁湿困。

【治法】补气利湿。

【处方】

法半夏 20g	茯苓 30g	苍术 12g	香附 12g
栀子 9g	神曲 15g	川芎 10g	厚朴 12g
黄芪 30g	党参 15g	白术 20g	甘草 6g
合欢花 10g			

1 天 1 付，7 付，冲服。

复诊　药后症减，舌淡，苔白，脉弦。

【诊断】气郁湿困。

【治法】补气利湿。

【处方】

法半夏 20g	茯苓 30g	苍术 12g	香附 12g
栀子 9g	神曲 15g	川芎 10g	厚朴 12g
黄芪 30g	淫羊藿 10g	仙茅 10g	月季花 6g
合欢花 10g			

1 天 1 付，7 付，冲服。

【按语】患者气郁湿困，遂用越鞠丸合二陈汤化裁祛湿，配合四君子加黄芪补益正气，药后症减，但患者正处于围绝经期，故复诊时在理气化湿的基础上补益脾肾。

19【口疮】赵 **，男，72 岁。

初诊　每月发口腔溃疡，有高血压、肺气肿、痛风史，便溏，口唇干，纳食可，舌淡紫，少苔，脉沉细。

【诊断】气阴两虚。

【治法】益气养阴。

【处方】

天门冬 15g	生地黄 20g	太子参 20g	砂仁 6g
甘草 6g	黄连 6g	黄芩 9g	干姜 9g
大枣 10g	益智仁 10g	当归 12g	怀山药 20g

1天1付，3付，水煎服。

【按语】患者年事已高，虽纳食可，却精神不佳，遂用生地黄、天门冬、太子参、当归、怀山药、甘草、大枣补气血，再加黄连、黄芩、干姜治疗寒热错杂的口腔溃疡，后患者诉三剂而愈。

20【咽梗】黄**，女，51岁。

初诊 咽喉痰阻难咯出，手心发热，乏力气短，潮热眠差，舌淡少苔，脉细。

【诊断】肺脾气虚。

【治法】益气、健脾、宣肺。

【处方】

黄芪 20g	仙鹤草 30g	百合 12g	百部 15g
陈皮 6g	瓜蒌壳 12g	法半夏 20g	茯苓 20g
炙甘草 6g	太子参 30g	白术 15g	川芎 10g
红花 6g			

1天1付，5付，水煎服。

复诊 药后症减，舌淡，苔白，脉沉细。

【诊断】气虚痰阻。

【治法】补气化痰。

【处方】

黄芪 20g	仙鹤草 30g	百合 12g	百部 15g
陈皮 6g	瓜蒌壳 12g	法半夏 20g	茯苓 20g
炙甘草 6g	沙参 30g	麦门冬 15g	川芎 10g
红花 6g			

1天1付，5付，水煎服。

【按语】患者来诊时精神状态不佳，说话声音较小，手心发热，脉细，可以看出患者阴虚发热，同时无力咯痰，遂用四君子汤合黄芪、仙鹤草补气，以二陈汤祛痰，以瓜蒌壳宽胸理气，以百部润肺止咳，药后效起，继续补气化痰。

21【口干】钟＊＊，女，51岁。

初诊　口干、口苦，右胁下部胀痛，纳眠尚可，舌淡，苔白，脉弱。

【诊断】脾虚。

【治法】健脾益气。

【处方】

石斛 15g	玉竹 20g	黄芪 20g	干姜 9g
太子参 20g	白术 15g	炙甘草 6g	木香 6g
柴胡 15g	川芎 10g	当归 12g	茯苓 20g
槟榔 12g			

1天1付，5付，水煎服。

复诊　诉药后口渴、口苦症状缓解，但仍感右胁下胀满不舒，舌淡，苔白，脉沉细。

【诊断】气虚。

【治法】益气生津。

【处方】

石斛 15g	玉竹 20g	黄芪 20g	干姜 9g
太子参 20g	白术 15g	炙甘草 6g	白芍 20g
柴胡 15g	川芎 10g	当归 12g	香附 12g
槟榔 12g			

1天1付，5付，水煎服。

【按语】患者口干、舌淡，苔白、脉弱提示阴血虚，遂用石斛、玉竹等滋阴，以黄芪、太子参、白术补气，以当归、川芎活血，以柴胡、干姜和解少阳，以木香理气和胃，药后效起，继续补气疏肝以资巩固。

22【咽痒】蔡＊＊，女，66岁。

初诊 诉咽痒口渴，痰难咯出，痰白色，面白少华，腰膝酸软，舌淡，苔白润，脉弱。

【诊断】肝肾两虚。

【治法】补肝益肾。

【处方】

杜仲20g	淫羊藿10g	菟丝子20g	当归12g
川芎10g	白芍20g	茯苓20g	白术15g
泽泻10g	瓜蒌壳12g	红花6g	丹参18g
佛手10g			

1天1付，7付，冲服。

【按语】患者66岁，面色较白，脉弱，呈肝肾两虚之象；遂用当归芍药散合杜仲、淫羊藿、菟丝子化裁疏肝健脾，以瓜蒌壳宽胸理气，以丹参、红花活血化瘀兼导痰。

23【口苦】李＊＊，女，30岁。

初诊 畏寒，易上火，口苦，周身酸重，纳差，舌淡，苔白，脉沉弦。

【诊断】肝胃不和。

【治法】疏肝和胃。

【处方】

黄芪20g	白术15g	防风12g	柴胡15g
黄芩9g	法半夏12g	泡参20g	大枣10g
甘草6g	生姜6g	薄荷10g	白芍15g
桂枝12g			

1天1付，7付，冲服。

复诊 药后症减，舌淡，苔白，脉沉细。

【诊断】肝胃不和。

【治法】疏肝和胃。

【处方】

贯众 10g	麦门冬 15g	石斛 10g	柴胡 15g
黄芩 9g	法半夏 12g	泡参 20g	大枣 10g
甘草 6g	生姜 6g	薄荷 10g	白芍 15g
桂枝 12g			

1 天 1 付，7 付，冲服。

【按语】患者畏寒，口苦，体弱，遂先预防其感冒，用玉屏风散合柴胡、桂枝益气固表和里，药后效起，继续调理肝胃而愈。

24【目干涩】伍 *，女，39 岁。

初诊　诉两眼干涩，睡眠易惊，脾气急躁，两胁胀满，舌淡，苔白，脉沉。

【诊断】肝脾两虚。

【治法】疏肝健脾。

【处方】

黄芪 20g	仙鹤草 30g	肉桂 6g	干姜 9g
党参 20g	白术 15g	炙甘草 6g	延胡索 12g
川楝子 12g	当归 12g	红花 6g	

1 天 1 付，3 付，水煎服。

复诊　药后症减，舌淡少苔，脉沉弦细。

【诊断】肝阴虚。

【治法】滋补肝阴。

【处方】

黄芪 20g	仙鹤草 30g	肉桂 6g	枸杞 20g
沙参 20g	白术 15g	炙甘草 6g	延胡索 12g
川楝子 12g	当归 12g	生地黄 20g	麦门冬 20g
石斛 10g			

1 天 1 付，3 付，水煎服。

【按语】患者眼干涩、脉沉提示阴血虚，阴血虚时容易受惊，遂用四君子汤和黄芪、当归、红花、仙鹤草补益气血，以肉桂、干姜暖中焦，以川楝子疏肝理气，药后效起，继以调补肝阴而愈。

25【苔剥】刘**，女，59岁。

初诊 诉舌苔剥脱半年，形寒肢冷，夜尿频数，舌淡嫩苔白润，脉弦。

【诊断】肾阳虚。

【治法】温补肾阳。

【处方】

附子 12g	龟板 20g	黄柏 12g	砂仁 6g
甘草 6g	天门冬 20g	生地黄 20g	太子参 20g
怀山药 20g	鹿角霜 10g	枸杞 20g	杜仲 20g
肉桂 6g			

1天1付，7付，冲服。

复诊 药后舌苔开始复生，但仍诉畏寒，腰膝酸软，舌淡嫩苔白，脉细。

【诊断】肾阳虚。

【治法】温补肾阳。

【处方】

附子 12g	龟板 20g	黄柏 12g	砂仁 6g
甘草 6g	天门冬 20g	生地黄 20g	太子参 20g
党参 20g	白术 15g	干姜 9g	杜仲 20g
肉桂 6g			

1天1付，7付，冲服。

三诊 药后诸症明显缓解，效不更方，原方7付继服。

【按语】患者59岁，精神欠佳，舌苔剥脱，舌淡嫩，提示阴阳两虚，遂用右归丸加生地黄、天门冬、太子参化裁滋补阴阳，并嘱咐患者拿药渣煮水泡脚，多吃水果，多休息，药后症减，继以潜阳封髓丹化裁收全效。

26【口干】洪*，女，75岁。

初诊　诉口干伴灼热感，眼部分泌物增多，乏力气短，舌淡，苔白滑，脉弦。

【诊断】气阴两虚。

【治法】益气养阴。

【处方】

二地^(各)20g　　二冬^(各)20g　　茵陈 6g　　　柴胡 15g

黄芩 9g　　　　黄柏 12g　　　砂仁 6g　　　甘草 6g

当归 12g　　　石斛 15g　　　白芍 15g

1天1付，3付，水煎服。

复诊　药后症减，舌淡，苔白，脉弦细。

【诊断】气阴两虚。

【治法】益气养阴。

【处方】

生地黄 20g　　麦门冬 20g　　黄芪 20g　　　柴胡 15g

黄芩 9g　　　　黄柏 12g　　　砂仁 6g　　　甘草 6g

当归 12g　　　石斛 15g　　　白芍 15g　　　沙参 20g

老鹳草 10g

1天1付，3付，水煎服。

【按语】患者口干伴灼热感为阴虚发热，包括眼部分泌物增多也是阴虚的一个表现，肝血不能化泪以滋润目则其他分泌物增多，舌淡，苔白滑、脉弦提示有湿气，遂用"二地""二冬"滋阴，以柴胡疏肝散加减疏肝解郁，以黄芩、黄柏清热燥湿，以砂仁理气和中，以石斛益胃生津，滋阴清热，药后症减，继续补气养阴而愈。

27【舌嫩无苔】刘**，女，59岁。

初诊　口渴欲饮，乏力气短，眠差，口舌生疮，舌淡嫩，脉弱。

【诊断】阴阳两虚。

【治法】滋阴补阳。

【处方】

附子 12g	龟板 20g	黄柏 12g	砂仁 6g
甘草 6g	天门冬 20g	生地黄 20g	太子参 20g
肉桂 6g	鹿角霜 10g	枸杞 20g	怀山药 20g
山茱萸 20g			

1 天 1 付，7 付，冲服。

【按语】该患者年老体衰，其舌淡嫩、脉弱，提示阴阳两虚，故以封髓潜阳丹加减滋阴潜阳，以期生苔起脉。

28【咽梗】陈 *，女，44 岁。

初诊　诉咳嗽 1 个月余，咽部不适，痰白量多，胸闷气短，舌淡嫩苔白厚，脉弦滑。

【诊断】气虚痰阻。

【治法】补气化痰。

【处方】

泡参 20g	葛根 20g	枳壳 12g	前胡 12g
芦根 20g	薄荷 10g	法半夏 20g	厚朴 12g
茯苓 20g	射干 10g	紫苏 9g	木香 6g
陈皮 6g			

1 天 1 付，5 付，水煎服。

复诊　咳嗽已好，唯独咽中痰阻，舌淡嫩苔白，脉滑。

【诊断】痰阻。

【治法】理气化痰。

【处方】

黄芪 20g	白术 15g	防风 12g	前胡 12g
芦根 20g	薄荷 10g	法半夏 20g	厚朴 12g
茯苓 20g	射干 10g	紫苏 9g	

1天1付，5付，水煎服。

【按语】患者外感刚愈，现苦于咽中痰阻，以玉屏风散健脾、补气、安表，安生痰之源，后以桑菊饮加减止咳化痰，射干专治咽肿，与紫苏同用增强其功效，故药到病除。

29【口咽干燥】汪**，女，52岁。

初诊 口干，咽部不适，腹胀纳差，舌淡紫，苔白厚，脉弦滑。

【诊断】肝胃不和。

【治法】疏肝和胃。

【处方】

桂枝 12g	白术 15g	法半夏 20g	麦门冬 20g
芦根 20g	黄连 6g	黄芩 9g	干姜 9g
大枣 10g	甘草 6g	党参 20g	川芎 10g
香附 12g			

1天1付，5付，水煎服。

复诊 药后症减，舌淡紫苔白润，脉弦滑。

【诊断】肝胃不和。

【治法】疏肝和胃。

【处方】

枳壳 12g	柴胡 15g	法半夏 20g	白芍 20g
芦根 20g	陈皮 6g	黄芩 9g	干姜 9g
大枣 10g	甘草 6g	党参 20g	川芎 10g
香附 12g			

1天1付，5付，水煎服。

【按语】以其口干、咽部不适，故用麦门冬汤滋阴润燥，患者舌淡紫，舌白厚，脉弦滑，为内有水饮兼气郁，故以桂枝、白术去湿健脾，以川芎、香附活血行气，黄连、黄芩、干姜与法半夏同用，有半夏泻心汤之意，药后症减，继以柴胡疏肝散化裁而愈。

30【口周肿胀】洪 *，女，76 岁。

初诊　口周围肿胀，鼻窦炎频发，周身酸胀，眠差，舌淡紫苔白滑，脉弦滑。

【诊断】阴虚夹湿。

【治法】滋阴利湿。

【处方】

二地（各）20g	二冬（各）20g	茵陈 10g	黄芩 9g
柴胡 15g	黄芪 20g	白术 15g	黄柏 12g
藿香 10g	厚朴 12g	金银花 9g	

1 天 1 付，3 付，水煎服。

复诊　药后症减，舌淡紫苔白，脉弦滑。

【诊断】阴虚夹湿。

【治法】滋阴利湿。

【处方】

生地黄 20g	天门冬 20g	党参 20g	黄芩 9g
柴胡 15g	黄芪 20g	苍术 12g	黄柏 12g
藿香 10g	厚朴 12g	金银花 9g	徐长卿 10g
十大功劳 15g			

1 天 1 付，3 付，水煎服。

【按语】该患者年事已高，口周围肿胀，鼻窦炎长期不愈。根据舌脉诊断为阴虚夹湿。生地黄、熟地黄、麦门冬、天门冬同用，以滋缓阴液亏失，并以茵陈、黄芩、柴胡清中焦湿热，以黄柏清下焦湿热。黄芪、白术健脾化湿，藿香、厚朴化湿同时行气。考虑到炎症反应，故添加金银花善后，药后症减，继以养阴利湿药善其后。

31【口干】江 **，女，49 岁。

初诊　诉口干，眠差，心烦，潮热汗出，月经稀发，舌淡少苔，脉细。

【诊断】气阴两虚。

【治法】益气养阴。

【处方】

黄芪 20g	山茱萸 20g	知母 12g	柴胡 15g
桔梗 12g	升麻 6g	太子参 20g	玄参 20g
五味子 15g	地骨皮 15g	桑白皮 12g	怀山药 20g
炙甘草 6g			

1 天 1 付，5 付，水煎服。

复诊 诉口干缓解，但仍感潮热汗出，月经未行，舌淡少苔，脉沉细。

【诊断】气阴两虚。

【治法】益气养阴。

【处方】

黄芪 20g	山茱萸 20g	知母 12g	柴胡 15g
桔梗 12g	升麻 6g	月季花 6g	玫瑰花 6g
五味子 15g	地骨皮 15g	莲子 20g	怀山药 20g
川芎 10g			

1 天 1 付，5 付，水煎服。

三诊 药后诸症缓解，月事已行，舌淡少苔，脉细。

【诊断】气阴两虚。

【治法】益气养阴。

【处方】

黄芪 20g	山茱萸 20g	知母 12g	柴胡 15g
桔梗 12g	升麻 6g	月季花 6g	玫瑰花 6g
淫羊藿 10g	骨碎补 20g	莲子 20g	怀山药 20g
川芎 10g			

1 天 1 付，5 付，水煎服。

【按语】 气阴两虚者，一以补气健脾，二以滋阴清热。枣皮为山茱萸的别称，具有滋阴补肾、生津止渴之效。本方以黄芪、桔梗、升麻、太子参、怀山药补益正气；以山茱萸、知母、玄参、地骨皮滋阴清热，添以柴胡枢理气机，以五味子收涩敛阴，以炙甘草通调药性，同时补脾和胃，益气复脉。患者处于围绝经期，肝、脾、肾三脏皆亏，初诊起效后，以调理肝、脾、肾三脏之"二仙"、"三花"升陷汤化裁以气阴双补而取全功。

32【苔剥】刘**，女，59岁。

初诊 诉舌苔剥脱反复发作，畏寒乏力，腰膝酸软，大便干结，夜尿频数，舌淡，苔白润，脉弱。

【诊断】阴阳两虚。

【治法】滋阴补阳。

【处方】

附子 12g	肉桂 6g	鹿角霜 10g	怀山药 20g
枸杞 20g	龟板 20g	黄柏 12g	砂仁 6g
甘草 6g	天门冬 20g	生地黄 20g	女贞子 20g
旱莲草 10g			

1天1付，10付，冲服。

复诊 药后舌苔剥脱已基本痊愈，唯感腰膝酸软，舌淡，苔白，脉弱。

【诊断】阴阳两虚。

【治法】滋阴补阳。

【处方】

附子 12g	肉桂 6g	鹿角霜 10g	怀山药 20g
枸杞 20g	龟板 20g	黄柏 12g	砂仁 6g
甘草 6g	天门冬 20g	生地黄 20g	太子参 20g
川芎 10g			

1天1付，10付，冲服。

【按语】此案年事已高，虽舌苔剥脱已愈，然而依旧舌淡，苔白、脉弱，故以封髓丹合潜阳丹。封髓丹主治肾阴不足、相火妄动，为固精之要药；潜阳丹治阳气不足、虚阳上浮。以天门冬、生地黄、太子参三药起脉，以川芎化瘀通络。

33【舌尖芒刺】冯**，女，25岁。

初诊　诉口苦咽干，头身困重，白带色黄秽臭，大便黏滞不爽，小便短赤，舌尖红伴点刺，苔白，脉沉细。

【诊断】湿热困阻。

【治法】清利湿热。

【处方】

牛蒡子 12g	芦根 20g	苍术 12g	荷叶 10g
牡丹皮 12g	虎杖 12g	郁金 10g	川芎 10g
赤芍 15g	泡参 20g	杜仲 20g	续断 20g
十大功劳 15g			

1天1付，5付，水煎服。

复诊　药后症减，舌边尖红苔白润，脉沉细。

【诊断】湿热困阻。

【治法】清热利湿。

【处方】

牛蒡子 12g	芦根 20g	苍术 12g	荷叶 10g
牡丹皮 12g	虎杖 12g	郁金 10g	川芎 10g
赤芍 15g	红藤 20g	紫花地丁 20g	蒲公英 20g
十大功劳 15g			

1天1付，5付，水煎服。

【按语】舌尖红伴点刺者，内有郁瘀。苔白脉沉细，当滋阴、补肝肾。全方以牛蒡子、芦根清热化湿，苍术燥湿，荷叶利湿，牡丹皮、虎杖、郁金化瘀，川芎、赤芍活血，更添泡参、杜仲、续断、十大功劳补虚，药后症减，继续清利湿热以资巩固。

十四、心、肺病证

1【胸闷】刘 *，女，82 岁。

初诊 2014 年 10 月 19 日，胸闷，心悸，泄泻，舌淡，苔白微有剥脱，脉弱。

【诊断】心阴不足。

【治法】滋养心阴。

【处方】

黄芪 20g	知母 12g	柴胡 15g	桔梗 12g
升麻 6g	太子参 20g	丹参 18g	苦参 10g
玄参 20g	麦门冬 20g	五味子 15g	桂枝 12g
川芎 10g			

1 天 1 付，5 付，水煎服。

复诊 2014 年 11 月 2 日，诸症缓解，舌红，苔白腻，左脉弱，右脉弦滑。

【诊断】心气虚。

【治法】补益心气。

【处方】

黄芪 20g	川芎 10g	太子参 20g	五味子 15g
茯苓 15g	怀山药 20g	熟地黄 20g	牡丹皮 12g
山茱萸 20g	泽泻 12g	淫羊藿 10g	佛手 10g
桑白皮 12g			

1 天 1 付，5 付，水煎服。

【按语】心阴不足，心失所养，故见胸闷、心悸，当以滋养心阴之法治之，宽胸行气，初诊以升陷汤合生脉饮加味，药到效起，继以生脉饮合六味地黄汤化裁收全功。

2【胸闷】方**，男，48岁。

初诊 2015年5月15日，自诉胸闷，咳吐黄绿痰，舌淡，苔白腻，脉沉细。

【诊断】痰阻。

【治法】温化痰湿。

【处方】

黄芪 20g	知母 12g	柴胡 15g	桂枝 12g
升麻 6g	甘草 6g	干姜 9g	瓜蒌壳 12g
红花 6g	陈皮 6g	法半夏 20g	茯苓 20g

1天1付，5付，水煎服。

复诊 2015年4月29日，药后诸症减轻，咳吐白色痰，舌淡，苔白微腻，脉沉细。

【诊断】痰阻。

【治法】温化痰湿。

【处方】

黄连 6g	法半夏 20g	红花 6g	瓜蒌壳 12g
苍术 12g	厚朴 12g	川芎 10g	陈皮 6g
桂枝 12g	茯苓 20g	泽泻 12g	甘草 6g
猪苓 20g			

1天1付，5付，水煎服。

三诊 2015年5月10日，药后已无大碍，诸症皆平，舌淡，苔白，脉细。

【诊断】气虚。

【治法】补气化痰。

【处方】

炙黄芪 20g	干姜 9g	甘草 6g	柴胡 15g
陈皮 6g	党参 20g	升麻 6g	当归 12g
白术 15g	法半夏 12g	茯苓 20g	骨碎补 20g

1天1付，3付，水煎服。

【按语】胸闷之症或由气血亏虚或由气郁不通或由痰湿阻滞

等所致；而患者有咳吐黄绿痰之症又兼舌诊，由此可知此为痰湿阻滞之证。方用燥湿化痰佐以益气之法，使痰湿得化，继以补气利湿之剂善后。

3【高血压】严**，男，62岁。

初诊 2015年4月15日，有高血压病史。刻诊：头昏胀，平素眠差，余无特殊，舌淡，苔白腻，脉弦。

【诊断】痰阻。

【治法】化痰潜阳。

【处方】

天麻20g	钩藤20g	石决明20g	桑寄生15g
茯苓20g	橘红10g	白术20g	法半夏20g
甘草6g	黄芩9g	泽兰10g	牛膝20g

1天1付，7付，水冲服。

复诊 2015年4月22日，诉诸症缓解，舌淡，苔白腻，脉弦滑。

【诊断】痰阻。

【治法】化痰潜阳。

【处方】

天麻20g	钩藤20g	茺蔚子12g	谷精草10g
茯苓20g	橘红10g	杜仲20g	法半夏20g
甘草6g	黄芩9g	泽兰10g	牛膝20g

1天1付，7付，水冲服。

【按语】痰湿阻滞使清窍失养则见头昏胀不止，又见舌苔白腻，故知此为痰湿阻滞之证，方用清窍化痰利湿之法，以天麻钩藤汤合二陈汤化裁，既平肝潜阳，又化湿开窍，故而药到病除，继续化痰补肾以收全功。

4【慢性支气管炎】黄**，女，67岁。

初诊 2015年5月13日，感冒近1个月，外院治疗未见好转，社区医院诊查为支气管炎；刻诊：咽炎、咳嗽近 1 个月，眠差，纳食可，舌淡，苔白，脉沉细。

【诊断】寒痰阻肺。

【治法】散寒、宣肺、化痰。

【处方】

荆芥 12g	防风 12g	前胡 10g	薄荷 10g
枳壳 12g	桔梗 12g	僵蚕 6g	射干 10g
陈皮 6g	法半夏 12g	茯苓 20g	甘草 6g
杏仁 10g			

1 天 1 付，3 付，水煎服。

复诊 2015 年 5 月 20 日，药后咽炎、咳嗽大大减轻，唯痰多，畏寒恶风，舌淡，苔白，脉细。

【诊断】气虚外感。

【治法】益气解表。

【处方】

泡参 30g	紫苏 9g	木香 6g	前胡 12g
枳壳 12g	法半夏 20g	茯苓 20g	葛根 20g
陈皮 6g	桔梗 12g	桂枝 12g	白术 12g
甘草 6g			

1 天 1 付，3 付，水煎服。

【按语】对慢性支气管炎采取"急则治标"之法，患者以咽炎伴咳嗽为主症就诊。由舌脉合参可知此为痰湿之邪阻滞肺络所致，故治疗之初选取燥湿化痰、宣肺止咳之法以通肺络；因久病多虚，故在咽炎、咳嗽减轻时，共用益气补虚及燥湿化痰药以达疗效。

5【气喘】李 *，女，39 岁。

初诊 诉乏力气短，动则胸闷气喘，白带色黄，腰酸胀，舌淡，苔白厚，脉沉细。

【诊断】气虚湿困。

【治法】补气化湿。

【处方】

苍术 12g	黄柏 12g	薏苡仁 30g	牛膝 20g
甘草 6g	黄芪 20g	陈皮 6g	柴胡 15g
当归 12g	太子参 30g	麦门冬 15g	五味子 15g
瓜蒌壳 12g			

1天1付，5付，水煎服。

复诊 服药后未缓解，气喘，经行前10天带血丝，舌淡，苔白微厚，脉沉细。

【诊断】气虚湿困。

【治法】补气化湿。

【处方】

苍术 12g	荷叶 10g	升麻 6g	杜仲 20g
石菖蒲 15g	黄芪 20g	知母 12g	柴胡 15g
桔梗 12g	太子参 30g	麦门冬 15g	五味子 15g
十大功劳 15g			

1天1付，5付，水煎服。

三诊 药后诸症明显缓解，舌淡，苔白，脉细。

【诊断】气虚湿困。

【治法】补气化湿。

【处方】

苍术 12g	荷叶 10g	升麻 6g	杜仲 20g
徐长卿 15g	黄芪 20g	知母 12g	柴胡 15g
桔梗 12g	太子参 30g	麦门冬 15g	五味子 15g
十大功劳 15g			

1天1付，5付，水煎服。

【按语】患者苔白微厚、气喘，服药未缓解，身体、精神状态不佳，气虚湿困，应考虑进行补气祛湿治疗，故用苍术、荷叶、石菖蒲祛湿，增味汤合补中益气汤化裁补气，以十大功劳清热补虚，止咳化痰，药到病除，继以补气利湿药善其后。

6【咳嗽】黄**，女，51岁。

初诊 诉咳嗽10余天，咯痰难出，小便短黄，舌边尖红，苔白，脉细。

【诊断】气阴不足。

【治法】益气养阴。

【处方】

瓜蒌壳12g	红花6g	石菖蒲10g	郁金10g
黄芪20g	柴胡15g	桔梗12g	升麻6g
百合20g	生地黄20g	白及15g	当归12g

1天1付，5付，水煎服。

【按语】患者咳痰数日，咯痰难出，精神欠佳，故用补中益气汤化裁补中气，再配合瓜蒌壳清肺化痰，石菖蒲、郁金化痰，桔梗宣肺祛痰，百合养阴润肺，全方注重在提高患者正气的情况下祛邪，后患者自述4付后情况好转。

7【咳嗽】顾**，男，44岁。

初诊 诉咳嗽1个月，现干咳无痰，咽喉痒，周身酸胀，大便黏滞不爽，舌淡紫，苔白厚，脉沉细。

【诊断】痰湿困阻。

【治法】健脾、化痰、止咳。

【处方】

陈皮6g	法半夏20g	茯苓20g	甘草6g
瓜蒌壳12g	红花6g	乌梅6g	紫草6g
枳壳12g	竹茹6g	枇杷叶9g	苍术12g

1天1付，5付，水煎服。

复诊 药后症减，舌淡紫苔白润，脉细。

【诊断】痰阻。

【治法】健脾化痰。

【处方】

陈皮6g	法半夏20g	茯苓20g	甘草6g

| 瓜蒌壳 12g | 红花 6g | 乌梅 6g | 当归 12g |
| 枳壳 12g | 竹茹 6g | 枇杷叶 9g | 熟地黄 20g |

1 天 1 付，5 付，水煎服。

【按语】患者久咳伤阴，又加痰湿困阻，故用温胆汤化裁祛湿，用瓜蒌壳宽胸理气，以枇杷叶清肺止咳，以乌梅敛肺生津，药后症减，因久病及肾，故而以金水六君煎化裁实现脾肺双补。

8【咳嗽】陈 ** ，男，73 岁。

初诊 畏寒咳嗽，头胀痛，痰清，夜间咳嗽较重，舌淡，苔白滑，脉弦滑。

【诊断】痰阻。

【治法】宣肺化痰。

【处方】

川芎 10g	白芷 10g	白前 10g	甘草 6g
桃仁 10g	杏仁 10g	羌活 12g	陈皮 6g
百部 12g	桔梗 12g	薄荷 10g	枇杷叶 9g

1 天 1 付，3 付，水煎服。

复诊 诉药后症减，舌淡，苔白厚，脉弦滑。

【诊断】痰阻。

【治法】宣肺化痰。

【处方】

川芎 10g	白芷 10g	白前 10g	甘草 6g
桃仁 10g	杏仁 10g	羌活 12g	陈皮 6g
百部 12g	桔梗 12g	荆芥 10g	枇杷叶 9g

1 天 1 付，3 付，水煎服。

【按语】此例患者为感受风寒之咳嗽，故以止嗽散化裁治疗，妙在用川芎、桃仁活血祛瘀、行气化痰，故而药到病除。

9【咳嗽】王 ** ，男，29 岁。

初诊 诉手心发热，夜间咳嗽，痰稠难咯，嗳气呃逆，舌淡嫩，少苔，脉弦。

【诊断】气阴两虚。

【治法】益气养阴。

【处方】

葛根 20g	生地黄 20g	麦门冬 15g	淡豆豉 10g
桔梗 12g	柴胡 15g	黄芩 9g	法半夏 12g
泡参 20g	甘草 6g		

1 天 1 付，5 付，水煎服。

加 2 片姜，小葱 3 棵。

复诊　药后症减，舌淡嫩少苔，脉沉细。

【诊断】气阴两虚。

【治法】益气养阴。

【处方】

葛根 20g	生地 20g	麦门冬 15g	淡豆豉 10g
桔梗 12g	柴胡 15g	黄芩 9g	玉竹 20g
泡参 20g	甘草 6g	薄荷 6g	白薇 10g

1 天 1 付，5 付，水煎服。

加 2 片姜，小葱 3 棵。

【**按语**】由患者的症状可以看出是气阴两虚加痰阻，故用增液汤化裁滋阴，以小柴胡汤化裁和解少阳，葛根可以敛阴生津，药后效起，继以养阴化痰之剂调理而愈。

10【咳嗽】舒**，男，40 岁。

初诊　咳嗽，无汗，痰多，胸闷，多梦，舌边尖红，苔黄，脉沉弦。

【诊断】湿邪困阻。

【治法】宣肺、利湿、止咳。

【处方】

石膏 20g	麻黄 6g	杏仁 10g	甘草 6g
茯苓 20g	法半夏 20g	当归 12g	白术 15g

泡参 20g　　　　紫苏 9g　　　　薏苡仁 20g　　　苍术 12g

1 天 1 付，7 付，冲服。

复诊　药后症减，舌淡，苔白厚，脉弦。

【诊断】湿困。

【治法】宣肺利湿。

【处方】

石膏 20g　　　　麻黄 6g　　　　杏仁 10g　　　　甘草 6g

茯苓 20g　　　　法半夏 20g　　　郁金 12g　　　　徐长卿 15g

泡参 20g　　　　紫苏 9g　　　　薏苡仁 20g　　　苍术 12g

1 天 1 付，7 付，冲服。

【按语】患者无汗、虚弱性咳嗽，遂用参苏饮合麻杏石甘汤加减治疗外感咳嗽，因胸闷、苔黄，遂加薏苡仁、苍术祛湿，药后症减，继续利湿化痰。

11【咳嗽】黄 *，女，38 岁。

初诊　皮肤发黄，迎风咳嗽，饮食后胃胀，乏力气短，舌淡，苔白，脉弱。

【诊断】肺脾气虚。

【治法】宣肺、健脾、止咳。

【处方】

黄芪 20g　　　　白术 15g　　　　黄连 6g　　　　黄柏 12g

金银花 9g　　　　藿香 10g　　　　厚朴 12g　　　桑白皮 12g

地骨皮 15g　　　怀山药 20g　　　炙甘草 6g　　　当归 12g

太子参 30g

1 天 1 付，5 付，水煎服。

复诊　药后诸症缓解，舌淡，苔白，脉弱。

【诊断】肺脾气虚。

【治法】宣肺健脾。

【处方】

黄芪 20g　　　　白术 15g　　　　防风 12g　　　莲子 20g

金银花 9g　　　藿香 10g　　　厚朴 12g　　　桑白皮 12g

地骨皮 15g　　　怀山药 20g　　　炙甘草 6g　　　当归 12g

太子参 30g

　　　　　　　　　　　1 天 1 付，5 付，水煎服。

　　【按语】迎风咳嗽，饮食后胃胀，舌淡，脉弱，这些症状表明患者身体虚弱，遂用补中益气汤加味治疗肺脾气虚；因苔白提示湿气较重，遂加入藿香、金银花、桑白皮和地骨皮清湿热。复诊时，患者皮肤发黄已退，故去黄连、黄柏，加防风、莲子补气健脾。

　　12【咳嗽】陈**，女，33 岁。

　　初诊　咳嗽反复发作 3 个月，动则气喘，痰白，夜间咳嗽较甚，大便溏薄，舌淡嫩苔白润，脉沉细。

　　【诊断】肺脾气虚。

　　【治法】宣肺、健脾、止咳。

　　【处方】

矮地茶 20g　　　当归 12g　　　熟地黄 20g　　　知母 12g

陈皮 6g　　　　法半夏 20g　　　茯苓 20g　　　甘草 6g

党参 20g　　　白术 15g　　　杏仁 10g　　　枇杷叶 10g

防风 12g

　　　　　　　　　　　1 天 1 付，3 付，水煎服。

　　复诊　药后症减，舌淡嫩苔白厚，脉细。

　　【诊断】肺脾气虚。

　　【治法】宣肺健脾。

　　【处方】

矮地茶 20g　　　当归 12g　　　熟地黄 20g　　　知母 12g

陈皮 6g　　　　法半夏 20g　　　茯苓 20g　　　甘草 6g

党参 20g　　　白术 15g　　　川芎 10g　　　枇杷叶 10g

瓜蒌壳 12g

　　　　　　　　　　　1 天 1 付，3 付，水煎服。

【按语】患者久咳伤身，正气虚弱，遂用八珍汤加减改善体弱，再配合二陈汤祛痰，以枇杷叶、杏仁、矮地茶止咳，以防风祛风解表，药后效起，继续补益脾肺兼以化痰，巩固疗效。

13【咳嗽】张**，男，5岁。

初诊　咳嗽，扁桃体炎，痰多（夜间、晨起），纳食可，舌淡，苔白，脉浮数。

【诊断】风寒犯肺。

【治法】宣肺、疏风、散寒。

【处方】

前胡 6g	甘草 6g	杏仁 6g	法半夏 9g
桂枝 6g	白术 10g	麦门冬 10g	百部 6g
陈皮 6g	桔梗 6g	荆芥 6g	紫菀 6g

1天1付，3付，冲服。

【按语】患者以咳嗽为主伴扁桃体炎，痰多，遂用止嗽散止咳，加麦门冬滋阴，后诉三剂而愈。儿童稚阴稚阳之体，用药宜轻，时间不宜过长，注意调理即可。

14【胸闷】陈**，女，65岁。

初诊　胸闷、心慌、头晕2周，手心发热，晨起恶心，未呕，心烦，无汗，纳食可，舌淡嫩，苔白，边有齿痕，脉弱。

【诊断】气虚湿阻。

【治法】补气化湿。

【处方】

苍术 12g	荷叶 10g	升麻 6g	丹参 18g
玄参 20g	太子参 20g	川芎 10g	葛根 20g
黄芪 20g	仙鹤草 30g	桂枝 12g	甘草 6g
柏子仁 20g			

1天1付，3付，水煎服。

复诊　药后胸闷、心悸有所缓解，余症皆缓，舌淡嫩苔白润，脉沉细。

【诊断】气虚湿阻。

【治法】补气利湿。

【处方】

苍术 12g	荷叶 10g	升麻 6g	丹参 18g
玄参 20g	太子参 20g	川芎 10g	葛根 20g
黄芪 20g	仙鹤草 30g	桂枝 12g	薤白 12g
淫羊藿 10g			

1天1付，3付，水煎服。

【按语】患者症状较多，从舌脉之象可以看出患者气虚湿阻，遂用苍术、荷叶祛湿，因心慌也有血虚的因素，遂用丹参、玄参、黄芪等活血补气，用桂枝甘草汤合仙鹤草补虚，用柏子仁安眠，巩固疗效，药后症减，继续补气利湿兼温通心阳以求良效。

15【高血压】黄**，男，49岁。

初诊　高血压病史5年，诉头晕、头胀痛，周身酸软，舌淡，苔白腻，脉弱。

【诊断】气虚湿阻。

【治法】补气利湿。

【处方】

黄芪 20g	杜仲 20g	天麻 15g	钩藤 20g
桑寄生 20g	牛膝 20g	太子参 12g	石韦 15g
川芎 10g	续断 20g	薏苡仁 20g	通草 3g

1天1付，5付，水煎服。

复诊　诉药后头晕、头痛有所缓解，乏力，腰酸，舌淡，苔白润，脉沉细。

【诊断】气虚湿阻。

【治法】补气化湿。

【处方】

黄芪 20g	杜仲 20g	天麻 15g	钩藤 20g

| 桑寄生 20g | 牛膝 20g | 徐长卿 12g | 茺蔚子 12g |
| 川芎 10g | 续断 20g | 薏苡仁 20g | 谷精草 10g |

1 天 1 付，5 付，水煎服。

三诊 药后诸症明显缓解，舌淡，苔白，脉细。

【诊断】气虚湿困。

【治法】补气化湿。

【处方】

黄芪 20g	杜仲 20g	天麻 15g	钩藤 20g
桑寄生 20g	牛膝 20g	徐长卿 12g	茺蔚子 12g
月季花 6g	补骨脂 20g	薏苡仁 20g	谷精草 10g

1 天 1 付，5 付，水煎服。

【按语】此案为高血压头痛。随着时间的推移，心脏和脉管都会有不同程度的老化，加之脉管充盈会加重高血压头痛，遂用天麻钩藤饮化裁清热平肝、潜阳熄风，以黄芪、太子参补气，以石韦、通草、薏苡仁利水，以桑寄生、续断补肝肾，药后效起，继续补气化湿兼以平肝潜阳，用药精当，故诸症皆愈。

16【心悸】潘*，女，52 岁。

初诊 诉乏力心慌，失眠多汗，腹胀纳差，舌淡嫩，苔白，脉弦滑。

【诊断】心脾两虚。

【治法】健脾养心。

【处方】

黄芪 20g	山茱萸 20g	仙鹤草 30g	五味子 15g
丹参 18g	太子参 20g	麦门冬 20g	桔梗 12g
茯苓 15g	远志 10g	千年健 15g	金樱子 15g
芡实 20g			

1 天 1 付，5 付，水煎服。

复诊 药后症减，舌淡嫩苔白润，脉弦。

【诊断】心脾两虚。

【治法】健脾养心。

【处方】

黄芪 20g	山茱萸 20g	仙鹤草 30g	五味子 15g
丹参 18g	太子参 20g	麦门冬 20g	川芎 10g
茯苓 15g	远志 10g	淫羊藿 10g	金樱子 15g
补骨脂 20g			

1天1付，5付，水煎服。

【按语】患者年过五旬，心慌、多汗互为因果，在补虚的基础上再加敛汗药物会事半功倍，遂用生脉饮化裁，加上黄芪、山茱萸、仙鹤草补虚，茯苓、远志安神，芡实健脾，金樱子敛汗，桔梗利咽，药后效起，继续补益心脾兼以补肾以收全功。

17【咳嗽】罗**，女，75岁。

初诊　诉咳嗽咯痰10余天，时感咽中如有物阻，周身困重，舌淡，苔白腻，脉弦滑。

【诊断】痰阻。

【治法】理气化痰止咳。

【处方】

石菖蒲 15g	郁金 10g	苍术 12g	荷叶 10g
升麻 6g	羌活 12g	桔梗 12g	白芍 15g
大枣 10g	甘草 6g	厚朴 12g	杏仁 10g
泡参 20g			

1天1付，5付，水煎服。

复诊　药后咳嗽缓解，仍感咽部不适，乏力身重，舌淡，苔白腻，脉弦滑。

【诊断】痰阻。

【治法】理气化痰。

【处方】

茯苓 20g	法半夏 10g	苍术 12g	荷叶 10g
升麻 6g	羌活 12g	桂枝 12g	白芍 15g

大枣 10g	甘草 6g	厚朴 12g	杏仁 10g
泡参 20g			

1 天 1 付，5 付，水煎服。

三诊 药后已无咳嗽，咽部症状明显缓解，脉沉细。

【诊断】脾虚。

【治法】健脾利湿。

【处方】

茯苓 20g	法半夏 10g	苍术 12g	荷叶 10g
天麻 20g	葛根 20g	桂枝 12g	白芍 15g
大枣 10g	甘草 6g	厚朴 12g	矮地茶 20g
泡参 20g			

1 天 1 付，5 付，水煎服。

【按语】患者苔腻、脉弦滑提示湿气较重，应在祛湿的基础上改善患者的其他症状，遂用石菖蒲、郁金、苍术、荷叶、羌活、升麻祛痰除湿，桂枝汤去桂枝加厚朴、杏仁下气止咳。天麻多用于头风、头痛、头晕的治疗，它能祛风痰开窍，患者服药后症减，继续补气化痰，终以温阳化痰而收全效。

18【心悸】荣**，女，67 岁。

初诊 诉下肢关节疼痛反复发作，持续性胸闷、心悸，乏力气短，腰膝酸软，舌淡，苔白厚，脉沉细。

【诊断】心肾阳虚。

【治法】温阳、益心、补肾。

【处方】

附子 10g^(先煎)	干姜 9g	党参 20g	白术 15g
甘草 6g	黄柏 12g	砂仁 6g	杜仲 20g
骨碎补 20g	熟地黄 20g	川芎 10g	泽兰 10g
牛膝 20g			

1 天 1 付，3 付，水煎服。

复诊 诉药后症减，但仍感乏力、心悸，舌淡，苔白润，脉沉细。

【诊断】心肾阳虚。

【治法】温阳、益心、补肾

【处方】

附子 10g^(先煎)	干姜 9g	党参 20g	白术 15g
甘草 6g	桂枝 12g	葛根 20g	杜仲 20g
骨碎补 20g	淫羊藿 10g	川芎 10g	薤白 10g
牛膝 20g			

1 天 1 付，3 付，水煎服。

三诊　药后诸症明显缓解，舌淡，苔白，脉细。

【诊断】心肾阳虚。

【治法】温阳、益心、补肾。

【处方】

附子 10g^(先煎)	干姜 9g	党参 20g	白术 15g
甘草 6g	桂枝 12g	葛根 20g	杜仲 20g
络石藤 20g	淫羊藿 10g	川芎 10g	薤白 10g
补骨脂 20g			

1 天 1 付，3 付，水煎服。

【按语】该患者年事已高，持续性心悸、脉沉细，故以潜阳丹收敛其离散之阳，以杜仲、骨碎补、熟地黄补肾滋阴。其下肢关节疼痛，用川芎、泽兰、牛膝通络，药后症减，继续温养心肾兼温通经脉以取良效。

19【咳嗽】张**，男，5 岁。

初诊　诉夜间咳嗽 1 周，伴哮鸣声，动则汗多，舌淡，苔白，脉弦滑。

【诊断】脾虚。

【治法】健脾、化痰、止咳。

【处方】

黄芪 10g	白术 10g	防风 6g	杏仁 6g

| 茯苓 10g | 百部 6g | 前胡 6g | 甘草 6g |
| 陈皮 6g | 法半夏 9g | 泡参 10g | 桑白皮 9g |

1 天 1 付，7 付，冲服。

【按语】 本例患儿以"夜间咳嗽，伴鸣声、汗多"为主述。方用止咳散合玉屏风散加减，并以二陈合以桑白皮燥湿利湿、化痰祛痰。以其年幼，用泡参扶助正气，用药精当，后诉五剂而愈。

20 **【胸闷】** 谢*，女，32 岁。

初诊 诉乏力气短，胸闷，心慌，周身困重，腹胀纳差，大便黏滞不爽，舌边尖红苔黄腻，脉弱。

【诊断】 湿困。

【治法】 清热利湿。

【处方】

草果 6g	黄芩 9g	重楼 10g	甘草 6g
柴胡 15g	知母 12g	槟榔 12g	厚朴 12g
赤芍 15g	苍术 12g	荷叶 10g	升麻 6g
香附 12g			

1 天 1 付，5 付，水煎服。

复诊 药后腹胀纳差明显缓解，大便正常，但仍感乏力心悸，舌淡苔黄厚，脉沉细。

【诊断】 湿困。

【治法】 清利湿热。

【处方】

草果 6g	黄芩 9g	重楼 10g	甘草 6g
黄芪 20g	知母 12g	槟榔 12g	厚朴 12g
赤芍 15g	苍术 12g	荷叶 10g	升麻 6g
淫羊藿 10g			

1 天 1 付，5 付，水煎服。

【按语】 该患者湿困日久，胸闷气短、心慌，为免湿邪生变，方用达原饮。舌边尖红苔黄者，为湿困生热，用黄芩、重楼、荷叶清里热。脉弱者，湿去则脉起，同时以升麻辅助脾气运化，药后症减，继以补脾益气化湿之剂加温通心阳药取效。

21【咯痰】黄 **，女，52 岁。

初诊　自觉气管部痰阻，咯吐少量黏痰，乏力胸闷，眠差，舌淡嫩，苔白腻，脉沉弦。

【诊断】肺脾气虚。

【治法】健脾补肺。

【处方】

川芎 10g	瓜蒌壳 12g	红花 6g	熟地黄 20g
当归 12g	陈皮 6g	法半夏 20g	茯苓 20g
甘草 6g	竹茹 6g	郁金 10g	枳壳 12g
石菖蒲 15g			

1 天 1 付，5 付，水煎服。

复诊　药后症减，舌淡嫩，苔白润，脉沉细。

【诊断】肺脾气虚。

【治法】健脾补肺。

【处方】

川芎 10g	黄芪 20g	仙鹤草 30g	熟地黄 20g
当归 12g	陈皮 6g	法半夏 20g	茯苓 20g
甘草 6g	竹茹 6g	郁金 10g	枳壳 12g
石菖蒲 15g			

1 天 1 付，5 付，水煎服。

【按语】肺脾气虚者，常伴痰瘀互结，故以温胆汤加减为主，辅以养血活血之四物汤治之，药后症减，继续补益肺脾以资巩固。

22【痰饮】邓 **，女，60 岁。

初诊　诉慢性支气管炎病史 10 余年，乏力气短，痰稠难咯，胸闷心慌，腹胀纳差，舌淡，苔白腻，脉沉滑。

【诊断】痰阻。

【治法】补气化痰。

【处方】

炙黄芪 20g　　仙鹤草 30g　　柴胡 15g　　酒制大黄 10g

枳实 12g　　　黄芩 9g　　　法半夏 20g　　白芍 15g

桂枝 12g　　　茯苓 20g　　　牡丹皮 12g　　桃仁 10g

川贝 10g^(冲服)

　　　　　　　　1天1付，7付，水煎服。

复诊　药后咳嗽明显缓解，仍感乏力，舌淡，苔白润，脉弦滑。

【诊断】气虚痰阻。

【治法】补气化痰。

【处方】

炙黄芪 20g　　仙鹤草 30g　　柴胡 15g　　大枣 10g

知母 12g　　　升麻 6g　　　桔梗 12g　　　白芍 15g

桂枝 12g　　　茯苓 20g　　　牡丹皮 12g　　桃仁 10g

骨碎补 20g

　　　　　　　　1天1付，7付，水煎服。

【按语】本案为慢性支气管炎，诊断为痰阻，以大柴胡汤合桂枝茯苓丸加减处之，以仙鹤草配黄芪增强补气之效，并以川贝冲服化痰，药后症减，但患者中年以后脾肾亏虚，故以补气补肾之方继续调理。

23【咳嗽】龚＊＊，男，45岁。

初诊　慢性支气管炎2年，咳嗽咯白滑痰，口干不欲饮，胁肋胀满，舌淡紫苔白润，脉滑。

【诊断】气郁痰阻。

【治法】理气化痰。

【处方】

柴胡 15g　　　枳壳 12g　　　陈皮 6g　　　川芎 10g

香附 12g　　　甘草 6g　　　白芍 15g　　　干姜 9g

党参 20g　　　白术 15g　　　瓜蒌壳 12g　　红花 6g

　　　　　　　1 天 1 付，5 付，水煎服。

复诊　药后症减，舌淡紫苔白腻，脉滑。

【诊断】气郁痰阻。

【治法】理气化痰。

【处方】

柴胡 15g　　　枳壳 12g　　　陈皮 6g　　　川芎 10g

法半夏 12g　　甘草 6g　　　白芍 15g　　　苏子 10g

茯苓 20g　　　白术 15g　　　瓜蒌壳 12g　　红花 6g

　　　　　　　1 天 1 付，5 付，水煎服。

　　【按语】患者为中年男性，患慢性支气管炎 2 年，由咳嗽、舌淡紫苔白、脉滑诊断为气郁痰阻，故以疏肝解郁、调和肝脾之四逆散加减处之。以陈皮和香附增加理气解郁功效，同时兼以化痰。根据长期的临床经验总结出的"痰瘀互结"理论，加入川芎、瓜蒌壳、红花，解瘀以增破痰之力。以党参、白术扶益正气，健脾化湿，药后症减，继续理气化痰以收全功。

24【心悸】郑 **，女，53 岁。

　　初诊　诉偶感心悸，性急易怒，指尖麻木，舌淡紫苔薄白，脉弱。

【诊断】肝血虚。

【治法】滋养肝血。

【处方】

炙黄芪 30g　　山茱萸 20g　　麦门冬 20g　　木瓜 15g

甘草 6g　　　　枣仁 20g　　　淫羊藿 10g　　补骨脂 20g

杜仲 20g　　　当归 12g　　　川芎 10g　　　白芍 15g

熟地黄 20g

　　　　　　　1 天 1 付，10 付，冲服。

　　复诊　药后症减，舌淡，苔白，脉沉细。

【诊断】肝血虚。

【治法】滋补肝血。

【处方】

炙黄芪 30g	山茱萸 20g	骨碎补 20g	仙茅 10g
月季花 6g	枣仁 20g	淫羊藿 10g	补骨脂 20g
杜仲 20g	当归 12g	川芎 10g	白芍 15g
熟地黄 20g			

1 天 1 付，10 付，冲服。

【按语】血虚者，当滋阴补血，方用四物汤。"气为血之帅"，补血同时应加入补气药。黄芪配淫羊藿为笔者经验配对，补气效果佳。肝肾同源，补肝同时加入适量补肾药物，往往起到极好的效果，药后肝血得复，故而药到病除。

十五、肿瘤

1【脑瘤切除术后遗症】沈 **，男，46 岁。

初诊 2014 年 8 月 10 日，患者有脑瘤切除术史，术后常感头晕，体倦乏力，记忆力差，舌淡紫苔白腻，脉弦滑。

【诊断】气虚湿阻。

【治法】补气利湿。

【处方】

黄芪 20g	知母 12g	柴胡 15g	桔梗 12g
升麻 6g	苍术 12g	荷叶 10g	川芎 10g
石菖蒲 15g	远志 10g	龟板 20g	益智仁 10g

1 天 1 付，7 付，水煎服。

复诊 2014 年 8 月 24 日，自诉诸症皆有改善，舌淡紫苔白微厚，脉弦滑。

【诊断】气郁痰阻。

【治法】理气化痰。

【处方】

石菖蒲 15g	郁金 10g	远志 10g	瓜蒌壳 12g
红花 6g	陈皮 6g	法半夏 20g	茯苓 20g
甘草 6g	淫羊藿 10g	佛手 10g	川芎 10g

1 天 1 付，5 付，水煎服。

【按语】 该患者已连续服药调理半年，现精神状态甚佳，脑瘤术后气血俱虚，心情郁闷，故而以气血双补兼理气化湿之方治疗，随症治疗半年终获康复。

2 **【恶性淋巴瘤】** 陈**，女，24 岁。

初诊 2014 年 6 月 4 日，恶性淋巴瘤化疗后，患者常感体倦乏力，容易外感。刻诊：外感，乏力，腰胀痛，颌下淋巴结轻微肿大，舌淡，苔白，脉细。

【诊断】 气虚外感。

【治法】 益气解表。

【处方】

黄芪 20g	知母 12g	柴胡 15g	桔梗 12g
升麻 6g	冬凌草 15g	淫羊藿 10g	巴戟天 20g
皂刺 15g	夏枯草 10g	太子参 20g	

1 天 1 付，5 付，水煎服。

复诊 2014 年 7 月 6 日，自诉上次服药后外感已愈，腰痛，乏力皆有减轻。现又有外感之征，体倦乏力，头蒙，颌下淋巴结又有增大之感，舌淡，苔白，脉细。

【诊断】 气虚湿困。

【治法】 补气化湿。

【处方】

黄芪 20g	山茱萸 30g	法半夏 20g	茯苓 15g
郁金 10g	藿香 10g	厚朴 12g	石菖蒲 15g
枳壳 12g	白芍 15g	甘草 6g	柴胡 15g
十大功劳 15g			

1天1付，7付，水煎服。

【按语】手术及放化疗致正气损伤，气虚，故易外感，有体倦等症。故治疗则用益气祛湿之法，常能取得疗效。该患者用此法调理2年，此后身体甚佳。

3【淋巴结肿大】刘**，女，53岁。

初诊 2015年4月26日，感冒后颌下淋巴结肿大未消半月余，伴咳嗽、咽痒、心烦，舌淡苔微黄，脉细。

【诊断】气郁湿困。

【治法】理气、化湿、散结。

【处方】

柴胡 15g	黄芩 9g	桂枝 12g	牡蛎 20g
玄参 20g	浙贝母 10g	郁金 10g	夏枯草 15g
黄芪 20g	丹参 18g	法半夏 20g	淫羊藿 10g
八月札 10g			

1天1付，5付，水煎服。

复诊 2015年5月10日，颌下淋巴结减小，咳吐白色痰，舌淡苔微黄，脉弱。

【诊断】气虚痰阻。

【治法】补气、化痰、散结。

【处方】

黄连 6g	法半夏 20g	瓜蒌壳 12g	夏枯草 15g
淫羊藿 10g	黄芪 20g	甘草 6g	柴胡 15g
陈皮 6g	苦参 20g	升麻 6g	当归 12g
白术 15g			

1天1付，5付，水煎服。

三诊 2015年5月20日，药后咳嗽、咳痰已痊愈，颌下淋巴结减小，舌淡，苔白，脉弱。

【诊断】痰阻。

【治法】化痰散结。

【处方】

山甲粉 10g	黄芪 20g	川芎 10g	当归 12g
皂刺 15g	甘草 6g	柴胡 15g	佛手 10g
玄参 20g	夏枯草 15g	徐长卿 10g	丹参 18g
郁金 10g			

1 天 1 付，5 付，水煎服。

【按语】肿块多为痰湿阻滞所致，该患者又伴有心烦之症，脉症合参可知此淋巴结肿大应为痰湿阻滞兼气郁之证，故方用化痰消瘫散结之法兼以行气解郁，患者用此法调理半年，诸症若失。

参考文献

［1］ 张机. 伤寒论［M］. 北京：人民卫生出版社，2005.
［2］ 李杲. 内外伤辨惑论［M］. 北京：人民卫生出版社，2007.
［3］ 凌一揆. 中药学［M］. 上海：上海科学技术出版社，1984.
［4］ 吴有性. 瘟疫论［M］. 北京：人民卫生出版社，2007.
［5］ 张介宾. 景岳全书［M］. 太原：山西科学技术出版社，2007.
［6］ 沈金鳌. 女科玉尺［M］. 太原：山西科学技术出版社，2012.
［7］ 程国彭. 医学心悟［M］. 北京：人民卫生出版社，2006.
［8］ 唐宗海. 血证论［M］. 北京：人民卫生出版社，2005.
［9］ 汪昂. 医方集解［M］. 北京：人民卫生出版社，2006.
［10］ 萧壎. 女科经纶［M］. 北京：人民军医出版社，2010.
［11］ 叶桂. 临证指南医案［M］. 北京：人民卫生出版社，2006.
［12］ 叶桂. 温热论［M］. 上海：第二军医大学出版社，2012.
［13］ 许济群. 方剂学［M］. 上海：上海科学技术出版社，1985.
［14］ 朱震亨. 丹溪心法［M］. 北京：人民卫生出版社，2005.
［15］ 张伯礼，吴勉华. 中医内科学［M］. 北京：中国中医药出版社，2017.